审思斋幼幼论丛

儿科温病证治

汪受传 艾军 著

全国百佳图书出版单位

中国中医药出版社

·北 京·

图书在版编目（CIP）数据

儿科温病证治/汪受传，艾军著.—北京：中国中医药出版社，2022.7
（审思斋幼幼论丛）
ISBN 978-7-5132-7450-0

Ⅰ.①儿…　Ⅱ.①汪…　②艾…　Ⅲ.①中医儿科学—
温病—辨证论治　Ⅳ.① R254.2 ② R272

中国版本图书馆 CIP 数据核字（2022）第 033489 号

中国中医药出版社出版
北京经济技术开发区科创十三街 31 号院二区 8 号楼
邮政编码　100176
传真　010-64405721
保定市中画美凯印刷有限公司印刷
各地新华书店经销

开本 787×1092　1/16　印张 19.75　彩插 0.5　字数 324 千字
2022 年 7 月第 1 版　2022 年 7 月第 1 次印刷
书号　ISBN 978-7-5132-7450-0

定价　74.00 元
网址　www.cptcm.com

服 务 热 线　010-64405510
购 书 热 线　010-89535836
维 权 打 假　010-64405753

微信服务号　zgzyycbs
微商城网址　https://kdt.im/LIdUGr
官 方 微 博　http://e.weibo.com/cptcm
天猫旗舰店网址　https://zgzyycbs.tmall.com

如有印装质量问题请与本社出版部联系（010-64405510）

《审思斋幼幼论丛》简介

《中庸·第二十章》曰："博学之，审问之，慎思之，明辨之，笃行之。"是故本论丛以"审思斋"名之。

向古今中医前辈医家取经，向当代儿科同道求宝，以现代儿科临床问题为标的，谨慎思考，有得而后施。《中庸·第二十章》又云："有弗问，问之弗知，弗措也；有弗思，思之弗得，弗措也……果能此道矣，虽愚必明，虽柔必强。"《审思斋幼幼论丛》集萃了汪受传教授及其弟子传承弘扬江育仁中医儿科学术流派，问道求是的心灵思考和实践历程。有跟师学习心得，有理论求新探索，有辨证论治思路，有方药应用体会，有以中医药处治当代儿科各类疾病的系统总结。五十载学术探求的成果，以13个分册集中奉献给中医儿科人，希望能对推进中医儿科学术进一步发展产生积极的影响。

《审思斋幼幼论丛》是汪受传教授从医50年学术研究和临床实践的系统总结，丛书集中了汪受传教授博学、审问、慎思、明辨、笃行的学术成果。丛书共13个分册，《江育仁儿科学派》是汪受传教授对于业师江育仁教授学术建树的系统整理；《汪受传儿科求新》反映了汪受传教授儿科理论和实践探求的主要成就；《汪受传儿科医案》选辑了汪受传教授临证医案；《儿科古籍撷英》是寻求古训采撷精华的积淀；《儿科本草从新》《儿科成方切用》分别介绍了应用中药、古方于现代儿科临床的经验体会；《儿科肺病证治》《儿科脾病证治》《儿科心病证治》《儿科肝病证治》《儿科肾病证治》《儿科温病证治》《儿科杂病证治》则对于儿科各类常见疾病的病因病机、治法方药、防护康复以及临床心得进行了全面的介绍。

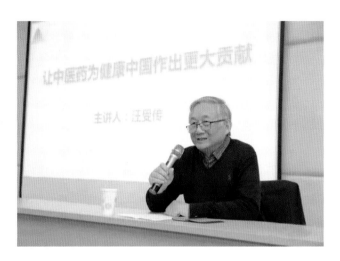

汪受传教授
（2019 年）

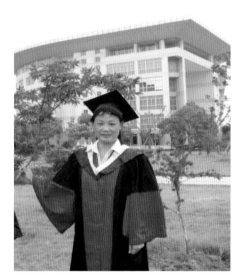

艾军博士
（2010 年）

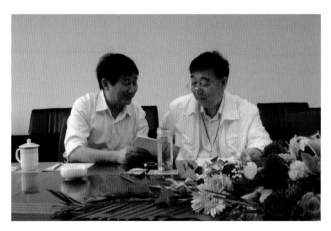

汪受传教授与王永炎院士讨
论手足口病中医药防治方案
（2008 年）

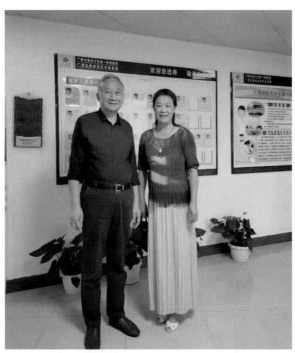

汪受传教授、艾军教授
在广西中医药大学
（2019 年）

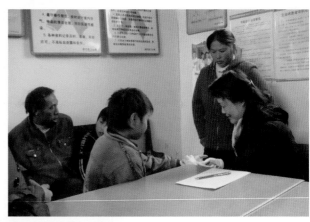

艾军教授
检查艾滋病儿童
（2009 年）

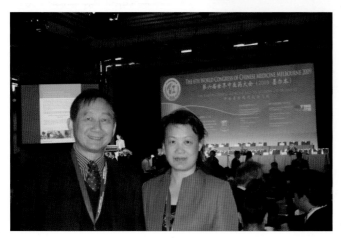

汪受传教授、艾军教授
参加第六届世界中医药大会
（2009 年）

自　序

余踏入岐黄之路已半个世纪。自1964年进入南京中医学院（现南京中医药大学），历经六年本科苦读、九载乡里摸爬，1979年再回母校，先后以研究生、学术继承人身份两次跟师江育仁教授，方得步入儿科殿堂。

每思及历代先贤，之所以学有所成、造福社会，无不出于心系普罗众生。昔扁鹊入赵为带下医、入秦为小儿医，皆为黎民百姓之计；钱乙初辞翰林医学、再请免太医丞，盖为乡里小儿救厄。"老吾老，以及人之老；幼吾幼，以及人之幼。"（《孟子·梁惠王上》）视患者如家人，方成精诚之大医。

仲景六经论伤寒、脏腑论杂病，叶桂卫气营血辨温病传变，吴瑭三焦析温病证候，皆属留神医药、精究方术之得。吾师江育仁教授20世纪30、40、50年代潜心痧、痘、惊、疳，60、70年代悉心肺炎、脑炎、泄泻、疳证，80年代后又专心厌食、复感，是为应时顺势，尊古求新之典范。时代更易、儿科疾病谱不断变化，前辈医家发皇古义、融会新知、与时俱进，值得我辈效仿。

余20世纪60年代踏入医门，70年代行医乡间，迭进大小、中西医院，无知无畏，已经独立处治流行性乙型脑炎、流行性脑脊髓膜炎、肝脓肿、麻疹肺炎合并心力衰竭等危重病症，深感前人留下的珍贵医学遗存，若是运用得当，确有回天再造之功。而且小儿虽为孱弱之躯，但脏气清灵，辨证施治得当，随拨随应绝非妄言。再经回校随大家深造，遂立志以弘扬仲阳学术为己任，应对临床新问题，博采各学科新技术，革故鼎新，献身幼科。

老子《道德经·第二十五章》云："人法地，地法天，天法道，道法自然。"一句"道法自然"揭示了"道"的最高境界，就是遵循"自然而然"的客观规律。上古几十万年的探索，5000年的文明记录，载入了我们中华民族与疾病做斗争的历史成就。时至今日，虽然我们已经能够九天揽月、五洋捉鳖，但正确认识和处理危害人类健康的疾病仍然任重道远，儿科尤其如此。面对临床新情况、新问题，我们需要不断去探索其发生发展的规律，寻求治未病、治已病之道，这是我们中医儿科人的历史使命。

我们这一代中医儿科人，传承于 20 世纪中医儿科大家，有一定的中医理论与临床积累，又接受了现代相关学科的知识，经历了 20 世纪下半叶以来的社会变化、儿科疾病谱转变，刻苦求索，形成了承前启后的学术积淀。希望本套丛书作为我和我的门生在学术道路上"博学之，审问之，慎思之，明辨之，笃行之"（《中庸·第二十章》）的真实记录，留下一代中医儿科人问道求是的历史篇章。其是非曲直、璧玉瑕疵，恳请同道惠鉴。

南京中医药大学附属医院

汪受传

戊戌仲秋于金陵审思斋

前　言

　　温病是具有温热性质的一类疾病，主要包括大多数急性传染性和感染性疾病及少数非感染性发热性疾病。其中不少病种发病急骤、传变迅速、病情较重、病死率高，或可遗留后遗症。小儿为稚阴稚阳之体，脏腑娇嫩，形气未充，抗邪力弱，易被外邪侵袭，所以儿童易于罹患温病，且患病后又有易寒易热、易虚易实、传变迅速的特征，正如吴瑭《温病条辨·解儿难》所述："其脏腑薄，藩篱疏，易于传变；肌肤嫩，神气怯，易于感触。"因此，传染病和感染病在未成年人中普遍具有易感性，且年龄越小越未成熟，免疫功能、抗病能力越弱，病情传变就越迅速，重症发生率越高。因此，在儿科临床中，温病为常见病和多发病，一年四季均有发生，在一定条件下，可以引起流行，严重危害儿童身心健康，若防治不当，广泛传播，还将引起突发公共卫生事件，对社会经济发展造成不利影响。古代中医儿科四大要证"痧、痘、惊、疳"中，与温病相关者占据其三，可见本类疾病在儿科中的重要性。中医药防治小儿温病历史悠久、积淀丰厚，在保障儿童健康中发挥了重要作用。

　　随着社会进步和卫生条件的改善，儿科疾病谱不断发生变化。就儿童传染病而言，历史上严重危害儿童健康的天花，由中国发明的人痘接种法开启了人工自动免疫的新纪元，随后由于英国琴纳（Edwerd Jenner）发明的牛痘接种法广泛应用，1980 年第 33 届世界卫生大会已经宣布全球范围内消灭了天花。小儿麻痹症、麻疹等疾病的发病率也已经大幅下降。但是，另一些传染病如时疫感冒、传染性单核细胞增多症等发病率仍在增加，还有一些历史上未曾记载的传染病如手足口病、艾滋病等向人类发起了攻击。以时疫感冒（流行性感冒）为例，1918～1919 年暴发的流行性感冒曾经造成全世界约 10 亿人感染，2500 万～4000 万人死亡。据中国流行性感冒发病率报告：2017 年为 34.0994/10 万，2018 年为 55.0851/10 万，2019 年为 253.3561/10 万；死亡率报告：2017 年为 0.003/10 万，2018 年为 0.011/10

万，2019 年为 0.0193/10 万，均为逐年增加态势。近两年全球新型冠状病毒肺炎（COVID-19）疫情肆虐，累计确诊病例达两亿三千万以上，更是严重危害和威胁着各国人民的生命健康和生产生活。总体而言，儿科温病疾病谱的变化呈现出细菌性传染病减少、病毒性传染病增加的趋势，同时，各种感染性疾病在临床广泛存在，人类与传染病、感染病的斗争永远不会终止。儿童是最易被传染病和感染病攻击的弱势群体，加强儿科温病的防治十分重要，中医温病学和儿科学要为此做出贡献。

在中国历史上，我们的祖先从来没有停止过与温病的斗争。远古时期人们曾因对于温病病因的认识不清，将治疗的希望寄托于巫术，至扁鹊则明确提出"信巫不信医"为"六不治"之首。《黄帝内经》中60多处提到"温病"，《素问·至真要大论》提出了"热者寒之""温者清之"的治疗原则，《素问遗篇·刺法论》"正气存内，邪不可干""避其毒气"，更是"治未病"的中医预防医学思想在温病的指导性论述。据史书记载，中国历史上发生过约500次"瘟疫"，其危害性如《伤寒杂病论·序》中张仲景说："余宗族素多，向余二百。建安纪年以来，犹未十稔，其死亡者三分有二，伤寒十居其七。"中医学丰富的外感热病学理论与临床实践经验，不断为儿科温病诊治所运用。同时，由于多数温病的发病率儿童高于成人，儿科温病的临床实践又为热病学理论提供了丰富的实证依据和宝贵经验。中医温病学史就是一部中华民族与温病做斗争过程中不断发展的历史，其中包含了儿科温病诊治临床总结的大量内容。

在儿科温病的防治中，对于因四时主令之气应至未至或至而太过而引发的小儿四时温病需要重点防治，如风温、春温、暑温、湿温、秋燥、伏暑等，因其每年均有发生或流行，日常防治必不可少。同时，对于小儿温疫也要时刻防范和治疗，因为温疫不一定每年都有，但在一定条件下，一年之中或多年之间时有发生或流行，危害性高于四时温病。温疫由于感受疫疠邪气引起。疫疠之邪，如吴又可所言"非风、非寒、非暑、非湿，乃天地间别有一种异气所感"（《温疫论·原序》），其具有特异性、复杂性、峻厉性、多样性、易变性、强烈传染性和广泛流行性等突出特点，防治难度更大，必须加强研究。小儿温病中，如麻疹、风疹、水痘、手足口病、痄腮、丹痧、顿咳、传染性单核细胞增多症、艾滋病等均属温疫范畴，各地时常出现局域性流行，防治工作任务繁重，中医药防治效果良好。经不断研究和实践总结，近年来，大多数病种已制订和颁布实施了中医临床诊疗指南，有效地指导了临床应用。

　　本书系统介绍了小儿温病的概念和分类、小儿温病的学术发展及常见小儿温病（包括四时温病、温疫、温毒等）的病因病机、诊疗方案。在审思心得篇，结合我们的临床体会对各病种进行了具体论述，分享多年来小儿温病的诊疗思路和选方用药经验。期望各位同道共同努力，在实践中研究探索，不断提高中医药防治小儿温病的水平。

汪受传

辛丑仲夏于金陵审思斋

目　录

绪论

温病证治概要

温病是指感受温邪引起，临床以发热为主症，具有热象偏重，容易出现热伤气阴甚或热极动风、动血、闭窍等临床表现的一类急性外感热病。温疫为其病种之一类，为感受疫疠病邪引起的具有强烈传染性和流行性的一类急性外感热病。温毒也为其病种之一类，是感受温热毒邪引起，除具有一般温病特点之外还具有局部红肿热痛甚则溃烂出血特征的一类急性外感热病。

温病为中医儿科临床常见病和多发病，各年龄段小儿皆有罹患，一年四季均有发生，在一定的时间及范围内可发生流行。因为小儿体质为稚阴稚阳，脏腑柔弱，肌肤娇嫩，藩篱疏薄，易被外邪侵犯，因而小儿温病患病率高于成人。因感邪的不同，发病和流行的差异等，有四时温病和温疫、温毒的发病与流行。感受风热病邪、暑热病邪、湿热病邪、燥热病邪等四时之邪所致温病，如风温、春温、暑温、湿温、秋燥等，为四时温病；感受疫疠邪气引起，易于传染和流行的，如麻疹、风疹、水痘、手足口病、痄腮、丹痧、顿咳、痢疾、艾滋病等，为温疫；感受温热毒邪，致病具有局部红肿热痛甚则溃烂出血的特征，如丹痧、水痘、手足口病、传染性单核细胞增多症、痄腮、皮肤黏膜淋巴结综合征等，为温毒。小儿温病中温疫与温毒并见者占有一定比例。

1. 温病古籍述要

中医诊治外感病的历史悠久，经验丰富，疗效显著。中医学及外感热病学理论为小儿温病的诊治打下了良好基础。同时，小儿温病的临床实践又为热病学理论提供了丰富的实证依据和宝贵经验。

首先，小儿生理特点和体质学说为认识小儿易犯温病建立了基础。小儿生理特点，最早见于《灵枢·逆顺肥瘦》，曰："婴儿者，其肉脆、血少、气弱。"隋代巢元方《诸病源候论·小儿杂病诸候·养小儿候》说："小儿脏腑之气软弱。"北宋钱乙《小儿药证直诀·变蒸》曰："小儿在母腹中，乃生骨气，五脏六腑成而未全……全而未壮也。"清代吴瑭《温病条辨·解儿难·俗称儿科为纯阳辨》指出："小儿稚阳未充，稚阴未长者也。"唐末宋初的儿科专著《颅囟经·脉法》指出："凡孩子三岁以下，呼为纯阳，元气未散。"这既表明小儿所禀之元阴元阳尚未耗散，生机勃勃，也可理解为小儿易犯热病，或病后易从热化。如《宣明论方·小儿门》所述："大概小儿病者，纯阳多热，冷少。"《临证指南医案·幼科要略》说："襁褓小儿，体属纯阳，所患热病最多。"吴瑭《温病条辨·解儿难·儿科总论》明确指出："古称难治者，莫如小儿，名之曰哑科。以其疾痛烦苦不能自达；且其脏腑薄，藩篱疏，易于传变；肌肤嫩，神气怯，易于感触。"以上论述均说明由于小儿体质稚弱，易被温邪侵袭，因而常见温病发生与流行。

中医经典著作中热病学理论丰富，为小儿温病的诊治提供了坚实的理论基础。如《黄帝内经》有多篇原文与温病关系密切，分别论述了温病的病因、发病、病机、证候、治法、预防、预后等。如《素问·生气通天论》说："冬伤于寒，春必病温。"提出了温病的伏气病因。《素问·热论》说："先夏至日者为病温，后夏至日者为病暑。"阐述了温与暑的发病时间不同。《素问·至真要大论》病机十九条中有9条与火与热相关，并提出了基本治疗原则，如"热者寒之""温者清之""火郁发之"等。论疫病预防，《素问遗篇·刺法论》说："黄帝曰：余闻五疫之至，皆相染易，无问大小，病状相似，不施救疗，如何可得不相移易者？岐伯曰：不相染者，正气存内，邪不可干，避其毒气，天牝从来，复得其往，气出于脑，即不邪干。"强调了正气存内和避免感受外来邪气是预防发生疫病的主要方法。

《伤寒论·辨太阳病脉证并治上》说："太阳病，发热而渴，不恶寒者为温病。"虽未明确提出温病论治方药，但六经辨证理论与思路方法，以及清热、攻下、养阴、温阳等治疗方法对小儿温病的治疗有重要价值，为后世温病学的产生奠定了一定的基础。《金匮要略》对痉病、湿病、暍病、阴阳毒、疟病、肺痈、中风历节病、黄疸、下利、疮痈、肠痈等的论述为小儿温病的诊治也提供了参考。

《神农本草经》明确表述可以用药物以疗热邪所致病证，如《神农本草经·序（下经）》说："下药一百二十五种为佐、使，主治病以应地。多毒，不可久服。欲除寒热邪气，破积聚，愈疾者，本下经。"可见下药中有丰富的治疗热病证的药物，如大黄、葶苈子、青蒿、大戟、射干、青葙子、贯众、商陆、萹蓄、蚤休、雷丸、连翘、夏枯草、败酱草、白薇、代赭石、犀角（水牛角代）、斑蝥等。实际上，除下药（下品）之外，在上药（上品）、中药（中品）中还列有葛根、知母、黄芩、茜根、白鲜皮、地榆、牡丹皮、栀子、淡竹叶、桑白皮、石膏、羚羊角、牛黄等治疗热病的诸多药物，为儿科临床用药提供了丰富的选择。

隋代巢元方《诸病源候论》记载大量温热病证候，对温病病因病机、证候、预后等有较多启发，如"卷之九"时气病诸候、热病诸候，"卷之十"温病诸候、疫疠病诸候，"卷之十一"疟病诸候，"卷之十七"痢病诸候等。同时，从卷之四十五至卷之五十专论小儿杂病诸候，共255候，其中包括壮热候、温病候、患斑毒病候、疟病候、霍乱候、赤利候、丹火候、热淋候、口疮候、鹅口候、浸淫疮候等诸多与小儿温热有关的病证。

唐代的《备急千金要方》《外台秘要》记载了一批防治温病的方剂，如黑膏方治疗温毒发斑，葳蕤汤治疗风温，芍药散、太乙流金散、大青龙汤治疗温病热盛阴伤，紫雪治疗温病热闭心包热盛动风及犀角地黄汤治疗蓄血出血等。

宋代王怀隐《太平圣惠方》记载大量温热病治疗用方，如第十五卷、十六卷"时气论及治时气诸方"，第十七卷、十八卷热病论、治热病诸方，从第八十二卷至九十三卷，专论小儿病及诸方，极大地丰富了小儿温病临床治疗的用方。

宋代钱乙《小儿药证直诀》开创儿科寒凉学派，在其五脏辨证中尤重五脏热证，如辨"心热""肝热""肝有热""肺热""脾热"等。如《小儿药证直诀·脉证治法·心热》说："视其睡，口中气温，或合面睡，及上窜咬牙，皆心热也。导赤散主之。"《小儿药证直诀·脉证治法·肝热》说："手寻衣领及乱捻物，泻青丸主之。壮热饮水，喘闷，泻白散主之。"《小儿药证直诀·脉证治法·肺热》说："手掐眉目鼻面，甘桔汤主之。"《小儿药证直诀·脉证治法·目内证》说："黄者，脾热，泻黄散主之。"《小儿药证直诀·脉证治法·肝有热》说："目直视不搐，得心热则搐。治肝，泻青丸；治心，导赤散主之。"同时，创制了生犀散、大青膏、凉惊丸、导赤散、紫草散、三黄丸、抱龙丸等多个寒凉方剂用于治疗小儿热病，并认为热病愈后勿温补，热必随生。与钱乙同时期的儿科医家董汲对于天花、麻疹等也善用寒凉，反对妄施温热，常用青黛、大黄、白虎汤等治疗。阎季忠将紫雪、至宝丹用作救治儿科热病神昏的重要方药。

金元时期寒凉派代表刘河间提出火热病病机理论——阳气怫郁理论，论病因，六气皆可化火；立新法，治以寒凉为主，法当表里双解；用药原则为"辛苦寒药治之""辛苦寒药下之";订新方,双解散、防风通圣散、天水散等,对温病学说的形成和各科临证应用有深远影响。

至明清时期,吴又可撰写了温病学第一部专著《温疫论》,创"杂气""疠气"学说,认识到温疫"无问老少强弱,触之者即病。"邪自口鼻而入,病位为邪伏膜原。治疗上注重逐邪,创制达原饮、三消饮等治疫名方。《温疫论》中列有"小儿时疫"专节,以"小儿太极丸"主治小儿温疫。

清代叶桂创立卫气营血辨证方法用于温热病论治,对温病辨证论治理论体系起到奠基作用,广泛应用于温热病及各科相关疾病的临床实践,其代表作《温热论》对温病的病因病机、传变规律、辨证、诊法及治疗系统论述,切合实用,如论病因病机及传变,即《温热论》第一条:"温邪上受,首先犯肺,逆传心包。"论辨证理论,如《温热论》第八条:"卫之后方言气,营之后方言血。"诊法学,提出温病特殊诊法:辨舌验齿,辨斑疹、白痦。治疗学,《温热论》第八条:"在卫汗之可也,到气才可清气,入营犹可透热转气……入血就恐耗血动血,直须凉血散血。"这些辨治理论直接应用于小儿温病。并且,叶氏在其著作《临证指南医案》中更专论小儿温病,列幼科专卷,即《临证指南医案·幼科要略》,对小儿四时温病,如风温、夏热、秋燥、伏气等专门论述。认为小儿温病病因为感受温邪为病,或因伏邪郁久化热而发病;辨证上,主要以卫气营血辨证、三焦辨证、络病辨证、体质辨证等多种辨证方法相结合灵活运用;诊法上,注重辨舌、验齿、辨斑疹白痦等温病特殊诊法;治疗上,针对小儿体质特点,善用扶正祛邪治法,如清热养阴、扶正托毒、透法和泄法等;用药上,小儿风温采用连翘、杏仁、桔梗、薄荷等药物为主;小儿春温多采用甘草、生地黄、石膏、白芍、麦冬、知母等药物;小儿暑温以甘草、人参、麦冬、滑石、淡竹叶、白术、陈皮等药物为主;小儿湿温多采用黄连、枳实、茯苓、黄柏、泽泻、通草、淡竹叶等;小儿秋燥多用桑叶、甘草、沙参、麦冬、玉竹、淡竹叶等药物;小儿冬温多采用桑叶、沙参、杏仁、甘草、玉竹等药物。叶氏还对痧、疹、惊、痘等多有论述,分析其病因病机,阐释其辨证思路,出具论治方药,记录真实病案,对小儿温病诊治开启路径。如对痘疹论治尤详,在诊断上,主要通过望小儿肤色辨体质强弱、望痘疹形态色泽辨吉凶及望小儿神志静躁辨顺逆三者相结合,初步判断疾病的发展规律及转归;辨证上,将卫气营血辨证运用于小儿痘疹辨治的临床实践中，并与八纲辨证、脏腑辨证等结合起来，各取所长，灵活运用；治疗上，提出"凡疮疹，辛凉为宜"等学术观点，并注重清解余毒，善补阴液。痘疹初起，邪郁肺卫者，以荆芥、防风、前胡、牛蒡子、紫草、木通、甘草、连翘、桔梗、蝉蜕等解毒疏表，同时，加入红花、赤芍、川芎等活血之品，预防毒邪攻窜流走。痘疹热炽气分者，以寒凉清热泻火佐活血疏畅之品，如石膏、大黄、连翘、赤芍、青皮、山楂、天花粉、紫草、木通、牡丹皮、水牛角等。若实热便秘者可加凉膈散、通圣散、前胡枳壳汤或四顺清凉饮等泄热通便；若痘疹成浆，湿热壅盛者，用薏苡仁、茯苓、连翘、地骨皮、通草等清热利湿。痘疹热入营分者，治以清营汤或化斑汤等。痘疹邪毒深入血分者，采用凉血散血、清热解毒为主，代表方如凉血解毒汤，代表药物如金银花、紫花地丁、牡丹皮、水牛角、黄连、石膏、羚羊角等。痘疹结痂之际，余毒未尽，阴液受损，治以六味地黄丸加减。同时，叶桂十分重视小儿脾胃不足的特点，提出"解余毒药，全以不伤胃气为主"。

清代吴瑭著《温病条辨》，归纳三焦辨证，广泛应用于温热病及临床各科相关病种的论治。本书对常见温病，如风温、暑温、湿温、秋燥、伏暑、温毒、温疫等规范病名，并论述各病病因病机、辨证论治的具体内容，丰富翔实，应用有效。具体指导小儿温病的辨证论治，如其创制的银翘散、桑菊饮、清营汤、清宫汤等均为小儿外感热病的常用良方。同样其著作中也设有小儿专章，即《温病条辨·解儿难》，提出小儿体质特点："古称小儿纯阳……非盛阳之谓。小儿稚阳未充，稚阴未长者也。"（《温病条辨·解儿难·俗传儿科为纯阳辨》）。基于此，认为儿科用药慎用苦寒，宜用酸甘，且主张存阴退热为第一妙法。对小儿痉、痘、疹论说较为丰富，均可作为儿科临证的重要参考。如在认识小儿易痉的基础上，总分寒痉、热痉、虚寒痉和虚热痉四大纲；细分寒痉、风温痉、温热痉、暑痉、湿痉、燥痉、内伤饮食痉、客忤痉、本脏自病痉九大纲，详述各痉辨证论治。认识到"痘证由君火温气而发"（《温病条辨·解儿难·痉证禁表药论》），主张痘证初起的治疗需要结合体质和时令及痘疹表现而定方。对于痘疮稀少者的治疗，如《温病条辨·解儿难·痘疮稀少不可恃论》所述："三四日间亦须用辛凉解表药一帖，毋庸多服；七八日间亦宜用甘温托浆药一帖，多不过二帖，务令浆行满足。"

其他温热病著作中也有不少论述小儿温病的内容，如《温证羊毛论》中有"婴儿病羊毛温论"、《广温疫论》中有"小儿"、《伤寒温疫条辨》中有"小儿温病"、《温证指归》中有"小儿"、《重订广温热论》中有"论小儿温热"的专节，均可作为小儿温病诊治的参考。

再有不少儿科著作中也有关于热病诊治的记录，如薛铠、薛己的《保婴撮要》，万全的《万氏家传育婴秘诀》，刘昉的《幼幼新书》，夏鼎的《幼科铁镜》，吴谦的《医宗金鉴·幼科心法要诀》，王肯堂的《证治准绳·幼科》等对小儿热病的大量论述均值得参考。

2. 温病证治心得

小儿温病主要与急性传染性和感染性疾病有关，这些疾病小儿罹患的概率较高，超过成人，且少数病种为儿童的特发疾病或成人较少发生者，如奶麻、丹痧、软脚瘟、水痘、手足口病、皮肤黏膜淋巴结综合征等，并且其起病急、传变快、变化多，病情重，甚至导致死亡或留下后遗症，尤其年龄越小越易出现危重症，或某些病种婴幼儿的症状体征不明显、不典型易被误诊或耽误病情等。因此，本类疾病是严重危害儿童生命健康的重要疾病，需要加强防治和研究。

同时，小儿具有脏气清灵、随拨随应的病理特点，在小儿温病的诊治中，正确运用中医学、温病学理论，及时、精准诊断各病，把握疾病的病因病机，辅以病因辨证、卫气营血辨证、三焦辨证、脏腑辨证、八纲辨证、气血津液辨证等方法，立法选方用药，再根据具体病情配合针灸、推拿、灌肠、熏洗、敷贴等外治治疗，多有效验。对于病情危重者，必要时采取中西医结合治疗，更可提高抢救成功率。

小儿温病大体可分为以下几种：①四时温病：风温、春温、暑温、湿温、秋燥、伏暑等。②温疫：时疫感冒、麻疹、风疹、水痘、手足口病、痄腮、丹痧、顿咳、痢疾、传染性单核细胞增多症、艾滋病、霍乱、疟疾、病毒性肝炎、病毒性脑炎、流行性脑脊髓膜炎、流行性出血热、登革热、重症急性呼吸综合征（SARS）、新型冠状病毒肺炎（COVID-19）等。③温毒：丹痧、水痘、手足口病、传染性单核细胞增多症、痄腮、皮肤黏膜淋巴结综合征等。④伏气温病：春温、伏暑、艾滋病、疟疾、病毒性肝炎等。⑤新感温病：除伏气温病病种以外的所有温病。

小儿温病的病因主要为温邪，即六淫除寒邪以外，常见的风热病邪、暑热病邪、湿热病邪、燥热病邪和疫疠邪气、温热毒邪及伏寒化温，在历史上也有胎毒之邪的认识。当四时之气应至未至或至而太过之时，甚则因气候严重异常变化，饮食、起居、环境异常不利，容易形成温邪致病或流行之季；因小儿体质薄弱，易受外邪侵犯，或因调摄不当，增加邪气侵袭之机，便导致温病的发生与流行。内因还责之禀赋不足，如家族遗传史，母孕期体弱多病，孕母情志不遂或嗜食毒秽，早产、难产等损伤胎元，或后天喂养、调摄不当，反复外感损伤、罹患慢病损伤等，导致脏腑气血甚至精血真阴受伤，体质更加虚弱者，则更易被外邪侵袭，发生温病。

　　小儿温病的辨证首先应辨别病因，其次辨卫气营血或三焦各阶段，再有病位所在脏腑经络等。病因若为风热病邪，主要见于风温、风疹、麻疹、时疫感冒等病，初起常见发热恶寒、无汗或少汗、咳嗽、吐痰、咽痒等。若为暑热病邪，主要见于暑温、伏暑、痢疾等病，初起常见壮热不寒、多汗、烦渴引饮、大便干、舌红苔黄、脉数等。若为湿热病邪，主要见于湿温、水痘、手足口病、艾滋病、病毒性肝炎等病，初起常见身热不扬、头重如裹、乏力倦怠、恶心呕吐、大便溏烂、苔腻、脉濡等。若为燥热病邪，主要见于秋燥病，初起常见发热恶寒、无汗或少汗、干咳少痰、口干唇燥、皮肤干燥、大便干、苔欠润等。若为疫疠邪气，主要见于时疫感冒、麻疹、风疹、水痘、手足口病、痄腮、丹痧、顿咳、痢疾、传染性单核细胞增多症、艾滋病、霍乱、疟疾、病毒性肝炎、病毒性脑炎、流行性脑脊髓膜炎、流行性出血热、登革热、重症急性呼吸综合征（SARS）、新型冠状病毒肺炎（COVID-19）等病，这些疾病传染性强，多有相互染易而流行，症状较重，传变较快，变化多端。若为温热毒邪，主要见于丹痧、水痘、手足口病、传染性单核细胞增多症、痄腮、皮肤黏膜淋巴结综合征等病，常见高热、烦渴，并在口咽、手足、皮肤等处出现红肿热痛，或溃烂出血等。若为伏寒化温，主要见于春温病，常见但热不寒、口渴、烦躁、斑疹或抽搐、昏谵等。

　　温邪侵袭人体，常有卫气营血和三焦不同阶段的病机病理改变。辨证上，初起卫分证主要为邪袭肺卫，肺卫失宣；气分证主要为正盛邪实，正邪剧争，热盛津伤；营分证主要为热入于营，营阴受伤，扰神窜络；血分证主要为动血耗血，热瘀互结。因此，卫分证表现为发热恶寒，无汗或少汗，头身痛，或咳，或呕，口微渴，舌边尖红，脉浮或浮数等；气分证表现为发热，汗出，口渴，或呕恶，或咳嗽，大便干结或溏烂，舌红苔黄，脉数等；营分证表现为身热夜甚，口干而不欲饮，烦躁不安，夜甚无寐，甚或谵语，斑疹隐隐，舌绛苔少脉细数等；血分证表现为神昏或谵语、昏愦、昏狂，吐血、咯血、便血、溺血、衄血，斑疹显露，舌深绛或紫晦等。上焦病包括温热邪气侵犯手太阴肺与手厥阴心包的病证，如风热肺卫证见发热恶寒，无汗或少汗，咳嗽，吐痰，口微渴，舌边尖红，舌苔薄黄，脉浮数；肺热壅盛证见发热，口渴，咳嗽，气喘，痰黄，舌红，苔黄，脉数；热陷心包证见身热，神昏，舌謇，肢厥，舌绛，苔少，脉细数等。中焦病包括邪入足阳明胃和足太阴脾的病证。如阳明经热证见大热，大渴，大汗，脉洪大；阳明腑实证见发热，烦躁，腹胀硬痛，大便秘结，舌红，苔黄燥，脉沉实有力；湿阻太阴证见身热不扬，头重身倦，胸闷脘痞，恶心呕吐，大便溏烂，小便短少，舌淡红，苔白腻，脉濡；湿热困阻中焦证见发热，汗出而热不退，心烦胸闷，脘痞腹胀，恶心呕吐，大便溏烂臭秽，小便短赤，舌红，苔黄腻，脉滑数等。下焦病包括邪热侵犯足厥阴肝和足少阴肾的病证，如热伤肾阴，阴虚阳亢证见低热，五心烦热，颧红，耳鸣，失眠多梦，舌红，苔少，脉细数；肝肾阴竭，虚风内动证见神志萎靡，发枯齿落，手足蠕动或瘛疭，舌萎干枯，苔少或无，脉虚散大等。由于小儿脏气清灵，患病后病情易虚易实、易寒易热，且小儿温病以温疫、温毒为多，温疫、温毒较四时温病的致病力更甚、传染性更强，更易迅速传变，因此，易在病变过程中形成卫气同病、气营两燔、营血同病，或动风与闭窍并见等病变。

小儿温病的常用治法为祛邪扶正，透解温邪，开郁散热，清热解毒，凉血活瘀，益气养阴，回阳救逆等。早期邪袭于表，肺卫失宣，治以透邪外出，泄热宣肺；中期气热壅盛，治以清气泄热，清热生津；气热化火者，治以泻火解毒；湿热中阻者，治以化湿清热；腑实便秘者，治以通腑泄热；肺热壅盛者，治以清泄肺热；极期热入营阴者，治以凉营泄热，透热转气；热盛动血者，治以凉血散血；热极生风者，治以凉肝息风；热闭心包者，治以清心开窍；内闭外脱者，治以开闭固脱。后期余邪未净，正气受伤者，治以清泄余热，益气养阴；肾阴亏虚者，治以滋养肾阴，潜降虚火；虚风内动者，治以养肝息风。若正不敌邪，津气欲脱者，治以益气敛阴，固摄气阴；阳气暴脱者，治以回阳救逆。

小儿温病常有初期、中期、极期、后期的演变过程，常见证候及治法如下。

初期：风温、暑温、湿温、秋燥、时疫感冒、麻疹、风疹、丹痧、奶麻、痄腮、顿咳、重症急性呼吸综合征（SARS）、新型冠状病毒肺炎（COVID-19）等初起常见卫分证候。针对邪袭于表，肺卫失宣的主要病机病理而论治，因各种温邪的性质不同，祛邪的方法不一。如为风热侵袭者，治以疏风泄热；暑热侵袭者，治以透表清暑；湿热侵袭者，治以宣气化湿；燥热侵袭者，治以宣肺润燥。总以"在卫汗之可也"及"治上焦如羽，非轻不举"为治疗原则。

本期以风热肺卫证为主，好发于冬春季节，常见发热恶寒，无汗或少汗，头身痛，咳嗽，吐痰，或恶心呕吐，口微渴，舌边尖红，脉浮数。治以辛凉清解，疏风泄热，常用银翘散、桑菊饮。发热恶寒为主者用银翘散；咳嗽吐痰为主者用桑菊饮；发热与咳嗽俱甚者，两方合方加减变化运用。

若头痛剧烈，伴颈项强直，拟诊春温者，上述方药用量宜加大，以祛风热疫邪。若为麻疹初热期，邪犯肺卫者，选用宣毒发表汤加减，注重辛凉清解，配伍升麻、葛根解肌透疹。若为丹痧，邪郁肺卫，用解肌透痧汤加减，注重辛凉清解，并用蝉蜕、浮萍泄热透痧，射干、僵蚕解毒利咽。若为痄腮，邪犯少阳，治以柴胡葛根汤加减，疏风泄热之时注重清泄少阳，以柴胡、黄芩清宣郁热为主药，辅以牛蒡子、葛根、桔梗散热利咽；金银花、连翘、板蓝根、夏枯草清热解毒，消肿散结等。若为顿咳，初咳期，邪犯肺卫证，治以三拗汤加味，注重祛邪外达，并解痉止咳。

盛夏之时，兼夹暑热或暑湿者，常见发热恶寒或不寒，汗出，头痛，烦渴，或恶心呕吐，大便溏烂，小便短赤，舌质红，苔黄腻，脉数。治以透表清暑，用三仁汤加减。若恶风寒，呕吐者，也可用藿香正气散治疗。

夏秋之季，若夹湿明显，头重，身困，倦怠，纳差，呕吐，腹胀，大便溏烂，小便短少，舌淡苔白厚腻，脉濡者。治以藿朴夏苓汤加减。三仁汤与藿朴夏苓汤均为治疗湿重于热的湿遏卫气证主方，但三仁汤偏用于里湿盛及热象较明显者；藿朴夏苓汤偏用于表湿盛而热象不显著者。

秋冬时节，燥袭肺卫者，常见发热恶寒，无汗或少汗，干咳，少痰，口渴，唇舌皮肤干燥，大便干，小便少，舌边尖红，苔薄黄少津，脉浮数。治以桑杏汤。若发于秋末冬初之凉燥者，治以杏苏散加减。

中期：风温、暑温、春温、湿温、秋燥、时疫感冒、麻疹、风疹、顿咳、重症急性呼吸综合征（SARS）、新型冠状病毒肺炎（COVID-19）、软脚瘟、流行性脑脊髓膜炎、流行性乙型脑炎等病变过程中易见气分证候。本证病位较广，因邪热充斥于里，与脏腑相争，正气尚未明显受伤，邪热炽于某脏腑，病位即在某脏腑，便是某脏腑的气分证。常见病位有肺、胃、膈、脾、大肠、小肠、胆、三焦等。以"到气才可清气"及"治中焦如衡，非平不安"为治疗原则。

如热盛阳明，症见发热，汗出，烦躁不安，口渴欲饮，大便干，小便短赤，舌红苔黄，脉数。治以白虎汤。若暑热病邪径入阳明，易耗伤气阴，治以白虎加人参汤，可用西洋参或生晒参益气生津。麻疹见形期，邪入肺胃证，用清解透表汤加减，清泄气热的同时，注重散邪和解毒透疹。

若阳明腑实，见发热，烦躁，腹胀硬痛，大便秘结，舌红，苔黄燥，脉沉实有力者，治以调胃承气汤；伴津伤者，用增液承气汤；伴气津两虚者，用新加黄龙汤。吴瑭继承《伤寒论》承气汤组方用药经验，结合温病实际制订五承气汤，切合临床实用，如《温病条辨·中焦篇》论述："阳明温病，下之不通，其证有五：应下失下，正虚不能运药，不运药者死，新加黄龙汤主之。喘促不宁，痰涎壅滞，右寸实大，肺气不降者，宣白承气汤主之。左尺牢坚，小便赤痛，时烦渴甚，导赤承气汤主之。邪闭心包，神昏舌短，内窍不通，饮不解渴者，牛黄承气汤主之。津液不足，无水舟停者，间服增液，再不下者，增液承气汤主之。"

若肺热壅盛、肺气闭郁，症见发热，口渴，咳嗽，气喘，痰黄、量多，舌红，苔黄，脉数者，治以麻黄杏仁甘草石膏汤加减。若肺热移肠，症见身热，咳嗽，大便溏烂或水样便，或痢下赤白脓血，腹痛，口渴，舌红，苔黄腻，脉滑数，治以葛根黄芩黄连汤加减。若为燥热伤肺，症见身热、干咳无痰，喘促不宁，咽干唇燥，鼻燥目涩，纳食减少，口渴欲饮，皮肤干燥，大便干结，小便短赤，舌质红，苔黄干燥，脉数者，治以清燥救肺汤加减。

湿热病邪最易困阻中焦，常见湿热困阻中焦证。症见发热，汗出而热不退，心烦胸闷，脘痞腹胀，恶心呕吐，大便溏烂臭秽，小便短赤，舌质红，苔黄腻，脉滑数。治以王氏连朴饮，由石菖蒲、淡豆豉、半夏、黄连、厚朴、栀子、芦根组成，虽药味轻少，而组方用意丰富，主以石菖蒲、淡豆豉芳香化湿，辅以半夏、厚朴苦温燥湿，黄连、栀子苦寒清热燥湿、通利泻火，芦根宣气化湿、清热生津，并与淡豆豉、栀子共奏宣阳、解郁之功。全方化湿与燥湿并用，燥湿与清热并举，寒温相宜，辛开苦降，苦宣折热，开散气机，以达轻清灵动、宣化湿热的目的。临床可作为治疗湿与热合，病情缠绵难愈者的常用治疗方剂，如低热较长时间不退，或原因不明者，或伴乏力纳差或大便溏泻，舌红苔黄腻者。

若为手足口病，邪犯肺脾证，治以甘露消毒丹，解毒化湿力较上方稍甚。若为软脚瘟，邪注经络证，治以四妙丸加味，偏重清利下焦湿热。

同时，由于疫邪传变迅速，疾病初起，常易邪热从卫入气，卫气同病，如皮肤黏膜淋巴结综合征、病毒性脑炎等，初起常见卫气同病证，可见发热恶寒，无汗或有汗，头痛项强，肢体酸痛，口微渴，恶心呕吐，或咳嗽咽痛，不乳嗜睡，或烦躁不安，舌边尖红，苔黄白相间、少津，脉浮数或洪数，指纹浮红。用银翘散合白虎汤加减治疗。

极期：各种四时温病及温疫、温毒疾患，因小儿脏腑清灵，反应灵敏，阳气生发，而温邪由表入里、由浅入深之后，正邪交争剧烈，病情常进入极期。常见气营血分证，甚者出现邪炽毒重之变证如邪毒闭窍、陷肝生风。

气营两燔证：温疫邪盛，传变迅速，气分热炽未解，邪毒已殃及营分，形成气营两燔证，常见于丹痧、麻疹、手足口病、病毒性脑炎、皮肤黏膜淋巴结综合征等病。症见身热，烦躁，甚者时有谵语，口渴，斑疹隐隐，或斑疹显露、量多，大便干，小便短赤，舌绛，苔黄，脉细数。常用方清瘟败毒饮加减。斑疹显现者也可用化斑汤加减，丹痧可用凉营清气汤加减；风疹用透疹凉解汤加减；水痘用清胃解毒汤加减。

如热盛于营，常见身热夜甚，口干而不欲饮，烦躁不安，夜甚无寐，甚或谵语，斑疹隐隐，舌绛苔少，脉细数。遵循"入营犹可透热转气"的原则，以清营汤加减治疗。

如热入血分，常见神昏或昏谵、昏愦、昏狂、吐血、咯血、便血、溺血、衄血、斑疹显露、舌深绛或紫晦等症。治以犀角地黄汤。《温病条辨·下焦篇》解析本方："犀角味咸，入下焦血分以清热，地黄去积聚而补阴，白芍去恶血，生新血，丹皮泻血中伏火。"此即叶桂论治血分证原则"入血就恐耗血动血，直须凉血散血。"但犀角地黄汤药味偏少，临证应酌情增加凉血活血之品以增强药效，可选加丹参、赤芍、紫草、马鞭草、虎杖、板蓝根、侧柏叶、败酱草、茜草、大黄等。

若是邪毒闭肺，症见高热不退，咳嗽加剧，气喘痰鸣，舌红苔黄，治当清肺解毒、涤痰开肺。常用麻黄杏仁甘草石膏汤合葶苈大枣泻肺汤加减治疗，伴肺热腑实者合用宣白承气汤。

若是邪毒闭窍内陷心包，常见身热，神昏，舌謇，肢厥，舌绛，苔少，脉细数。本证常见于营分证，治以清宫汤加减，常合并使用清心解毒开窍之安宫牛黄丸、至宝丹。

若是邪毒内陷生风，为温病热极邪陷引动肝风，风火痰热相扇，肝脉拘急挛缩。症见高热不退，头痛头胀，烦渴，烦闷躁扰，惊啼惊惕，甚则狂乱、神昏，手足抽搐，或见颈项强直、角弓反张，舌干红绛，脉弦数。治以羚角钩藤汤加减，可合并使用清热开窍、息风止痉之紫雪。

若小儿为阳虚体质，或年幼体弱，或失治误治等，患热病后之极期可因正不敌邪，出现阳气虚脱证。轻者津气欲脱，可见身热骤降，大汗不止，喘喝欲脱，脉虚散大等，治宜益气固脱，用生脉散加味治疗，或静脉滴注生脉注射液（新生儿、婴幼儿禁用）。重者常见高热突然下降，或体温不升，肤出冷汗，或全身松弛，面色苍白青灰，四肢厥冷，神志昏糊或昏迷不醒，口鼻气凉，呼吸微弱不匀，皮肤湿黏发花，唇甲青紫，右胁下痞块增大，舌绛或暗红，苔灰滑，脉微细数欲绝，指纹紫而细或隐伏难见等，治宜回阳救逆，急用参附龙牡救逆汤灌服、鼻饲或灌肠给药，静脉滴注参附注射液（新生儿、婴幼儿禁用）。对重症温病患儿要密切观察临床表现，一旦阳气虚衰症见端倪，必须及早用药。若是虚脱征象已显，则必须及时中西医结合抢救。

后期：由于小儿体属稚阴稚阳，温邪属于阳邪，易于伤阴耗气。小儿温病后期，往往邪热渐退，而气阴已被温邪耗伤，出现气阴损伤的证候。

多种小儿温病后期常见肺胃气阴两伤证。症见身无热或低热，干咳痰少，神疲乏力，形体消瘦，口干，食欲不振，大便干，小便短少，舌淡红或红，苔薄少津，脉细数等。治疗以沙参麦冬汤为主方加减。

如病久热烁真阴，肝肾阴竭，精血亏虚，肝脉失养，则易现虚风内动证。症见低热，手指蠕动，或口角颤动，或瘛疭，心中憺憺大动，甚则时时欲脱，形消神倦，齿黑唇裂，舌干绛或光绛，脉虚弱或细促。以吴瑭"治下焦如权，非重不沉"为原则，治以三甲复脉汤、大定风珠加减。

3. 现代研究进展

新中国成立以来，中医儿科学科在小儿温病防治方面取得了显著的成绩。随着社会经济的发展，在"预防为主，防治结合"的卫生工作方针指引下，围生期保健工作不断加强，免疫接种覆盖率逐年提高，天花早被消灭，脊髓灰质炎已接近被消灭，流行性乙型脑炎、麻疹、白喉、百日咳和新生儿破伤风等的发病率明显下降，儿科疾病谱从古代的"痧、痘、惊、疳"四大证已发生明显的改变，小儿传染病的发病率、病死率总体显著降低。但是，传染病的病死率仍然占儿童病死率的相当比例，同时，在一些原有传染病减少的情况下，另一些疾病仍然在儿童中高发和造成流行，新的传染病还不断发生和流行，其中有的病种的危害性更甚于传统的传染病，有的疾病的治疗难度甚于以往的温病。中医药秉承几千年防治传染病的丰厚积淀，面对新型传染病，以中医药理论认识、中医药方法防治，继续显示出了自己的特色和优势，也使中医儿科温病学的理论和实践体系不断充实和发展。

1954 年石家庄地区流行性乙型脑炎流行，郭可明中医师运用温病学理论分析本病为外感毒邪，暑病与瘟疫并至，燥热伤阴，采用"清热，解毒，养阴"的治法，以白虎汤和清瘟败毒饮为主方，治疗 34 例患者，治愈率 100%，得到卫生部表彰，其经验在全国推广。此后，全国各地中医工作者积极参与了当时每年流行的流行性乙型脑炎救治工作。江育仁教授在 121 例急性期乙脑和 135 例恢复期、后遗症期乙脑治疗的实践中，提出本病以发热、昏迷、抽搐为主症，可以归纳为"热""痰""风"三大证，采用热、痰、风的辨证方法，不仅可以用于本病初热期、极期补充卫、气、营、血辨证的不足，还可以用于指导恢复期、后遗症期的辨证治疗。他运用这一理论为指导救治患儿，与同期使用其他疗法相比，取得了较高的疗效，降低了病死率，减少了后遗症，1966 年由国家科学技术委员会以《研究报告》形式向全国推广。

20 世纪 70 年代之前，麻疹是儿科发病率最高的急性传染病之一，位居四大要证之首，麻疹三大合并症肺炎、喉炎、脑炎在当年儿科住院患者中占第一位，其中麻疹肺炎又是最为多见的逆证，是导致麻疹患儿死亡最常见的原因之一。关于麻疹肺炎的分类，开始各地缺乏统一的认识。江育仁教授在 1960 年就通过 591 例麻疹肺炎中西医结合的临床治疗观察，提出本病可分为肺闭型、毒热型、内陷型、虚脱型、虚弱型五个主要证型，并分型论治立法选方。于 1964 年 11 月卫生部麻疹肺炎经验交流会上做了交流，以之为基础制订了"中医治疗麻疹合并肺炎临床分型诊治草案"，发表于《中医杂志》1965 年第一期，成为麻疹肺炎诊断标准、分型证治、疗效标准的中医药规范化方案。

1996 年开始的小儿病毒性肺炎研究，开启了中医儿科急性感染性疾病多中心、大样本、随机、对照临床研究的新时期。南京中医药大学汪受传团队通过四中心 480 例住院患儿的调查分析，提出了小儿肺炎从热、郁、痰、瘀论治的学术观点；通过江苏省社会发展计划 3 中心 147 例和"十五"国家科技攻关计划 4 中心 360 例的临床观察，证实清肺口服液治疗肺炎喘嗽痰热闭肺证有效性、安全性均优于对照药利巴韦林注射液（$P < 0.01$）。在第二项"十五"国家科技攻关计划 5 中心的临床研究中，清开灵注射液静滴与儿童清肺口服液口服联用中成药组 108 例，利巴韦林注射液静滴与复方愈创木酚磺酸钾口服液口服联用西药组 98 例，治疗小儿呼吸道合胞病毒性肺炎痰热闭肺证，中成药组综合疗效、主症疗效起效时间均显著优于西药组（$P < 0.05$），安全性、经济性亦好于对照组。

在新冠病毒（2019-nCoV）疫情期间，武汉及全国多省市的中医儿科专家积极参与，救治新型冠状病毒肺炎患儿。作为儿童新冠肺炎定点医院的武汉市儿童医院中西医结合科认为：本病发病急骤，传染性强，具有湿毒特性，主要病位在肺脾二脏。可分期辨证治疗：①急性期：疫毒犯表证，治以宣肺解表、解毒除湿，偏寒者三拗汤合香苏散加减、偏热者麻黄杏仁薏苡甘草汤合银翘散加减。疫阻中焦证，治以宣肺透邪、化湿和中，三拗汤合藿香正气散加减。疫毒郁肺证，治以宣肺透邪、清热利湿，三拗汤合三仁汤加减，咳嗽喘息明显者加苏葶定喘丸。疫毒闭肺证，治以清肺开闭、解毒利湿，麻黄杏仁甘草石膏汤合甘露消毒丹加减，或三黄石膏汤合大青龙汤加减。内闭外脱证，治以开闭固脱、解毒救逆，参附汤合生脉饮加减。②恢复期：肺脾气虚证，治以补肺健脾，六君子汤加减或玉屏风散合二陈汤加减。气阴两虚证，治以益气养阴、清除余邪，生脉饮或沙参麦冬汤加减。另外，江苏、山东、北京、辽宁、广西等多省市的中医儿科专家积极参与了新型冠状病毒肺炎防治方案的制订，指导了本地的防疫工作。中国科学院上海药物研究所和上海科技大学免疫化学研究所抗 2019-nCoV 病毒感染联合应急攻关团队，综合利用虚拟筛选和酶学测试相结合的策略，发现植物药活性成分虎杖苷和脱氧土大黄苷等可能对病毒有抑制作用。南京中医药大学儿科团队通过网络药理学和分子对接法探寻了清肺口服液、清宣止咳颗粒等中成药治疗儿童新冠肺炎的活性化合物，为进一步研究打下了良好的基础。

手足口病最早于 1957 年由新西兰 Seddon 描述，我国 1981 年上海首次报道，此后全国各省市陆续报道。中医药治疗手足口病文献报告首见于 1985 年，逐步积累了中医药对于手足口病的认识与辨证论治方法。2002 年汪受传首先将本病写入《普通高等教育"十五"国家级规划教材·中医儿科学》。经过多年临床研究，提出本病是感受手足口病时邪引起的急性出疹性传染病，病因为湿热邪毒，轻证可分为邪犯肺脾证、湿热毒盛证，以清热祛湿解毒为基本治法；重症病例发生脑膜炎、脑炎、脑脊髓炎、肺水肿、循环障碍等严重合并症，属于中医学变证，可分为邪陷心肝证、邪毒侵心证、邪伤心肺证、湿毒伤络证，分别以清热解毒、利湿化湿为基本治法，配伍息风开窍、宁心通络、泻肺逐水、活血通络等治法。建立了手足口病中医药辨证治疗规范。

近 30 多年来，流行性乙型脑炎发病率显著下降，但其他病毒性脑炎如流行性腮腺炎脑炎、手足口病脑炎等仍时有流行。各地采用治疗流行性乙型脑炎的经验治疗病毒性脑炎同样取得良好的效果，并有采用中成药治疗病毒性脑炎的研究总结。如李志山教授团队采用清开灵注射液静脉滴注，必要时随证加用羚羊角粉、安宫牛黄丸、紫雪、醒脑静注射液、猴枣散，对照组用利巴韦林注射液等，对于脑水肿、高热、惊厥等的对症处理两组相同。同期治疗试验组 81 例、对照组 30 例，共 111 例。治疗结果，试验组疗效、疗程均显著优于对照组（$P < 0.01$）。

经过大量的临床积累，在国家中医药管理局组织下，数百位海内外中医及中西医儿科专家参与，2012 年 7 月出版的《中医儿科常见病诊疗指南》，由中华中医药学会颁布实施了麻疹、风疹、水痘、手足口病、流行性腮腺炎、流行性乙型脑炎、小儿艾滋病、皮肤黏膜淋巴结综合征等小儿温病的临床诊疗指南。通过 2014 年中医药部门公共卫生服务补助资金中医药标准制修订项目，又修订了水痘、流行性腮腺炎、手足口病临床诊疗指南，制订了小儿细菌性痢疾临床诊疗指南，2020 年纳入《中医儿科临床诊疗指南》出版。这些小儿温病诊疗指南作为全国性团体标准发布实施，对于规范小儿温病中医临床诊断治疗，推进其标准化、国际化发挥了积极作用。

几十年来的临床研究，为在现代条件下发挥中医、中西医结合治疗小儿温病的特色和优势积累了大量的资料。中医药不仅能治病毒感染性疾病，也能治细菌感染性疾病，而对于疾病的治疗效果，不能仅用抗菌、抗病毒的作用简单理解，还有在中医学整体观点的理论指导下辨证论治、处方用药所产生的发表、清热、解毒、调气、理血、止咳、化痰、平喘、止痉、醒脑、温阳、益气、养阴等等作用所产生的多靶点效应。这些作用不单在临床症状改善方面得到体现，并且通过临床检验、模型动物和细胞的实验研究得到证实。

70多年来，随着临床检验技术、病理学等的发展，对于古代只能"司外揣内"认识的若干温病，如麻疹、丹痧、顿咳、各种病毒性脑炎与细菌性脑膜炎等的病因病理、临床演变规律等有了更清楚的认识，也带来了中医药对这些疾病认识的深入和临床治疗方法规范化方案的产生。而对于另一些现代临床新出现的温病，如手足口病、艾滋病、皮肤黏膜淋巴结综合征、各种新型病毒性疾病等的发生和流行，应用中医理论分析其病因病机，采用中医药方法辨证治疗，取得良好的临床疗效，扩大了中医儿科应用范围，提高了相关疾病的治疗水平。小儿温病学科在现代取得了历史上从未有过的高速度、高质量发展。

为适应临床需要，在充分应用传统丸、散、膏、丹于小儿温病的同时，应用现代制剂技术，开发生产了一大批新的中成药应用于临床。如小儿豉翘清热颗粒、金莲清热泡腾片、黄栀花口服液、连花清瘟颗粒、双黄连口服液、蒲地蓝消炎口服液、喉咽清口服液、板蓝根颗粒、清宣止咳颗粒、麻杏甘石合剂、儿童清肺口服液、葛根芩连口服液、生脉饮口服液、清开灵注射液、热毒宁注射液、痰热清注射液、喜炎平注射液、醒脑静注射液等等。这些新型中成药上市，方便了儿科临床应用，大大促进了中成药在小儿温病的推广使用。

伴随着临床实践的积累，关于小儿温病的新理论、新观点也不断产生。如江育仁教授"流行性乙型脑炎从热痰风论治"，汪受传教授"清瘟解毒法论治儿童流行性感冒""流行性脑脊髓膜炎从卫气营血、肝经邪火论治""从热郁痰瘀论治小儿肺炎"，俞景茂教授主编《儿科各家学说及应用》阐述胎毒学说、寒凉学说、温阳学说等在小儿温病中的应用，丁樱教授将温病学理论运用于肾病、从风热湿毒瘀论治小儿过敏性紫癜及过敏性紫癜性肾炎等等。

4. 学术发展展望

小儿温病学是中医儿科学、温病学重要的交叉学科，鉴于其对于保障儿童健康的重要性，需要大力加强研究，总结规律，提出新观念、新技术、新方法，解决在本学科领域不断出现的新问题。在当前及今后一段时间内，小儿温病学研究应当就以下各个方面展开。

在治未病方面。要研究小儿不同体质如气虚质、阴虚质、阳虚质、阳热质、特禀质等与各种温病未病防病、既病防变、瘥后防复的关系，寻找规律，提出有效的预防措施，治未病于先。在传染病流行期间，要针对不同疾病的特点，研制有效的预防中药制剂，如喷咽剂、鼻吸剂、口服药等。对于无症状感染者也要有针对性的中医方药，以便有效地预防其发病。还有对于各种疫苗免疫接种后的反应，中医药处理方法也值得加以研究。

临床治疗研究仍然是今后相当一段时期小儿温病研究的重点。传统病名的温病如风温、春温、暑温、湿温、秋燥等的辨证论治方法，是古代温病学家在当时历史条件下从外感热病发病的季节、气候、病因、病性等不同特征总结出来的，凝聚了2000年尤其是明清以来中医学认识和治疗温病的理论建树和实践经验。尤其是吴又可和叶桂、薛雪、吴瑭、王士雄对于温病学术体系的形成做出了杰出的贡献，他们提出的"异气""疠气"说创新了温病病因学说，"传染"说明确了流行病学特征，"卫气营血""三焦"说建立了辨证论治纲领，创立的一批方剂更是成为治疗众多温病的有效良方。对于风温、春温、暑温、湿温、秋燥等疾病文献记载的研究分析，将为我们找到面对层出不穷的各种新型温病的锁钥。用温病学理论为主，结合脏腑、经络、气血等学说，可以分析各类温热疾病的病因特点和病机演变规律，应用温病学提供的理法方药，可以有效地治疗各类温热疾病。所以，不变可应万变，只要我们守住温病学术体系之正，就能不断创新性提出应对各类新型温病的有效临床方案。

作为儿科温病中最为常见的各类传染病，需要我们面对临床新情况、新问题，提出新的诊疗方案。例如，一些传染病的临床发病情况变化，如麻疹发病率显著下降，但难以消灭，局部地区还时有流行，近年儿童麻疹有轻型多、低龄化等特点，成人麻疹则仍时有重症发病，对于轻型麻疹、6个月内婴儿麻疹、成人麻疹的辨证论治规律需要认真总结，指导临床应用。中医学"顿咳"过去认为主要指西医学百日咳，随着百日咳菌苗（百白破疫苗）的广泛接种，百日咳流行已经减少，而3月龄内未接种的婴儿百日咳，以及腺病毒、呼吸道合胞病毒及副百日咳杆菌等引起的痉挛性咳嗽、鸡鸣样吼声等为特征的"百日咳综合征"则时有所见，同样应归属于中医学顿咳范畴，临床如何处置，需要专题研究。软脚瘟的辨证论治方法曾有效指导了小儿麻痹症的治疗，但现在因小儿麻痹症疫苗的普遍预防接种，由脊髓灰质炎病毒引起的小儿麻痹症已经罕见，而其他肠道病毒感染如CV-A2、CV-A4、CV-A5、CV-A7、CV-A8、CV-A16，以及常引起重症手足口病的EV-71等，同样可以引起脊髓炎，发生瘫痪性疾病，需要引为重视并加以研究。

一些仍然在临床常见的传染病，需要在现代条件下，明确中医药治疗的优势与不足，以及必要时中西医结合治疗的适应证。例如，奶麻、风疹的临床治疗总结报道不多，虽然它们多数病情较轻，但仍应认真总结其轻症不必重治、重症如何早期发现并处理的规律。水痘、痄腮发病率虽有下降但仍然时常引起流行，规范的临床研究总结不多，值得组织研究。以上儿科病毒性传染病都是中医药治疗的优势病种，但需要拿出有说服力的研究总结文献证据，才能使中医药在这些疾病中的治疗方法得到更广泛的推广应用。猩红热是儿科临床常见的细菌性传染病，时而引起流行，中医药以其清热、解毒、利咽、泻火、凉血、消痈、排脓、益阴等的辨证治疗效应，包括内治、外治配合使用的特色，显示了其相对于单一"抗菌"治疗的优势，但单纯中药方案治疗的多中心、大样本、随机、对照临床研究尚待开展，在何种情况下有必要合用抗生素也需要研究。脑膜炎奈瑟菌所致流行性脑脊髓膜炎已经少见，但其他细菌感染如肺炎链球菌、b型流感嗜血杆菌等引起的细菌性脑膜炎临床可以见到；流行性乙型脑炎病毒所致流行性乙型脑炎已很少，但其他病毒如单纯疱疹病毒、EB病毒、水痘病毒、流行性腮腺炎病毒及多种肠道病毒等引起的病毒性脑炎仍在危害儿童健康。目前临床大体上在用治疗流行性脑脊髓膜炎、流行性乙型脑炎的治法治疗其他细菌性脑膜炎、病毒性脑炎，今后需要针对不同病原体产生的脑膜炎、脑炎研究出更有针对性的治疗方案。

近几十年来，不断有一些新被明确的传染病需要深入研究。如时疫感冒（流行性感冒），因为流感病毒尤其是甲型流感病毒易发生抗原变异，所以大概每 2～3 年就会有重要的抗原变异株出现而产生流行，其临床症状表现也有一定差异，所以，每轮流行性感冒流行时，都需要我们在应用前人时疫感冒治疗经验的基础上，对治疗方案做出一定的调整。中医药治疗手足口病已经有大量的临床报道，显示中医药治疗对于主要由柯萨奇病毒 A16 引起的轻症病例有较好的疗效，但由 EV71 引发的重症患儿常累及神经系统（合并脑膜炎、脑炎、脑干脑炎、脑脊髓炎、迟缓性瘫痪等）或造成心肺功能衰竭，中医、中西医结合的总结报道还很少，需要在其暴发流行时做进一步研究。小儿艾滋病来自母婴传播和输血传播，在我国局部地区有流行，黄世敬等 2004 年报道在坦桑尼亚运用中医药治疗 7～64 岁的病人 729 例，得出中医药治疗本病可改善症状，提高免疫功能，尤以 $CD4^+$ 细胞低于 $200/mm^3$ 时疗效显著的结论，近 10 多年来我们对本病病因病机、辨证论治方案进行了持续性研究，已形成《中医儿科常见病诊疗指南·小儿艾滋病》发布实施，但对于小儿艾滋病的系统临床研究尚需开展，值得期待。

近两年全球暴发流行的新型冠状病毒（2019-nCoV）疫情尚未得到有效遏制，其变异病毒株在掀起一波又一波新疫情。虽然本病儿童患者比例不高、病情相对较轻，但也有发生急性呼吸窘迫综合征（ARDS）的报告。新型冠状病毒肺炎属于湿毒疫，小儿脾常不足喜燥而恶湿，儿童患本病的病机特点、临床特征及有效治疗方案的确立，都还需要有 RCT 临床研究成果的支持。

中医药治疗感染性疾病的机理研究已经做了不少工作。中药复方及单味药的抗菌作用，通过体内、体外试验取得不少成果，如体外试验具有杀灭、抑制幽门螺杆菌（Hp）作用的药物既有寒凉药黄芩、黄连、青黛、蒲公英等，也有温性药黄芪、桂枝、槟榔、丁香、香附等，而在复方中则显示寒温并用的左金丸有较好的效果，为辨病辨证治疗 Hp 相关性胃炎提供了证据，也为其他细菌感染性疾病的药理研究树立了样板。

病毒感染性疾病的药理研究要拓宽思路，不要仅仅着眼于中药对于病毒的直接杀灭作用，实验研究可以采用多种研究方法。例如，我们团队的研究表明：清肺口服液可有效升高病毒攻击后人胚肺成纤维细胞的 Bcl-2 的异常降低、下调 TNF-α、TGF-β1、PDGF-BB mRNA 的异常增高。金欣口服液不仅作用于膜融合环节，还参与调节机体免疫及组织细胞功能，通过抑制 F 蛋白表达，阻止病毒与细胞、细胞与细胞的膜融合；推迟或减轻细胞病变；早期可通过调控 Bcl-2、Bax 的表达阻止呼吸道合胞病毒（RSV）抑制凋亡、晚期可通过抑制 Fas、FasL 基因过量表达而拮抗 RSV 引起的过度凋亡；可拮抗 RSV 引起的细胞内钙离子超载及活性氧异常升高，维持钙离子内环境稳定、保护线粒体改善能量代谢；调节 ICAM-1 表达，缓解 RSV 感染后细胞的异常变化；金欣口服液可抑制 RSV 诱导的急性期 TLR3/IRF3 信号通路过度激活从而防止 IFN-β 的高表达引起免疫损伤，同时维持 IFN-β 表达发挥抗病毒作用；金欣口服液对 TLR4（TLR7）/MyD88/NF-κB/ 炎症因子通路也有一定的调控作用，还可通过调控负反馈因子 SOCS1、A20 间接稳定激活 TLRs 通路。我们的上述研究成果，结合病毒基因调控、病毒感染生命周期影响及病毒固有免疫模式识别受体 TLRs 信号通路等研究中药复方抗 RSV 病毒机制，从不同靶标揭示了清肺口服液、金欣口服液治疗 RSV 肺炎的疗效机理。2020 年初，中国科学院上海药物研究所和上海科技大学免疫化学研究所团队快速表达了 2019-nCoV 水解酶（Mpro）并获得了高分辨率晶体结构，2015 年结晶的 SARS-CoV S-RBD 与 ACE2（血管紧张素转换酶 2）复合物的复杂结构和目前 NCBI 公布的新病毒基因组数据可以利用同源建模的手段来预测的 2019 nCoV S 蛋白的结构，采用蛋白质对接方法来量化 2019-nCoV S 蛋白与 ACE2 的相互作用，在此基础上，联合小组综合利用虚拟筛选和酶学测试相结合的策略，重点针对已上市药物以及自建的"高成药性化合物数据库"和"药用植物来源化合物成分数据库"进行了药物筛选，迅速发现了 30 种可能对 2019-nCoV 有治疗作用的药物、活性天然产物和中药，提出虎杖、山豆根等中药材中可能含有抗 2019-nCoV 有效成分，建议在 2019-nCoV 感染肺炎患者临床治疗中予以考虑和关注。

治疗温病有效药物的药理研究，已经建立了抗内毒素作用（拮抗内毒素的生物学毒性作用和对内毒素的直接解毒，对网状内皮系统（RES）的激活以加强内毒素于体内的清除及消除肠道内毒素等）、解热作用（抑制花生四烯酸代谢，抑制内生致热源生成，抑制下丘脑热敏神经元等）、抗炎作用（抑制炎症早期的毛细血管通透性亢进造成的渗出、水肿，增强对炎症中期白细胞的集聚及炎症晚期纤维组织的增生等）、调节免疫功能作用（增强白细胞及单核巨噬细胞对病原体的吞噬和消化能力，诱生干扰素，调节白细胞介素，增强溶菌酶活力，促进特异性体液及细胞免疫，抑制Ⅳ、Ⅲ、Ⅰ型变态反应等）、对血液系统的影响（抑制血小板功能，抑制血凝，抗DIC，改善血液流变性等），以及修复炎症对组织的损害等等方法。这些方法的建立，都可以用于方药的实验研究，从不同层面阐明其疗效机理，为治疗温病有效方药的筛选、中成药开发提供一定的依据。随着科学研究的进展，人们发现单纯研究某一方向（如组学中的基因组、蛋白质组、转录组等）无法解释全部生物医学问题，因而提出从整体的角度出发去研究人类组织细胞结构，基因、蛋白及其分子间相互的作用，通过整体分析反映人体组织器官功能和代谢的状态，这一思路与中医学整体观点、辨证论治的临床思维方法吻合，为探索人类疾病包括小儿温病的发病机制提供了新的思路。

专用于小儿温病的中成药还很少，用于成人温病的中成药如何安全、有效地应用于儿童已经开始研究，亟须扩大研究范围，对这些中成药用于儿科的用法用量、副作用、注意事项等均需通过临床大样本研究才能得出可靠结论，原来所做的成年动物药理、毒理研究也需要在幼龄动物中再做试验。新型儿科温病防治中成药的研发更值得花大力气去协作进行，在这方面，需要中医儿科临床、科研人员与制药企业的通力协作开展。

小儿温病动物模型的研究已经做了许多工作，各种新型传染病的动物模型研究，尤其是病证结合动物模型的研究需要探索。体外试验的结果只能体现抗病原微生物的作用，应用温病病证结合动物模型才能研究中医药辨证论治的体内效应，这是今后实验研究的方向。目前感染性疾病中医治疗方案研究的瓶颈在于中医药单位尚无生物安全实验室，所以在积极筹建的同时应首先与有条件的单位实验室联合研究。临床有效方药的网络药理学研究可为实验研究提示可选择的效应靶点，小儿温病的相关研究尚才起步，有必要扩大方药筛选范围开展工作。

近期在国家出台的《关于促进中医药传承创新发展的意见》和《关于加快中医药特色发展的若干政策措施》等重要文件中，均强调中医药要加强经典学习和传承，要加强疫病学研究，在大学开设疫病学课程，建设疫病学人才培养基地等。儿童是包括疫病在内的各类温病的重要受害群体，积极从事小儿温病研究的人员严重不足，中医小儿温病学尚处于起步阶段，研究、进步的潜力很大，是未来中医儿科学发展的重要方向。

第一章

风温

【概述】

风温是感受风热病邪引起的一类急性外感热病，以初起发热恶寒，无汗或少汗，咳嗽，继而壮热、咳喘，烦躁口渴，甚或神昏谵语、抽搐等为临床特征。发于冬天者又称冬温，如清·王严士《市隐庐医学杂著·伤寒正名论》说："冬春感风热之邪，而病者首先犯肺，名曰风温。其病于冬者曰冬温，病于春者曰春温，即叶氏所论者，是亦名时气温病。"

本病在小儿急性外感热病中发病率最高，易于传染和流行。各年龄的儿童均可发病，婴幼儿的发病率尤高。一年四季均可发生，尤以冬春两季为多。

小儿多种呼吸道传染性、感染性疾病或其部分阶段均可参照本病辨证论治。

【病因病机】

本病为感受风热病邪引起，病变主要在肺胃。其发生发展过程正如叶桂《温热论》所述："温邪上受，首先犯肺，逆传心包。"邪热首犯肺系，顺传阳明，逆传心包，后期易见肺胃津伤，气阴不足，或兼有余邪未净，表现低热、咳嗽痰少、神疲乏力、口干、食欲不振、大便干、小便短少等症。

1. 风热侵袭

春季风主令，冬季寒主令。若春季春风过暖或冬季应寒反暖，形成风与热合，两阳为患。小儿稚阴稚阳，肌肤薄弱，卫外不固，风热病邪乘虚而入，首犯肺系，袭于肺脏、肠腑、胃腑、经络（手太阴肺经、手阳明大肠经）、外窍（口鼻、咽喉、皮毛），表现一派正邪交争于肺系的病变。

2. 肺卫失宣

肺主气，司呼吸，肺主皮毛。卫者，温分肉，充皮肤，肥腠理，司开阖。

风热侵袭，正邪交争，肺卫失宣，清窍不利，可见发热恶寒、无汗或少汗、咽痒咽痛、咳嗽吐痰等症。

3. 热壅于肺

肺主气,司呼吸,主宣发、肃降,肺朝百脉,肺为贮痰之器。若病邪入里,由卫传气,正邪剧争,热壅于肺,肺气郁闭,清肃失司,热邪炼液为痰,气郁血瘀者,可见高热烦躁、咳嗽气喘、痰多黄稠、胸痛、唇绀等。同时,肺热移于肠腑,热烁津伤,则便秘干结,腑实不通,形成肺热腑实;若热伤肠腑,迫液下泄,则可见协热下利。

4. 热盛阳明

肺与大肠、太阴与阳明相表里。肺热壅盛,易于传入阳明,若热炽阳明,热伤津液者,则出现壮热、烦渴、大汗出、舌质鲜红等。热邪与阳明肠腑糟粕相结,热邪伤津,燥屎内停,则可见烦躁不宁或时有谵语、大便秘结,或纯利恶臭稀水、腹部胀硬疼痛、舌质红、舌苔黄燥甚或焦黑起裂、脉沉实有力。

5. 逆传心包

叶桂在《温热论》中说:"平素心虚有痰者,外热一陷,里络就闭。"风热病邪,两阳为患,热变迅速,如遇较甚之风热病邪,或平素心气、心阴不足,或素体兼夹宿邪(如痰饮、瘀血等有形邪气),或失治、误治等,则卫分热邪,可逆传营分,直犯心营,营阴受伤,心神被扰,血络损伤,出现身热夜甚、神昏谵语、斑疹隐隐等症,甚或内闭外脱,见身热、昏愦、倦卧、气短、大汗淋漓、面色苍白、四肢厥冷等症。

6. 津气耗伤

风温病变过程中,病位主要在肺胃,风热病邪系两阳为患,且小儿稚阴稚阳,易被风热损伤,故温病后期,常见余邪未净,肺胃津伤,甚者气阴两伤,常见咳嗽痰少、神疲乏力、形体消瘦、口干、食欲不振、大便干秘等。

【临床诊断】

1. 诊断要点

(1)好发于冬春季节,或起病前有呼吸道传染病接触史。

(2)初起发热恶寒,无汗或少汗,鼻塞流涕,喷嚏,咳嗽,吐痰,咽痒咽痛,口微渴。病中可见壮热,烦躁,口渴多饮,咳喘剧烈,多痰,便秘,或见皮肤斑疹,神昏谵语，四肢抽搐等。

2. 鉴别诊断

本病应与伤寒鉴别：伤寒初起风寒邪气直犯足太阳膀胱经，以恶寒发热、头身痛、无汗出、身形拘急、口不渴、舌淡红、苔薄白、脉浮紧为主，常常按太阳病、少阳病、阳明病及三阴经病证传变而表现相应病理改变及证候。

【**辨证论治**】

1. 辨证要点

（1）辨卫气营血证：本病属温热类新感温病，以手太阴肺为病变中心，或由肺传及相关脏腑，大多按照卫气营血传变，少数病例可由肺卫逆传心包。因风为阳邪，热亦为阳，风与热合，两阳为患，病变中易化燥伤阴，后期多为肺胃阴伤。初起邪犯肺卫，肺卫失宣，以发热恶寒为主，伴口微渴，或咳嗽、吐痰，舌边尖红，苔薄黄，脉浮数。若正不胜邪，邪热便从卫入气，正邪剧争，如见发热、咳嗽、气喘、口渴、汗出、舌红苔黄、脉数，则病位在肺，肺热壅盛；如见身热、口渴、汗出、脉洪数，则病位在胃，阳明热盛；如见身热、便秘、腹痛、脉沉实有力，则病位在肠，阳明腑实。气分为正盛邪实阶段，正气未明显亏虚，而再深入营血，则邪炽气、营、血分，正气不支，可因热入心营，身热持续、烦躁不宁、夜寐欠安、肌肤发疹；或风热化火，邪陷心包、引动肝风，见神昏谵语、四肢抽搐等症；若是正不敌邪，更可以形成邪热闭于心包、阳气暴脱于外的内闭外脱证，见昏愦不语、大汗淋漓、面色苍白、四肢厥冷、脉微细欲绝的危症。经恰当治疗，疾病进入后期，邪热消减而未净，肺胃阴伤，常见干咳少痰、口干唇干、食欲不振、大便干、舌红苔少、脉细数等症。

（2）辨顺证、逆证：《温热论》曰："温邪上受，首先犯肺，逆传心包。"风热病邪从口鼻而入，首犯手太阴肺经肺脏，即风热肺卫证，如果病变从卫入气，由气入营血，或邪热从太阴，渐传阳明，相对而言为顺传的话，那么，邪热从卫直接传入营分则称为逆传。心包者，代心受邪，与营相当。从卫入营，即从风热肺卫证直接逆传心包，则见身热、神昏、舌謇、肢厥，或见斑疹、抽搐等症。

2. 治疗原则

本病属温热类新感疾病，病位主要在肺，故以清泄肺热为治疗原则。初起为风热上受，首犯肺系，故重在疏风泄热，辛凉清解，冀达邪向外；若卫分已解，邪留气分，须分热在肺、胃、肠之病位分别而治。如肺热壅盛，须清热宣肺；热盛阳明，须辛寒清气；热结肠腑，则苦寒攻下；肺热移肠，则苦寒清热止利。甚者，从气入营，肺热发疹者，需凉营透疹；热闭心包者，则清心开窍；内闭外脱者，须开闭固脱。后期余邪未净，肺胃津伤者，当清解余邪，滋养津液。

3. 证治分类

（1）风热肺卫

证候　发热恶寒，少汗，鼻塞流涕，喷嚏，咽痒咽痛，咳嗽，口微渴，舌边尖红，苔薄黄，脉浮数，指纹浮紫。

辨证　本证为风温初起，以发热与恶寒（或恶风）并见，以及鼻塞流涕、喷嚏、咽痒咽痛，或有咳嗽为特征，舌边尖红、苔薄黄（或薄白）、脉浮数、指纹浮紫，为风热侵袭，邪在卫分的表现。

治法　辛凉清解，宣透肺卫。

方药　以风热束于肺经表热为主者以辛凉平剂银翘散加减；以风热束于肺脏肺气失宣为主者以辛凉轻剂桑菊饮加减。

邪袭肺卫，病偏于风热犯表者，以发热或伴恶风、恶寒为主症，同时鼻塞流涕、喷嚏、咽痒、咽喉肿痛，或有咳嗽者，用银翘散加减。常用金银花、连翘、薄荷、牛蒡子疏风泄热、辛凉清解；淡豆豉、荆芥疏风发散、解郁透邪；淡竹叶、芦根轻清泄热、清热生津；桔梗、甘草轻宣肺气、清热利咽。

病偏于肺热失宣者，以咳嗽、吐痰为主症，兼见发热恶风，咽痒咽痛，或鼻塞流涕者，以桑菊饮加减。常用桑叶、菊花、连翘、薄荷辛凉轻透、疏风泄热；桔梗、杏仁、黛蛤散宣肺利气、止咳化痰；甘草、芦根清热生津。

恶寒重，无汗者，加紫苏叶、防风辛温散邪；高热烦躁者，加贯众、黄芩、栀子、鸭跖草清热泻火；咽喉肿痛者，加土牛膝、马勃、玄参、蒲公英解毒利咽；咳嗽剧烈者，加蜜炙麻黄、前胡、远志、桑白皮泻肺止咳；痰多浓稠者，加浙贝母、海浮石、鱼腥草、瓜蒌皮清化痰热；口渴者，加麦冬、百合、玉竹增液止咳；大便干结者，加杏仁、胖大海、瓜蒌子宣肺通便。

（2）肺热壅盛

证候 壮热，汗出，口渴欲饮，喜凉饮，面红目赤，咳嗽，气喘，痰多、黄稠，大便干，舌质红，苔黄腻，脉滑数。

辨证 本证为风热病邪从卫入气，以壮热、汗出、口渴喜凉饮、咳嗽、气喘、痰多黄稠为特征，舌质红、苔黄腻、脉滑数为痰热内扰、热盛气分的表现。

治法 清泄肺热，化痰平喘。

方药 麻黄杏仁甘草石膏汤加味。常用麻黄辛温宣肺平喘；石膏辛寒清泄肺热；杏仁宣肺降气、止咳平喘；甘草生津止渴，调和诸药；桑叶、桑白皮宣肃肺气、化痰平喘；前胡、浙贝母清宣肺热、清化热痰。

壮热烦渴者，选加金银花、连翘、虎杖、黄芩、知母、金荞麦清热泻肺；痰多黄稠者，加黛蛤散、胆南星、天竺黄清热涤痰；喘促痰壅者，加葶苈子、紫苏子、地龙降气涤痰平喘；痰多腥臭者，加鱼腥草、芦根、桔梗、冬瓜子、蒲公英清化痰热，排脓解毒；痰中带血者，加桃仁、茜草炭、白茅根、虎杖、仙鹤草、马鞭草凉血止血。

（3）肺热腑实

证候 潮热便秘，痰涎壅盛，喘促不宁，舌质红，苔黄腻或黄燥，脉右寸实大，指纹紫滞。

辨证 本证为既有肺经痰热壅阻，又有肠腑热结不通之肺肠同病证。以喘促不宁，潮热便秘，舌苔黄腻或黄燥，右寸脉实大为特征。

治法 宣肺化痰，泄热攻下。

方药 宣白承气汤加减。常用石膏清泄肺胃热邪；杏仁、全瓜蒌宣降肺气，化痰定喘；大黄攻下腑实。腑实得下，则肺热易清；肺气清肃，则腑气易通。

喘促不宁者，加蜜麻黄、桑白皮、葶苈子宣肃肺气，泻肺平喘；痰涎壅盛者，加竹沥、浙贝母、天竺黄清热涤痰；腹胀硬痛者，加枳壳、厚朴、槟榔理气除满；大便干结，唇焦舌燥者，加玄明粉冲服。

（4）肺热移肠

证候 身热，咳嗽，口渴，下利色黄热臭，肛门灼热，腹痛而不硬满，舌质红，舌苔黄，脉数。

辨证 本证为肺热下迫大肠，运化传导失司之证，以身热咳嗽、下利溏便或水样便、色黄臭秽、肛门灼热、舌红苔黄、脉数为特征。热移肠腑，大肠传导失司，输转不利，邪滞肠道，并非腑实固结不通，故腹痛但不硬满。

治法 清肺解热，清肠止利。

方药 葛根黄芩黄连汤加味。常用葛根解肌清热、生津止渴；黄芩、黄连苦寒清热、清肠止利；桔梗开宣肺气、利咽止咳；甘草和中、调和诸药。

身热，咳嗽者，加桑叶、菊花、百部、鱼腥草清肺宣气；腹痛者，加木香、白芍缓急止痛；下利较甚者，加白头翁、马齿苋、地锦草清热止利；呕吐恶心者，可加藿香、姜竹茹、紫苏梗化湿止呕。

（5）阳明热盛

证候 壮热，烦躁，面红目赤，大汗出，渴喜凉饮，食欲不振，舌质红，舌苔黄燥，脉洪数或滑数。

辨证 本证为阳明无形邪热内盛所致，常由太阴肺热传变而来，以壮热、大汗、渴喜凉饮、舌质红、苔黄燥、脉浮洪或滑数为特征。

治法 清泄阳明，清热保津。

方药 白虎汤加味。常用石膏辛寒清泄肺胃热邪、达热出表；知母苦寒而性润、清热养阴、止渴除烦；甘草泻火解毒、调和诸药；粳米养胃扶正。

壮热恶热者，加金银花、连翘、板蓝根清热解毒；面赤烦躁者，加黄连、黄芩清热泻火；口渴引饮者，可加石斛、天花粉、芦根清热生津；兼有背微恶寒，脉洪大而芤者，加党参或人参益气生津。

（6）阳明腑实

证候 发热，烦躁不宁或时有谵语，大便秘结，或纯利恶臭稀水，腹部胀硬疼痛，纳少，舌质红，舌苔黄燥，甚或焦黑起裂纹，脉沉实有力，指纹紫滞。

辨证 本证为阳明邪热与肠道糟粕相结，热伤津液，燥屎内生而成，以身热不退、烦躁不宁甚或时有谵语、大便秘结或纯利恶臭稀水、腹部胀硬疼痛、舌质红、舌苔黄燥甚或焦黑起裂纹、脉沉实有力为特征。

治法 清泄阳明，通腑泄热。

方药 调胃承气汤加味。常用大黄（后下）苦寒，攻下泄热；玄明粉（冲服）咸寒，泄热润燥；虎杖泄热通便；甘草缓和调中。

身热烦躁者，加淡竹叶、栀子、知母、黄连清气泄热；腹胀硬痛者，加厚朴、枳实行气破坚；便干、舌燥者，加玄参、生地黄、麦冬清热生津。

（7）肺热发疹

证候 身热，咳嗽，胸闷，烦躁不宁，夜寐欠安，肌肤红疹，舌红绛，苔薄黄，脉细数，指纹紫。

辨证 此为太阴风热不能从外而解，内窜入营，热扰心营，血络损伤所致，以身热、咳嗽、烦躁不宁、肌肤红疹，舌红绛为特征。

治法 宣肺泄热，凉营透疹。

方药 银翘散去豆豉加生地黄牡丹皮大青叶倍玄参方加减。常用金银花、连翘、薄荷、牛蒡子疏风泄热、宣透外邪；生地黄、牡丹皮、大青叶、玄参清热解毒，凉营透疹。

身热夜甚，夜寐欠安者，加水牛角、竹叶、珍珠母清心凉营；皮疹透发不畅者，加蝉蜕、浮萍散邪透疹；疹色紫红、量多者，加赤芍、丹参、紫草凉血解毒。

（8）邪陷心肝

证候 全身灼热，烦躁不宁，哭闹尖叫，夜寐难卧，甚则神昏谵语，或昏愦不语，或四肢抽搐，或大便秘结，小便短赤，舌紫绛，苔少或苔黄厚，脉细数。

辨证 此为风温重症，由风热化火、闭阻心包所致，以全身灼热、烦躁不宁、哭闹尖叫、夜寐难卧，甚则神昏谵语或昏愦不语，或四肢抽搐为特征。

治法 清心开窍，凉肝息风。

方药 清营汤合羚角钩藤汤加减。常用水牛角、玄参凉营清心；生地黄、麦冬清热养阴；茯神、黄连、知母、淡竹叶清心宁神、透热转气；金银花、连翘解毒透热。

神昏谵语或昏愦不语者，加用安宫牛黄丸清心开窍，大便秘结者，用大黄粉冲水化服安宫牛黄丸导火下泻；四肢抽搐者，加服紫雪清热凉肝息风。

（9）内闭外脱

证候 身热，神识昏愦不语，倦卧，大汗淋漓，气短，面色苍白，四肢厥冷，脉微细欲绝。

辨证　此为风温危重症，身热、神识昏愦不语为邪热闭于心包的特征；气息短促、汗多、脉散大或细数无力为正气外脱的特点；身热骤降、四肢厥冷、脉微细欲绝为心阳虚衰、阳气暴脱之征。

治法　清心开窍，固脱救逆。

方药　安宫牛黄丸合生脉散、参附汤加减。常用安宫牛黄丸清心开窍，清热解毒；津气欲脱者，合用生脉散收敛气津；阳气暴脱者，合用参附汤回阳救逆。

大汗淋漓者，加煅龙骨、煅牡蛎止汗固脱。亦可根据病情选用生脉注射液或参附注射液静脉给药，但需注意两药新生儿、婴幼儿均禁用。

（10）余邪未净，津气耗伤

证候　身无热或低热，咳嗽痰少，神疲乏力，形体消瘦，口干，食欲不振，大便干，小便短少，舌淡红或红，苔薄少津，脉细数。

辨证　风温后期，邪渐退，正受伤，低热不退为余邪未净之征；肺津不足、胃阴耗伤，则咳嗽少痰或痰少而黏，口干纳少、口渴便干、舌干红少苔、脉细。

治法　清解余邪，生津益气。

方药　沙参麦冬汤加减。常用沙参、麦冬、玉竹、天花粉甘寒生津、润养肺胃；扁豆、甘草扶助胃气；桑叶轻清宣透以散余邪。

低热者，加知母、地骨皮清解余热；干咳少痰者，加天冬、百合、川贝母养阴润肺；纳呆者，加炒谷芽、炒麦芽、神曲健胃消食；便干者，加生地黄、瓜蒌子、火麻仁润肠通便。

【其他疗法】

中药成药

（1）板蓝根颗粒：每袋 10g。每服 5～10g，1 日 2～3 次，温开水冲服。用于风热肺卫证。

（2）清宣止咳颗粒：每袋 10g。每服 1～3 岁 5g、4～6 岁 7.5g、7～14 岁 10g。1 日 3 次，温开水冲服。用于风热肺卫证。

（3）麻杏甘石合剂：每支 10mL。每服 5～10mL，1 日 3 次。用于肺热壅盛证。

（4）小儿肺热咳喘口服液：每支 10mL。每服 1 ～ 3 岁 10mL，1 日 3 次；4 ～ 7 岁 10mL，1 日 4 次；8 ～ 12 岁 20mL，1 日 3 次。用于肺热壅盛证。

（5）清开灵注射液：每支 10mL。肌内注射，每次 2mL，1 日 1 ～ 2 次；静脉滴注，每次 10 ～ 20mL，加入 5% 葡萄糖注射液 100mL 中，1 日 1 次。新生儿、婴幼儿禁用。用于邪陷心肝证、内闭外脱证。

（6）安宫牛黄丸（散）：每丸 3g。< 3 岁 1/4 丸、4 ～ 6 岁 1/2 丸，1 日 1 次，温开水化开送服。用于邪陷心肝证、内闭外脱证。

【防护康复】

1. 预防

（1）在本病流行期间，少去或不去公共场所。

（2）依照儿童保健要求，按时接种麻腮风、百白破、脊髓灰质炎等各种疫苗。

（3）对各种急性呼吸道传染病的患儿，分别按照各病的要求做好隔离和消毒工作。

（4）加强锻炼，增强体质。多做室外活动。当季节变换，尤其是气温骤变时注意增减衣服。

2. 护理

（1）保持居室或病室的空气流通及适宜的温度、湿度。

（2）饮食清淡、易消化，多饮水。

（3）保持口腔、皮肤的清洁卫生。

（4）注意对高热、剧烈咳喘和痰多等患儿的特殊护理，并注意病情观察，避免和预防并发症的发生。

3. 康复

（1）注意避免外邪侵袭，防止复感外邪。

（2）逐步增加饮食营养和摄入量，以利康复。

（3）适当休息，避免大运动量，静养数日以期痊愈。

【审思心得】

1. 循经论理

风温之名，首见于《伤寒论·辨太阳病脉证并治上》："太阳病，发热而渴，不恶寒者，为温病；若发汗已，身灼热者，名风温。"其所指为热病误汗后的坏证。宋代庞安时在《伤寒总病论·卷五·伤寒感异气成温病坏候并痊证》中述："病人素伤于风，因复伤于热，风热相搏，则发风温。四肢不收，头痛身热，常自汗出不解，治在少阴、厥阴（少阴火、厥阴木）。不可发汗，汗出则谵语，内烦扰不得卧，善惊，目光无精。"论述本病的病因及证治。至清代叶桂在《三时伏气外感篇》中明确提出："风温者，春月受风，其气已温。"及《温热论》中第一条指明："温邪上受，首先犯肺，逆传心包。"明确了风温是感受时令之邪所致的新感温病，并阐明了风热病邪，从口鼻而入，首犯肺系，甚者逆传心包的病因病机特点、传变趋向。

其后，陈平伯著有关于风温的专著，《陈平伯外感温病篇》十二条对本病病因病机、辨证论治有全面阐述。如首述风温病提纲："风温为病，春月与冬季居多，或恶风，或不恶风，必身热咳嗽烦渴。此风温证之提纲也。"次述风温卫、气、营、血各阶段辨证论治方案。如卫分证治："风温证，身热恶风，头痛咳嗽，口渴，脉浮数，舌苔白者，邪在表也，当用薄荷、前胡、杏仁、桔梗、桑叶、川贝之属，凉解表邪。"邪在气分证治："风温证，身热咳嗽，自汗口渴，烦闷脉数，舌苔微黄者，热在肺胃也，当用川贝、牛蒡、桑皮、连翘、橘皮、竹叶之属，凉泄里热。""风温证，身热自汗，面赤神迷，身重难转侧，多眠睡，鼻鼾，语难出，脉数者，温邪内逼阳明，精液劫夺，神机不运，用石膏、知母、麦冬、半夏、竹叶、甘草之属，泄热救阴。""风温证，身热咳嗽，口渴下利，谵语，胸痞，苔黄，脉数者，此温邪由肺胃下注大肠，当用黄芩、桔梗、煨葛、豆卷、甘草、橘皮之属，以升泄温邪。"邪在气营证治："风温证，身大热，口大渴，目赤唇肿，气粗烦躁，舌绛，齿板，痰咳，甚至神昏谵语，下利黄水者，风温热毒深入阳明营分，最为危候，用犀角、连翘、葛根、玄参、赤芍、丹皮、麦冬、紫草、川贝、人中黄，解毒提斑，间有生者。"风温动风证治："风温证，身热咳嗽，口渴神迷，手足瘈疭，状若惊痫，脉弦数者，此热劫津液，金囚木旺，当用羚羊角、川贝、青蒿、连翘、知母、麦冬、钩藤之属，以息风清热。"风温痰热蒙蔽心窍证治："风温证，热渴烦闷，昏愦不知人，不语如尸厥，脉数者，此热邪内蕴，走窜心包络，当用犀角、连翘、焦远志、鲜石菖蒲、麦冬、川贝、牛黄、至宝之属，泄热通络。"此外，清代一些著名医家如吴瑭、章虚谷、吴坤安、王士雄等都对风温的因、证、脉、治做了阐述和补充，值得学习。

2. 证治有道

本病属温热类新感温病，以手太阴肺为病变中心，或由肺传及相关脏腑，大多按照卫气营血传变，少数病例可由肺卫逆传心包。因风为阳邪，热亦为阳，风与热合，两阳为患，病变中易化燥伤阴，后期多为肺胃阴伤。初起邪犯肺卫，肺卫失宣，以发热恶寒为主，伴口微渴，或咳嗽，吐痰，舌边尖红，苔薄黄，脉浮数。经治如正气抗邪，邪气外泄，疾病向愈；若正不胜邪，邪热便从卫入气，正邪剧争，病位如在肺，则肺热壅盛，可见发热，咳嗽，气喘，口渴，汗出，舌红苔黄，脉数；病位如在胃，则身热，口渴，汗出，脉洪数；病位如在肠，则身热，便秘或下利，腹痛，脉沉实有力。气分为正盛邪实阶段，正气未明显亏虚，因而若治疗及时，其可逆性较强，疾病容易治愈。营血分证为脏腑实质受损阶段，正气亏虚，抗邪力弱，病情较重，可逆性差。因此，气分阶段经治之后多数痊愈。若感邪较甚，或失治、误治等，邪热从气入营甚则入血。入营则营阴受损，扰神窜络，表现身热夜甚，口干而不甚渴饮，心神不安，夜甚无寐，或斑疹隐隐，舌绛，苔少，脉细数。入血则动血耗血，热瘀互结，易见身灼热，神昏谵语，昏狂昏愦，可见吐血、咯血、衄血、便血、溺血、肌衄、舌紫绛、脉数等。疾病以肺系为病变中心，肺胃为主要病位，病变中主要是在卫分、气分，少数传入营血。如果病变从卫入气，由气入营血，或邪从太阴渐传阳明，相对而言为顺传，若是邪热从卫直接传入营分则称为逆传。

风温初起治疗原则，应遵循叶桂的"在卫汗之可也"，常用银翘散或桑菊饮加减。前者重于辛凉散邪，疏风泄热，以发热恶寒、无汗少汗、咽痒咽痛为主症，病位偏于肺卫受邪者适宜；后者重于清宣肺热，辛凉轻透，病位偏于肺脏受邪者适用。若肺系全面受邪，发热恶寒、无汗或少汗、咳嗽吐痰、咽痒咽痛、舌边尖红、舌苔薄黄、脉象浮数者，则银翘散和桑菊饮可合方加减运用。

风温气分证病位常在太阴、阳明。风热病邪侵犯气分，首先犯肺，正邪剧争，肺热壅盛，可见壮热、汗出、口渴喜凉饮、咳嗽、气喘、痰多黄稠、大便干、舌质红、苔黄腻、脉滑数。治宜清泄肺热，化痰平喘。因本证热盛痰多，肺气郁阻甚至郁闭，进而气郁血瘀，故应加强清热化痰、开肺活血，加重使用桑白皮、炙麻黄、杏仁、前胡、葶苈子、石膏、虎杖、黄芩、马鞭草、丹参等。

肺与大肠相表里，肺热壅盛之时，既可以灼伤肠道津液出现肠腑热结，也可以热邪蒸迫肠道津液使得肠热下利。肠腑热结者见潮热便秘、痰涎壅盛、喘促不宁、舌质红、苔黄腻或黄滑、脉右寸实大、指纹紫滞等，治宜宣肺化痰，泄热攻下，用宣白承气汤加减。其中石膏清泄肺胃热邪；杏仁、瓜蒌皮宣降肺气、化痰定喘；大黄攻下腑实。全方通腑泄热力量较强，若体弱或低龄婴儿者慎用。而咳喘甚者需加炙麻黄、桑叶、桑白皮、前胡等止咳平喘。肠热下利者见身热、咳嗽、口渴、下利色黄热臭、肛门灼热、腹痛而不硬满、舌红、苔黄、脉数，治宜苦寒清热止利，用葛根黄芩黄连汤加味。

风热病邪，首犯太阴，若邪热太甚。可内窜营阴，损伤血络，则肺热发疹，现肌肤红疹，麻疹、风疹、奶麻等病变也常可出现此证。治宜宣肺泄热，凉营透疹。用银翘散去豆豉加生地丹皮大青叶倍玄参方加减治疗。常用金银花、连翘、薄荷、牛蒡子疏风泄热、宣透外邪；生地黄、牡丹皮、大青叶、玄参清热解毒、凉营透疹。疹色紫红、量多者，加赤芍、丹参、虎杖、紫草凉血解毒。忌用辛温走窜之品，如胡荽、香椿等。

风热病邪致病虽然以肺胃病变为多，主要是卫、气阶段改变，但因风主动，冬春季节风令为甚，外风容易引动内风，并且，风善行而数变，小儿心神怯弱、肝气未盛，因此，本病需防逆传心包和肝风内动的发生，如在冬春季节遇有剧烈的气候变化，或低龄体弱儿，或反复呼吸道感染者，或平素形体痰湿蓄积或胃肠积热者，或患有慢性心系、肺系、肾系等疾患者尤应注意疾病的转化、传变，预防逆证和闭窍动风的发生。如有发生便相应而治，或必要时给予中西医结合治疗。

风温属于阳热病邪为病，易于耗气伤阴，后期常见肺胃津伤、气阴不足的改变，或兼有余邪未净，表现低热、咳嗽痰少、神疲乏力、口干、食欲不振、大便干、小便短少等。临床常见患儿发热或咳喘之后，病情好转，热退咳减，但时常咳久不断，或痰浊不尽，或食欲不佳，或汗出、排便异常等。治以益气养阴生津，以沙参麦冬汤为主方。因本方祛邪药较少，仅桑叶一味，须根据残留症状的情况增加相应用药，以求邪净正复。如咳久不断者，酌加蜜麻黄、桑白皮、地骨皮、百部、桔梗、丹参、虎杖等；气阴受伤明显者，酌加天冬、薏苡仁、西洋参、太子参、生晒参等；咳痰不尽者，加紫苏子、半夏、莱菔子、橘红等；食欲不佳者，加陈皮、党参、茯苓、焦山楂、焦六神曲、炒麦芽等；汗多者加煅牡蛎、浮小麦、碧桃干、麻黄根等。

第二章

湿温

【概述】

湿温是感受湿热病邪引起，以身热不扬，恶寒，恶心呕吐，倦怠食少，腹胀，便溏，或有黄疸等为临床特征的一类急性外感热病。具有发病缓、传变慢、病程相对较长的特点。因脾恶湿，小儿脾肺常虚，故本病在儿科常见。各年龄的儿童均可发病，一年四季均有发生，尤以夏秋两季多见。

【病因病机】

本病的外因为湿热病邪，内因为脾胃虚弱。病变以中焦脾胃为中心。湿与热合，初起热被湿掩，湿重于热，阻遏卫气。因感邪的特性、患儿体质及治疗等因素影响，病变过程中，常常形成湿重于热、湿热并重，或热重于湿的不同病理变化。湿与热邪，一阴一阳，性质相左，相互阻遏，阳气怫郁，湿渐化热，病变过程中常易形成湿热并重，困阻中焦；并因湿热具有弥散、流连之性，可见湿热弥漫三焦，或蒙蔽心包，湿热蕴毒，或留蓄下焦等病理改变。后期大多邪热渐退而正气受伤，常见湿热未净，脾胃未醒。若素体阳虚，或治疗上过用寒凉等，病变过程中也可以导致湿邪伤阳，邪从寒化，湿盛则阳微，转为脾肾阳虚证。

1. 湿热浸淫

湿为阴邪，热为阳邪，湿与热合，一阴一阳，胶着难解。小儿脾常不足，湿邪最易困脾，若脾胃虚弱之体，更易因运化失司，湿从内生，且易被外湿侵袭，内外合邪，困遏脾胃。病变以中焦脾胃为中心。

2. 湿遏卫气

初起湿热侵袭卫气，热被湿掩，湿重于热，常见身热不扬、微恶风；湿为阴邪，最遏阳气，故胸阳不展而胸闷，清阳不升而头晕、乏力；湿困脾胃，脾气失展，运化无力，升降失常，故见食欲不振、恶心欲吐、大便溏烂、小便短少等症。

3. 湿热弥漫

病变中湿热阻气，湿渐化热，出现湿热困阻中焦的改变，热邪伤津、湿邪阻气，两者相合，故见身热、汗出而热不退、口渴而不甚欲饮、恶心呕吐、大便溏烂臭秽、小便短赤、舌红苔黄腻等。湿热病邪具有弥散之性，甚者湿热上犯，蒙蔽心包，出现神识昏蒙，时有谵语等；也可湿热蓄积下焦，气化不利，则小便不利或尿频、尿急、尿痛，或尿少难解，或下肢浮肿，小腹胀痛，腰痛等。甚或湿热弥漫上、中、下三焦，三焦湿热困阻之症并见。

4. 湿热蕴毒

湿热中阻，缠绵难愈，日久蕴结难散，渐而化毒，则现咽喉肿痛、口舌生疮、皮肤疮疡肿痛，或黄疸显露等症。

5. 伤阴伤阳

湿热阻遏，日久难开，郁极化火化燥，渐至热重于湿，阴液受伤，出现高热、烦躁、呕吐，或黄疸，甚或神昏谵语、四肢抽搐，或便血不止、气随血脱等。若逢阳虚体质，或感邪湿多热少，或过用寒凉治疗，且湿为阴邪，湿盛阳微，病变过程中也可见到湿热从寒而化，阳气衰微的演变，可见身冷汗泄、形寒身疲、心悸头晕、面浮肢肿等。后期常见余邪未净，脾困未解，如低热不退、倦怠乏力、脘腹闷胀、食欲不振、大便溏薄等。

【临床诊断】

1. 诊断要点

（1）好发于夏秋季节，四季均可发生。

（2）初起身热不扬，微恶风，乏力，食欲不振，恶心欲吐，口干不欲饮，或咽痛、溃烂有脓。病程中可见呕吐，腹胀痛，黄疸，口舌、皮肤生疮、流脓，尿频、尿急、尿痛，甚或神昏谵语、四肢抽搐等症。

（3）传变较慢，病情缠绵，病程以湿热留恋气分阶段时间较长。

（4）病程中可见白痦的特殊体征。后期除可因湿热化燥而伤阴，也可见"湿盛而阳微"的证候表现。

2. 鉴别诊断

本病应与伤寒鉴别：伤寒初起风寒邪气直犯足太阳膀胱经，以发热恶寒，头身痛，无汗出，身形拘急，口不渴，舌淡红，苔薄白，脉浮紧为主，常常按太阳病、少阳病、阳明病及三阴经病证传变而表现相应的病变。

【辨证论治】

1. 辨证要点

（1）辨病程阶段：湿与热合，初起热被湿掩，故多为湿遏卫气，可见恶寒、身热不扬、身重、脘痞、胸闷、苔腻、脉缓等症。发展至中期气分阶段，湿热阻遏时间较长，以脾胃湿热为主，可见身热不扬、脘痞腹胀、恶心呕吐、大便溏烂、小便短少、舌质红、苔白腻或黄腻、脉濡数或滑数等症，甚者可湿热弥漫三焦及其他脏腑，见身热、烦躁、头晕、咽喉肿痛或口舌生疮、胸闷、汗出、口苦口干，或有黄疸、大便溏烂臭秽、小便短赤、舌红绛、苔黄腻、脉滑数。湿温后期可有湿热化燥，深入营血而见大便下血；或湿从寒化而见脘痞便溏、身冷汗泄等症。恢复期可因余邪未尽，脾胃未醒，见低热、倦怠、腹胀、脘中微闷、知饥不食、大便溏烂等症。

（2）辨病位三焦：湿热邪气致病易于弥散，病位广泛，常可侵袭上焦、中焦、下焦及所属脏腑经络。湿热偏上焦肺卫，多见恶寒发热、头重、胸闷、咽肿、耳聋等；湿热蒙蔽心包，轻则神志淡漠，重则神识昏蒙等。若湿热阻于中焦胃脘，多见胃脘痞满、恶心呕吐、苔白腻或黄腻；偏于在中焦脾胃者，可见知饥不食、大便溏薄；湿热熏蒸肝胆者，可见身目发黄、胁肋胀满等。若湿热阻于下焦膀胱，则见小便不利、尿频尿急甚或尿闭；湿热阻滞肠腑则见大便不爽、腹满、下利黏垢等。

（3）辨湿热轻重：辨别湿热轻重程度是本病的辨证关键。湿温病在卫、气分阶段有湿重于热、热重于湿、湿热并重的不同。临证还应结合患儿体质及病程阶段进行分析：脾虚者多湿重；胃热者多热重。湿重于热者，常见身热不扬、胸闷脘痞、恶心呕吐、大便溏烂、小便短少、舌淡红、苔白腻、脉濡软；热重于湿者，常见身热、心烦、汗多、口苦、小便短赤、舌质红、苔黄腻、脉滑数；湿热并重者，常见身热、汗出而热不退、心烦胸闷、腹胀呕恶、口干而不欲饮、大便溏烂臭秽、小便短赤、舌质红、苔黄腻或黄厚腻、脉滑数。

（4）辨病情转化：湿热病邪为一阴一阳的相左邪气，热可伤阴、湿可伤阳，随所感病邪、体质及治疗等不同，病情的转化有别。若感邪为热盛湿轻的，或体质偏阳热者，病情易从热化，湿热郁阻，化燥伤阴，甚者燥热灼伤肠络，大便下血，气随血脱，由实转虚；若感邪湿盛热轻，或逢阳虚体质者，病情易从寒化，湿盛阳微，脾肾阳虚，见身冷神疲、汗泄不止、四肢厥冷、面色苍白、全身浮肿、脉微弱等症。

2. 治疗原则

本病的治疗原则为祛湿清热。治湿，在上焦者宜芳化、在中焦者宜苦燥、在下焦者宜淡渗。湿重于热者，化湿为主，少佐清热；湿热并重者，化湿与清热并重，辛开苦降；热重于湿者，清热为主，少佐化湿。初期湿遏卫气者，治以芳化为主，少佐清热；中期湿热并重，困阻中焦者，治以苦寒清热燥湿，清热与化湿并举；下焦湿热者，治以淡渗利湿、清利下焦；湿热弥漫三焦者，辛温芳化与苦寒清热燥湿及甘淡寒清热利湿并用，通利三焦湿热；后期余邪未净，脾胃未醒者，治以清解余邪，健脾醒胃。若化燥伤阴，热伤肠络，下血较多，气随血脱者，治以益气摄血；湿盛阳微，脾肾阳虚者，温阳益气，补益脾肾。

3. 证治分类

（1）湿遏卫气

证候 身热不扬，微恶风，乏力，食欲不振，恶心欲吐，口干不欲饮，或咽痛、溃烂有脓，口角流涎，大便溏烂，小便短少，舌淡红，苔薄腻或滑腻，脉濡数。

辨证 本证为湿温初起，热被湿掩，以身热不扬、微恶风寒、食欲不振、恶心欲吐、口角流涎、大便溏烂、小便短少、舌淡红、苔薄腻或滑腻、脉濡为特征。因湿为阴邪，本证湿重于热，其身热不扬、微恶风寒、口渴、舌红等症不明显，易诊为伤寒或虚寒，但伤寒者、恶寒重、头身痛、骨节酸痛或身形拘急较明显；虚寒者神疲乏力、畏寒肢冷、舌淡脉弱等明显，均与本证表现不同。

治法 宣气化湿，辛凉透散。

方药 藿朴夏苓汤或三仁汤加减。常用藿香、淡豆豉芳香化湿、宣阳解郁；杏仁、蔻仁宣气化湿；半夏、厚朴苦温燥湿；薏苡仁、猪苓、茯苓、泽泻清热利湿。

身热甚者，加金银花、栀子、金荞麦清散热邪；呕吐者，加紫苏梗、竹茹、旋覆花化湿止呕；咽痛或溃烂者，加桔梗、连翘、射干清热利咽。

（2）湿热中阻

证候 身热，汗出而热不退，胸闷脘痞，口渴不甚欲饮，食少，恶心呕吐，大便溏烂、色黄、臭秽，小便短赤，舌质红，苔黄腻，脉滑数。

辨证　本证湿热并重，阻滞中焦所致，以身热汗出、胸闷脘痞、食少、恶心呕吐、大便溏烂、小便短少、舌红苔黄腻、脉滑数为特征，即热相关证候（如身热、汗出、口渴、舌红苔黄、脉数）与湿相关证候（如汗出而热不退、不甚渴饮、恶心呕吐、大便溏烂、苔腻脉滑）并见。

治法　辛开苦降，燥湿清热。

方药　王氏连朴饮加减。常用石菖蒲、淡豆豉芳香化湿；半夏、厚朴苦温燥湿；黄连、栀子苦寒泻火、清热燥湿；芦根宣气化湿、清热生津。

高热者，加黄芩、石膏、知母清气泄热；呕吐甚者，加姜汁、竹茹、旋覆花、代赭石散湿降逆止呕；腹胀明显者，加大腹皮、枳实行气除胀；大便溏烂臭秽者，加槟榔、莱菔子、焦山楂燥湿理气、消积导滞。

（3）湿热化毒

证候　发热，咽痛咽肿，痰多，胸闷脘痞，食少，口渴欲饮，口苦，口舌生疮，或皮肤疮疡、痒痛，或见黄疸，大便秘结，小便短赤，舌红绛，苔黄厚或黄燥，脉弦数，指纹紫滞。

辨证　本证为湿热蕴结化毒的改变，以发热、痰多、胸闷脘痞、口干口苦、咽痛咽肿、口舌生疮、或皮肤疮疡痒痛，或黄疸，舌红绛，苔黄厚或黄燥为特征。

治法　清热化湿，解毒化瘀。

方药　甘露消毒丹加减。常用茵陈、石菖蒲、藿香、白豆蔻芳香化湿；薄荷、连翘、黄芩清热透邪；滑石、木通清热利湿；川贝母、射干化痰利咽，解毒散结。

发热甚者，加贯众、蚤休透热解毒；咽喉肿痛严重者，加玄参、马勃、蒲公英解毒消肿；口舌生疮者，加野菊花、淡竹叶、栀子清热泻火；皮肤疮疡者，加徐长卿、蒲公英、紫花地丁、白鲜皮清热燥湿、解毒消疮；大便干结者，加杏仁、瓜蒌子、虎杖宣肺通畅；身目发黄者，加栀子、黄柏、大黄（后下）清热利湿退黄。

（4）湿热蒙心

证候　身热不退，午后尤甚，烦躁不宁，口角流涎，或喉间痰鸣，汗出，神识昏蒙，时清时昧，或时有谵语，甚或抽搐，舌质绛，舌苔垢腻，脉滑数，指纹紫滞。

辨证　此证为湿热酿痰，蒙蔽心包的改变，以神识昏蒙、时清时昧或时有谵语等、身热不退午后尤甚、烦躁不宁、口角流涎或喉间痰鸣、舌质绛、舌苔垢腻为特征。

治法 清热化湿，豁痰开窍。

方药 菖蒲郁金汤加减，或加用至宝丹。常用石菖蒲、郁金、竹沥、紫金锭化湿豁痰；栀子、连翘、牡丹皮、竹叶清利湿热；木通、灯心草清心利湿。

午后热甚者，加淡豆豉、僵蚕、芦根清解郁热；痰多色黄者，加黄芩、鱼腥草、浙贝母清化热痰；谵语舌绛者，加玄参、水牛角、麦冬清心凉营；痰热盛，神志昏迷者用至宝丹清心辟秽、化痰开窍。

（5）湿热下蓄

证候 发热恶寒，烦躁不安，口渴不欲饮或少饮，腹胀不欲食，小腹胀痛，腰痛，小便不利或尿频、尿急、尿痛，或尿少不下，或下肢浮肿，舌质红，苔黄腻，脉滑数。

辨证 此证为湿热蓄积下焦所致，以小腹胀痛、腰痛、小便不利，或尿频、尿急、尿痛，或尿少不下，或下肢浮肿、舌红苔黄腻、脉滑数为特征。

治法 清利下焦，清化湿热。

方药 八正散加减。常用车前子、瞿麦、萹蓄、木通、滑石清利下焦湿热；栀子清泻三焦火热；大黄清热利湿；甘草益气和中。

腹胀不食者，加大腹皮、槟榔、陈皮、莱菔子行气消食；小腹胀痛者，加小茴香、木香、延胡索行气止痛；尿少不下者，加茜草、马鞭草、白茅根活血利尿；下肢浮肿者，可加萆薢、猪苓、大腹皮、泽泻利湿消肿。

（6）热重于湿

证候 身热汗出，面赤气粗，烦躁不宁，夜寐欠安，口渴欲饮，脘痞腹痛，大便秘结，舌质红，苔黄腻，脉滑数。

辨证 本证为湿热化燥所致，以身热汗出、面赤气粗、烦躁不宁、夜寐欠安、口渴欲饮、大便秘结、舌红苔黄、脉数为热证特征，可兼见少数脘痞、苔腻、脉滑的湿证特征。

治法 清泄气热，佐以化湿。

方药 白虎加苍术汤加减。常用石膏、知母、竹叶清泄气热；粳米、甘草、芦根和胃生津；苍术运脾燥湿。

热郁化火者，加淡豆豉、黄芩、栀子轻宣郁热；脘痞腹痛者，加枳实、大腹皮、陈皮行气消痞；大便秘结者，加莱菔子、枳实、大黄（后下）通腑泄热；湿盛呕恶者，加藿香、紫苏梗、旋覆花、姜汁化湿止呕。

（7）余邪未净，脾胃未醒

证候 低热不退或无热，倦怠乏力，脘腹闷胀，食欲不振，大便溏薄，小便短少，舌淡红，苔腻，脉濡软等。

辨证 此证为湿温后期，余邪未净，脾胃未醒所致，以脘腹闷胀，大便溏薄，小便短少，舌淡红，苔腻，脉濡软为特征。

治法 清化余邪，健脾醒胃。

方药 薛氏五叶芦根汤合健脾丸加减。常用藿香叶、佩兰叶、鲜荷叶芳香化湿，健脾舒胃；薄荷叶、枇杷叶清透余邪；党参或人参、白术健脾益气；芦根、麦芽、山楂生津消食醒胃。

【其他疗法】

1. 中药成药

（1）藿香正气口服液：每支 10mL。每服 3～5mL，1 日 2 次。用于湿遏卫气证。

（2）至宝丹：每丸 3g。每服 1～1.5g，1 日 1 次。用于湿热蒙蔽心包证。

（3）健脾丸：每瓶 200 粒。每服 3～5 粒，1 日 2～3 次。用于余邪未净，脾胃未醒证。

2. 针刺疗法

呕吐者：取中脘、足三里、内关，或加胃俞、公孙，用泻法，1 日 1～2 次。腹胀痛者：取足三里、上脘、中脘、下脘，或加胆俞、三焦俞，用强刺激，1 日 1～2 次。大便溏烂者：取合谷、少商、水分，用泻法，1 日 1 次。

【防护康复】

1. 预防

（1）合理喂养，加强锻炼，增强体质。

（2）不挑食、不偏食，不进食生冷和香燥、油腻食品，养成良好的饮食习惯和排便习惯。

（3）在本病流行期间，注意预防外感，加强食品卫生，避免在沟河玩水或洗澡。

2. 护理

（1）搞好环境卫生，保持居室或病室的空气流通及适宜的温度、湿度。

（2）患儿应注意休息，不做剧烈运动和较强的体力劳动。

3. 康复

（1）饮食宜清淡，逐渐增量和增加营养食物，以防食复。

（2）适当休息，避免过累，以防劳复。

【审思心得】

1. 循经论理

湿温病名首见于《难经·五十八难》："伤寒有五：有中风，有伤寒，有湿温，有热病，有温病。"此湿温者归属于广义伤寒。《伤寒杂病论》中虽无湿温的专门论述，但其泻心汤法为治疗湿温病湿热并重证的辛开苦降法打下了基础。

晋代王叔和《脉经·病不可发汗证第一》说："伤寒湿温，其人常伤于湿，因而中暍，湿热相薄，则发湿温，病苦两胫骨逆冷，腹满叉胸，头目痛，苦妄言，治在足太阴，不可发汗，汗出必不能言，耳聋、不知痛所在，身青、面色变，名曰重暍，如此者，死。医杀之也。"论述病因病机为"常伤于湿，因而中暍，湿热相薄，则发湿温。"实属暑温夹湿；症状为"两胫逆冷，腹满叉胸，头目痛，若妄言。"治则为"治在足太阴，不可发汗。"误治变证："汗出必不能言，耳聋、不知痛所在，身青，面色变，名曰重暍，如此者，死。"吴瑭论述湿温初起治法三禁中的禁汗与此相近。

宋代朱肱《类证活人书·卷第十八》提出白虎加苍术汤治疗"湿温多汗"，为治疗湿温热重于湿者，沿用至今。金元时期刘河间在《素问病机气宜保命集·病机论》中指出："治湿之法，不利小便，非其治也。"并以六一散开清热利湿法之先河。

清代叶桂《温热论》虽未明确将温病区分温热类、湿热类论述，但在其文中已明确湿热类温病的治疗原则及区分开泄法与苦泄法的不同运用。其在《温热论》第2条中论述："在表初用辛凉轻剂，夹风则加入薄荷、牛蒡之属；夹湿加芦根、滑石之流。或透风于热外，或渗湿于热下，不与热相搏，势必孤也。"此为治疗湿热的原则。第11条中再论："再人之体，脘在腹上，其地位处于中，按之痛，或自痛，或痞胀，当用苦泄，以其入腹近也。必验之于舌：或黄或浊，可与小陷胸汤或泻心汤，随症治之；或白不燥，或黄白相兼，或灰白不渴，慎不可乱投苦泄。其中有外邪未解，里先结者，或邪郁未伸，或素属中冷者，虽有脘中痞闷，宜从开泄，宣通气滞，以达归于肺，如近俗之杏、蔻、橘、桔等，是轻苦微辛，具流动之品可耳。"阐明开泄法用于湿邪阻遏之痞证，而苦泄法用于湿热困阻，或偏于痰热结滞之痞者。第9条专论湿邪及湿热致病的特点和治疗原则及调护方法。《临证指南医案》中述及湿温阻肺案、湿热秽气阻窍案、湿热伤胃津案、湿温邪入心包案、湿热内陷案、湿邪弥漫三焦案、肝胃湿热案、湿热入经络为痹案等，可供参考。

清代薛雪著《湿热病篇》46条，是全面论述外感湿热病发生发展规律和辨证治疗的专著，主要论述湿温病过程中邪在上焦、中焦、下焦及后期化热伤阴、余邪留滞的各种证治，提出湿热病的病机中心为中焦脾胃和阳明太阴二经，治疗以三焦分治为主，并出具各种湿重于热、湿热并重、热重于湿证候的辨证论治方案，对后世辨治湿热病产生重要影响。

清代吴瑭著《温病条辨》，明确区分温热类、湿热类温病，创立三焦辨证方法，常用于湿热类温病的辨证论治，其在上、中、下焦病中均单列湿温病的辨证论治，在中焦篇中论述较多的湿温及湿热性质杂病的辨证论治方案，并创制三仁汤、三石汤、五加减正气散等治疗湿温的名方，有效地指导了临床运用。

2. 证治有道

湿温病因湿、热阴阳相左，症状复杂，病邪缠绵难愈，病程较长，病位较广，三焦弥漫。初起主要病机为热被湿掩，易致假象，因热象不显容易误以为伤寒或阴虚。病变过程中主要病机为湿热胶结，热蒸湿动。经治，或在感邪、体质、治疗、调护等因素影响下，病变中及后期转化，最易见到湿重于热、湿热并重、热重于湿的不同病机病理改变。

治疗湿热首先应弄清湿热病邪的由来。湿为阴邪，最遏阳气，与热相合，结为一体，因湿邪的氤氲、弥散、流连之性，而致病之初期，热被湿掩，热象轻微，如见身热不扬，或伴恶风寒，头重如裹，身重肢倦，胸闷脘痞，苔腻脉濡。治以芳香化湿为主，少佐清热，用藿朴夏苓汤或三仁汤治疗，两方共用杏仁、蔻仁、薏苡仁，起到宣上、畅中、渗下湿邪的作用，以及半夏、厚朴苦温燥化中焦湿邪，而前者再用藿香、淡豆豉芳化湿邪，透邪外出，以增宣表化湿之力，并用猪苓、茯苓、泽泻淡渗利湿；后者并无藿香、淡豆豉的芳化透邪之品，却增滑石、通草、淡竹叶的甘淡寒清热利湿之药。因此，藿朴夏苓汤侧重于透散湿邪，用于病位偏卫湿邪较甚者；三仁汤侧重清热利湿，用于病位偏气、湿中蕴热较甚者。如《温病条辨·湿温、寒湿》所述："头痛恶寒，身重疼痛，舌白不渴，脉弦细而濡，面色淡黄，胸闷不饥，午后身热，状若阴虚，病难速已，名曰湿温。汗之则神昏耳聋，甚则目瞑不欲言，下之则洞泄，润之则病深不解，长夏深秋冬日同法，三仁汤主之。"在此，吴氏更对湿温初起治疗提出三禁，即禁汗、禁下、禁润。因热被湿掩，虽热象不显，但并非伤寒，故不宜用辛温发汗，所谓禁汗。因湿邪困阻，阳气郁阻，清阳不升，浊阴不降，清浊混杂，阻滞脘中而现胸闷脘痞，非热与燥屎相结的腑实之证，故不宜用苦寒攻下法，所谓禁下。因热被湿掩而现的午后身热，状若阴虚，并非真正的热盛伤阴，阴虚阳亢，故不宜用滋阴养液法，所谓禁润。因小儿为稚阴稚阳之体，如误用汗法，损耗气阴，正气更虚，湿热为患更难治愈。小儿脾肺常虚，湿热侵袭者，若误用攻下，直损阳气，脾阳虚弱，病情更加缠绵难愈，这不止在湿温初起应该注意，即便是病变过程中也需重视，时时顾护脾阳，酌加健脾醒胃药，如党参、扁豆、茯苓、白术、陈皮、木瓜、山楂、麦芽等，这也是增进正气抗邪，健脾除湿的治疗方法。

小儿罹患湿温，以湿热困阻中焦脾胃为病变中心，又极易兼夹积滞。积滞有形，阻碍中焦气机的运化转输，湿热与积滞互相阻郁，病邪愈深，病愈难治。因此，在治疗湿温中也常常配合使用消积导滞法，如用枳实、厚朴、山楂、六神曲、莱菔子、鸡矢藤、槟榔、麦芽等，积滞日久化热者，更可合用枳实导滞汤加减治疗。

湿热病邪，有形可见，阻气碍血尤为明显，临证常见湿热兼夹瘀滞者。如在湿温中兼见面色、舌色晦暗，口咽或皮肤疱疹、斑疹舌暗、紫斑，或有黄疸，舌上瘀点、瘀斑者。治疗上当区分湿重于热兼夹瘀血，或湿热并重兼夹瘀血及热重于湿兼夹瘀血，分别而治。治疗湿重于热兼夹瘀血时，化湿为主，少佐清热，彻底祛散湿邪是预防和治疗瘀血产生的前提，即在运用辛香芳化上焦湿邪、苦温燥化中焦湿邪和甘淡渗利下焦湿邪的同时，加强运用风药散湿和宣肺理气药等，以化湿与散邪、行气兼顾，防止和减少瘀血的产生。风药如荆芥、防风、羌活、独活、紫苏叶、白芷、升麻、柴胡、桑叶、葛根等；既可胜湿，又能宣郁、行气。宣肺理气，具"气化则湿亦化"之效，如杏仁、瓜蒌、桔梗、前胡、浙贝母、旋覆花、紫苏子、白芥子等。另外，薄荷、荷叶、郁金、青蒿、淡豆豉等轻清宣气、行气散湿之品亦可使用。湿盛日久不散者，可加用四逆散、柴胡疏肝散，或选用青皮、陈皮、香附、木香、佛手、川楝子、延胡索、玫瑰花、素馨花、丝瓜络等理气胜湿药。瘀象渐现则加用活血化瘀药，可选用平性或温性及少量寒性活血药，如路路通、桃仁、红花、苏木、蒲黄、五灵脂、三七、川芎、丹参、牡丹皮、泽兰、刘寄奴等。湿热并重兼夹瘀血的治疗，更应注意行气解郁，调气和血。在用辛苦温合苦寒清热燥湿之时，可加杏仁、桔梗、香附、陈皮等理气散滞。瘀血渐现者，加用姜黄、郁金、丹参、川芎、蒲黄、五灵脂等活血化瘀。或以甘露消毒丹、三仁汤等治疗时酌加瓜蒌、竹茹、浙贝母、柴胡、郁金、丝瓜络等宣肺理气、化痰通络、行气解郁之品，甚则加路路通、琥珀、茜草、赤芍、虎杖、白茅根、马鞭草、赤小豆等凉血化瘀之品。若见全身黄染，反复不愈，色由橘黄渐变晦暗，或有胸腹包块者，则加重运用赤芍、琥珀、丹参、牡丹皮、姜黄、鳖甲、半枝莲、茜草，甚至水蛭、土鳖虫等。若伴心悸胸痛明显，脉结代者，加用檀香、薤白、毛冬青、延胡索、五灵脂、三七、没药等。若见肢体肿胀难消、色暗红、刺痛者，加重运用行气活络、散瘀除痹之品，如丝瓜络、路路通、两面针、络石藤、海桐皮、地龙、穿山龙、虎杖、丹参、穿山甲、乳香、没药等。或伴月经血块多或崩漏者，加用行气活血之品，如当归、益母草、泽兰、桃仁、红花、苏木、月季花、丹参、川芎、赤芍、乳香、没药、三棱、莪术等。热重于湿兼夹瘀血的治疗，以清热为主，少佐化湿。要有效地治疗热重于湿证，宜注意清热之时勿过用寒凉，防寒凝气滞。同时加强清热与散热并举，散热解郁，防止热瘀互结。以清热而言，辛凉清解、轻清宣气、辛寒清气常可运用，而苦寒泻火、苦寒攻下等易致寒凉太过，故常变通而用，如刘河间的"辛苦寒药治之""辛苦寒药下之"，以辛温或辛热之品配苦寒泻火或苦寒泻下。治如栀子豉汤或升降散等既清热又散热的方剂常可选用，或配合清热剂使用。或在清热剂中加入行气解郁之品，如青皮、陈皮、桔梗、苦杏仁、香附、竹茹、川楝子、木香、前胡、芦根等，可达热退而气郁消散之目的。热郁减轻或消散则热瘀不结，同时，气郁消散则所兼之轻微湿邪亦随之而解。若热郁较重或已形成瘀血，则宜佐用凉血化瘀药，清热、散郁、化瘀并举，如丹参、牡丹皮、赤芍、郁金、琥珀、姜黄、茜草、地龙、马鞭草、白茅根、侧柏叶、地榆、路路通等。

第三章

秋燥

【概述】

秋燥是秋季感受燥热病邪引起，以发热恶寒，干咳少痰，咽干，口渴，便干，皮肤干等为临床特征的一类急性外感热病。各年龄的儿童均可发病。大多数病情轻，传变少，易治愈。

《素问·阴阳应象大论》曰："燥胜则干。"最早记载了燥邪的致病特点。金元时期刘河间在《素问玄机原病式》中补充了"诸涩枯涸，干劲皴揭，皆属于燥"的燥病特点。清初喻嘉言在《医门法律》中著有论述燥邪为患的专篇"秋燥论"，专立秋燥病名，并创制清燥救肺汤为治秋燥主方。对燥邪的寒热属性，各医家的看法不同，如喻嘉言认为燥属火热，沈目南认为燥属次寒，俞根初、王士雄、费晋卿又认为秋燥有温、凉两类，吴瑭则以胜复气化之理来论述燥气，取胜气属凉，复气属热。可见，前人所说的燥有温燥、凉燥之分。因温病为感受温邪所致，所以秋燥是指燥热病邪所引起的温燥，而凉燥不属秋燥范畴。

【病因病机】

本病病因为感受燥热病邪。燥为秋令主气。初秋时节，燥气夹热，两阳相合，易灼伤津液。小儿稚阴稚阳，易感燥热，伤津较速，本病全过程津液受伤，表现津液干少的病理特点。病位主要在肺胃。

1. 燥袭肺卫

燥热病邪，首犯肺系，肺卫失于清润和宣肃，表现发热，微恶风寒，头痛，无汗或少汗，鼻塞少涕，咽干唇燥，咳嗽，少痰，口渴，大便干，皮肤干，舌边尖红，舌苔薄而干，脉浮数等。

2. 燥热伤肺

中期肺胃受邪，津液受伤，燥热灼伤肺经肺脏，肺失清宣肃降，可见身热，烦躁不宁，干咳无痰，喘促不宁，鼻燥目涩；燥热灼伤阳明胃肠，则咽干唇燥，口渴欲饮，大便干燥，小便短赤等。

3. 邪退阴伤

若燥热化火，深入营血，则见身热，烦躁，偶见神昏谵语，斑疹，吐血、衄血等。后期常见余邪未净，肺胃阴伤，如身热不甚，干咳不已，口干口渴，大便干秘等。

【临床诊断】

1. 诊断要点

（1）好发于秋季，尤其是初秋时节。

（2）初起表现发热微恶风寒，头痛，无汗或少汗，鼻塞少涕，咽干唇燥，咳嗽，少痰。中期可见身热、烦躁不宁、干咳无痰、喘促不宁、咽干唇燥、口渴欲饮、大便干燥等。少数可见身热，烦躁，甚或神昏谵语、斑疹、吐血、衄血等。后期常见身热不甚，干咳不已，食欲不振，口干口渴，大便干等。

（3）本病全过程可见鼻干唇燥、口渴、便干、皮肤干燥等津液干少的表现。

2. 鉴别诊断

与风温鉴别：风温好发于冬春季节，初起发热恶寒，无汗或少汗，咳嗽吐痰，口微渴，可见热陷心肝，动风闭窍的改变。秋燥发于秋季，主要为鼻干唇燥、大便干、皮肤干等津伤表现，极少见到深入营血的病变。

【辨证论治】

1. 辨证要点

（1）辨燥热特点：本病具有明显的季节性，发于秋季，尤以初秋燥热偏盛之时多见。初起除发热恶寒、咳嗽等肺卫表热证外，并伴有口、鼻、唇、咽、皮肤等津液干燥征象，同时，本病全过程均有津液干少的表现。本病以肺为病变重心，以燥伤阴液为主要病理变化。病情较轻，传变较少，少见传入下焦。

（2）辨温燥凉燥：若发于初秋燥热偏盛之时，见发热，微恶寒，头痛，少汗，咳嗽少痰，或痰黏色黄，咽鼻燥热，口渴，舌边尖红，苔薄而干者为温燥；若发于深秋气候转冷之时，见发热，恶寒持续时间较长，头痛，少汗，咳嗽，少痰，或痰黏色白，鼻鸣而塞，舌淡红，苔薄白欠润者为凉燥。

（3）辨燥热病位：秋燥虽以肺为病变重心，但也可波及胃、肠等脏腑。病变若以肺为主，可表现为燥热炽盛、肺津受损，或可因燥热损伤血络而咳血。若肺经燥热下移大肠，可见大便泄泻；如肺不布津于肠而见大便秘结。若燥热循经上干头目清窍，可致清窍干燥。临床须辨别燥热之部位而分别论治。

（4）辨阴伤轻重：燥热病邪，极易伤阴，轻者以伤肺津为主，见口、鼻、咽、唇、皮肤、舌苔津液干燥及干咳或痰少而黏难咯；重者胃肠津液受累，后期口渴引饮，大便干结，甚或肠燥便血；极重者，真阴亏虚，虚火上炎，见骨蒸潮热，五心烦热，虚烦不寐、两颧潮红，舌红少苔，脉象细数。正如俞根初在《通俗伤寒论·六淫病用药法》中所说："故秋燥一症，先伤肺津，次伤胃液，终伤肝血肾阴。"

2. 治疗原则

根据《素问·至真要大论》"燥者濡之"的原则，本病治疗原则为清热润燥。治疗用药宜柔润、忌苦燥。初起邪在肺卫，宜辛凉甘润，透邪外出。中期邪聚上焦，燥干清窍者，宜清散上焦气热，润燥利窍。若燥热化火伤及肺阴者，宜清肺润燥养阴。若肺燥肠热，络伤咳血者，宜润肺清热止血。若肺燥肠闭津亏而致便秘者，宜肃肺润肠通便。后期燥热已退，肺胃阴伤未复者，宜甘寒生津，滋养肺胃之阴。

俞根初《通俗伤寒论》提出"上燥治气，中燥增液，下燥治血"，可作为秋燥初、中、末三期治疗大法的概括。上燥治气，是指燥邪上受，首犯肺卫，肺主气，肺津为燥邪所伤，则肺气宣肃失司，治宜辛以宣肺透邪，润以制燥保肺；中燥增液，指燥热病邪由上焦而至中焦，损伤肺胃津液，治当甘凉濡润，以复其津；下燥治血，乃指少数病例，若最终演变为燥热损伤下焦肝肾精血者，治用甘咸柔润，以补肾填精。

3. 证治分类

（1）燥袭肺卫

证候　发热，微恶风寒，头痛，无汗或少汗，鼻塞少涕，咽干唇燥，咽痒，咳嗽，少痰，口渴，大便干，皮肤干，舌边尖红，苔薄白而干，脉浮数，指纹浮红。

辨证　本证以发热、微恶风寒、干咳咽痒、痰少而黏、声音嘶哑及咽干、鼻燥为特征，因燥热伤阴，津液受伤明显，常伴见大便干、皮肤干等症。

治法　辛凉甘润，轻宣透卫。

方药 桑杏汤加减。常用桑叶、淡豆豉辛凉透散、解肌泄热；杏仁、浙贝母宣肺止咳化痰；栀子清热宣透；沙参、梨皮甘寒生津、养阴润燥。

壮热者，加金银花、连翘、薄荷、蝉蜕辛凉透解；咽红肿痛者，加桔梗、甘草、牛蒡子、板蓝根清热利咽；咳痰黄稠者，加瓜蒌皮、黄芩、浙贝母清化热痰；声音嘶哑者，加胖大海、青果、木蝴蝶清热化痰利咽；痰中带血或鼻衄者，加白茅根、藕节、仙鹤草、旱莲草凉血止血；大便干结者，加紫菀、瓜蒌子、郁李仁润肠通降。

（2）燥干清窍

证候 发热，目赤肿痛，咽干咽痛，耳肿痛，龈肿，口渴欲饮，大便干，小便短少，舌质红干，苔薄黄，脉数。

辨证 本证以发热、目赤肿痛、咽干咽痛、耳肿痛、龈肿为特征，因燥热病邪从卫入气，上干头目，清窍被燥热灼伤所致。

治法 清轻宣气，甘寒润燥。

方药 翘荷汤加减。常用薄荷、连翘、蝉蜕、桑叶辛凉宣透、清润散邪；栀子、绿豆衣清气泄热；桔梗、甘草解毒利咽。

热甚者，加金银花、知母、贯众清气泄热；目赤、耳鸣者，加菊花、夏枯草、黄芩、苦丁茶清利头目；咽干肿痛者，加牛蒡子、僵蚕、土牛膝、玄参清利咽喉；牙龈肿痛者，加白芷、知母、牛膝、牡丹皮清热泻火、消肿止痛。

（3）燥热伤肺

证候 身热，烦躁不宁，干咳无痰，喘促不宁，咽干唇燥，鼻燥目涩，纳食减少，口渴欲饮，皮肤干燥，大便干结，小便短赤，舌质红，苔黄燥，脉数，指纹紫滞。

辨证 本证以燥热病邪损伤气阴为特征，苔薄白而燥，是因燥热迅即由卫及气，化火伤阴所致，故舌面干燥而苔色未及转变；一俟邪留气分时间稍久，苔必由白转黄，舌面必愈加干燥。其中身热、干咳无痰、气逆而喘、咽喉干燥、鼻燥、齿燥、胸满胁痛为本证辨证要点。

治法 清肺润燥，养阴益气。

方药 清燥救肺汤加减。常用石膏、桑叶、杏仁、枇杷叶宣肺降气，止咳平喘；甘草、人参益气补肺；胡麻仁（打碎）、阿胶（烊化）、麦冬滋阴养液、润燥化痰。

若兼发热恶寒者，可去阿胶，加薄荷、连翘、牛蒡子等增强透表之力；若热邪伤阴明显者，以北沙参或西洋参易人参，加知母、麦冬、桔梗甘寒润燥，增强清润之力；痰多者，加浙贝母、竹沥、瓜蒌皮以化痰；咳痰带血者，加侧柏叶、旱莲草等以凉血止血；胸痛明显者，可加丝瓜络、橘络、郁金等以和络止痛。

（4）肺燥肠热

证候 发热，烦躁，干咳，甚时咳痰带血，胸痛，口渴欲饮，皮肤干，大便泄泻，小便短赤，舌质红，舌苔黄燥，脉数。

辨证 本证以发热、干咳、甚时咳痰带血、口渴欲饮、皮肤干、大便泄泻为特征。

治法 清热止血，润燥宁肠。

方药 阿胶黄芩汤加减。常用桑叶、黄芩、杏仁清宣肺热、止咳化痰；阿胶（烊化）、白芍、甘草养阴润燥、酸甘化阴；车前草养阴止咳、利小便而实大便；甘蔗梢、糯米养血生津。

发热甚者，加石膏、知母清热生津；痰多者，加款冬花、紫菀、川贝母润肺化痰；咳血者，加焦栀子、白茅根、侧柏叶、仙鹤草清热凉血；泻利甚者，加葛根、黄连清热止泻。

（5）肺燥肠闭

证候 发热，咳嗽不爽而多痰，口干欲饮，食少，皮肤干燥，胸腹胀满，大便秘结，小便短赤，舌质红，舌苔黄燥，脉细数。

辨证 本证以咳嗽不爽而多痰、伴口干欲饮、皮肤干燥、大便秘结、小便短赤为特征。

治法 肃肺化痰，润肠通便。

方药 五仁橘皮汤加减。常用杏仁宣开肺气、润肺化痰；松子仁、郁李仁、桃仁、柏子仁润燥滑肠；橘皮化痰行气、理中除胀。

大便秘结甚者，加瓜蒌子、火麻仁宽肠理气、润肠通便；欲急下者，加玄明粉（冲服）、白蜜润肠通便；咳嗽不爽者，加前胡、紫菀开肺布津；痰多咳嗽者，加浙贝母、桑白皮、款冬花润肺化痰止咳；兼夹积滞者，加枳实、莱菔子、焦山楂消积导滞。

（6）气营（血）两燔

证候 身热，口渴，烦躁不宁，夜寐欠安，甚或神昏谵语，吐血、衄血，肌肤斑疹，舌红绛，苔薄黄，脉细数，指纹紫。

辨证 本证以身热、口渴、舌红、苔黄，伴见烦躁不宁、夜寐欠安，甚或神昏谵语、吐血、衄血、肌肤斑疹、舌绛为特征。在临床上较为少见。

治法 清气解热，清营凉血。

方药 加减玉女煎加减。常用石膏、知母、栀子清泄气热；水牛角、玄参、赤芍、牡丹皮、紫草凉营清心、凉血散血。

热毒甚者，加黄连、黄芩、大青叶清热泻火；吐血、衄血，肌肤斑疹者，加白及、仙鹤草、马鞭草、侧柏叶凉血止血；神昏谵语者，合用安宫牛黄丸开窍醒神。

（7）肺胃阴伤

证候 身热不甚，干咳不已，食欲不振，口干口渴，皮肤干燥，大便干，小便短少，舌质红，舌苔少，脉细数。

辨证 本症见于秋燥后期，燥热渐退，以身热已退或尚有微热、咳嗽少痰、口咽干燥而渴、舌红少苔、脉细数为特征。

治法 甘寒润燥，清养肺胃。

方药 沙参麦冬汤加减。常用沙参、麦冬、玉竹、天花粉甘寒生津，润养肺胃；扁豆、甘草扶助胃气；桑叶轻清宣透以散余邪。

若津亏者，合以五汁饮（梨汁、荸荠汁、鲜苇根汁、麦冬汁、藕汁或蔗浆）养阴生津；肠燥便秘者，加鲜地黄、鲜何首乌、鲜石斛、火麻仁润肠通便；身微热者，加用金银花、连翘、地骨皮散邪退热；干咳较多者，加杏仁、枇杷叶、川贝母、天冬清解余热，润肺止咳。

【其他疗法】

中药成药

（1）养阴清肺口服液：每支 10mL。每服 5～10mL，1 日 2～3 次。用于肺燥肠热证。

（2）雪梨膏：每瓶 240g。每服 5～10g，1 日 2 次。用于肺燥肠闭证。

（3）二冬膏：每瓶 240g。每服 5 ～ 10g，1 日 2 次。用于肺胃阴伤证。

【防护康复】

1. 预防

（1）加强锻炼，增强体质。

（2）多做室外活动，当季节变换，尤其是气温骤变时注意增减衣物。

2. 护理

（1）保持居室或病室的空气流通及适宜的温度、湿度。

（2）加强营养，饮食清淡，多食蔬菜，多饮水和多汁水果如梨、桃、甘蔗汁等，勿进辛辣刺激、煎炸炙煿食物。

（3）注意对高热、剧烈咳喘患儿的特殊护理。

3. 康复

（1）保持饮水和清淡饮食，渐增营养。注意休息。

（2）注意天气变化和增减衣物，避免复感。

（3）适当增加蔬菜、水果的进食，保持大便通畅。

【审思心得】

1. 循经论理

早在《黄帝内经》即有关于燥邪为患的记载，指出燥邪致病的特点和治疗原则。如《素问·至真要大论》载"清气大来，燥之胜也""燥者润之""燥者濡之"；《素问·阴阳应象大论》说"燥胜则干"等。然而在《素问·至真要大论》病机十九条中没有关于燥邪致病特点的论述，至刘河间方对其进行了补充，其在《素问玄机原病式·六气为病》中言："诸涩枯涸，干劲皴揭，皆属于燥。"清初喻嘉言在《医门法律》中著"秋燥论"专篇，首创秋燥病名，并创制清燥救肺汤为治疗秋燥病代表方。

叶桂专论小儿秋燥，在《临证指南医案·幼科要略》中说："秋深初凉，稚年发热咳嗽，证似春月风温症。但温乃渐热之称，凉即渐冷之意。春月为病，犹冬藏固密之余，秋令感伤，恰值夏热发泄之后，其体质之虚实不同。但温自上受，燥自上伤，理亦相等，均是肺气受病。世人误认暴感风寒，混投三阳发散，津劫燥甚，喘急告危。若果暴凉外束，身热痰嗽，只宜葱豉汤，或苏梗、前胡、杏仁、枳、桔之属，仅一二剂亦可。更有粗工，亦知热病，与泻白散加芩、连之属，不知愈苦助燥，必增他变。当以辛凉甘润之方，气燥自平而愈。慎勿用苦燥，劫烁胃汁。秋燥一症，气分先受，治肺为急。若延绵数十日之久，病必入血分，又非轻浮肺药可医。须审体质症端。古谓治病当活泼泼地，如盘走珠耳。"并记载小儿秋燥医案："翁姓子方数月，秋燥潮热，咳嗽如疟，幼科用发散药二日不效，忙令禁乳。更医用泻白散，再加芩、连二日，昼夜烦热，喘而不咳，下痢黏腻，药后竟痢药水。延余诊之，余曰：稚年以乳食为命，饿则胃虚气馁，肺气更不爽矣。与玉竹、甘草、炒广皮、竹叶心，一剂热缓。继与香粳米、南枣、广皮、甘草、沙参，二剂，与乳少进，令夜抱勿倒，三日全愈。"

燥气有属寒属热之说。如喻嘉言认为燥属火热；沈目南却认为燥属次寒；俞根初、王士雄、费晋卿均认为燥气有温、凉两类。这与秋天气候有偏寒或偏热的不同变化有关。如俞根初在《通俗伤寒论·秋燥伤寒》中述："秋深初凉，西风肃杀，感之者多病风燥。此属燥凉，较严冬风寒为轻。"可见燥而偏凉者为凉燥。属热者为温燥，乃秋燥病；属寒者为凉燥，虽不属本病范畴，但在临床上小儿也时有患病。

2. 证治有道

吴瑭著《温病条辨》，在上焦篇、中焦篇、下焦篇中秋燥均为单列病种，全面论述了秋燥的辨证论治。在其卷一中有"补秋燥胜气论"、卷四里有"燥气论"专篇，论述了燥的属热、属寒之说。关于秋燥病诊治，言简意赅，应用有效。如《温病条辨·上焦篇·秋燥》："秋感燥气，右脉数大，伤手太阴气分者，桑杏汤主之。""燥气化火，清窍不利者，翘荷汤主之。""诸气膹郁，诸痿喘呕之因于燥者，喻氏清燥救肺汤主之。"《温病条辨·中焦篇·秋燥》："燥伤胃阴，五汁饮主之，玉竹麦门冬汤亦主之。"《温病条辨·下焦篇·秋燥》："燥久伤及肝肾之阴，上盛下虚，昼凉夜热，或干咳，或不咳，甚则痉厥者，三甲复脉汤主之，定风珠亦主之，专翕大生膏亦主之。"另外，《温病条辨·小儿痉病瘛病共有九大纲论·燥痉》中记载："燥气化火，消铄津液，亦能致痉，其治略似风温，学者当于本论前三焦篇秋燥门中求之。但正秋之时，有伏暑内发，新凉外加之证，燥者宜辛凉甘润，有伏暑则兼湿矣，兼湿则宜苦辛淡，甚则苦辛寒矣，不可不细加察焉。燥气化寒，胁痛呕吐，法用苦温，佐以甘辛。"是为秋燥证治之纲领。

凉燥指感受秋令凉燥病邪引起的急性外感热病。主要发生在深秋时节。各种年龄的儿童均可发病。深秋季节，燥气夹凉，侵袭肺卫，顺传阳明，肃杀津气。小儿之体，稚阴稚阳，易感凉燥，且津气更易受伤。初起表现：发热恶寒，无汗，鼻塞少涕，咳嗽，痰白量不多，咽干唇燥，口不渴饮，大便干，皮肤干，小便短少，舌质淡红，舌苔薄白少津，脉浮。治以辛开温润，化痰止咳。用杏苏散加减。常用苏叶、前胡辛散透表；杏仁宣肺润燥；半夏、橘皮、甘草、苦桔梗、枳壳、茯苓宣肺利气，化痰止咳；生姜、大枣调和营卫。若病邪深入，凉燥化热，则演变规律和辨治与温燥相同。本病预后良好，较少传变，宜注意保暖和多饮水，积极做好预防和调护。

《医门法律·秋燥论》言："治燥病者，补肾水阴寒之虚，而泻心火阳热之实；除肠中燥热之甚，济胃中津液之衰；使道路散而不结，津液生而不枯，气血利而不涩，则病日已矣。"论述秋燥病的治疗重散邪而顾补虚，泄燥热而护津液，攻补兼施，达邪固本。书中创制的清燥救肺汤主治燥热伤肺，气阴两虚证。方中重用桑叶质轻性寒，轻宣肺燥，透邪外出，为君药；石膏辛甘而寒清泄肺热、麦冬甘寒养阴润肺为臣。君臣相伍，宣中有清，清中有润。人参益气生津，合甘草以培土生金；胡麻仁、阿胶助麦冬养阴润肺，肺得滋润，则治节有权；杏仁、枇杷叶苦降肺气，以上均为佐药。甘草兼能调和诸药，是为使药。本方除在本病燥热伤肺证使用之外，在小儿咳嗽中也较为常用，因小儿脏腑娇嫩，稚阴稚阳，感受外邪，极易伤津耗气，气阴两虚，对于久咳不愈者，如慢性咳嗽、慢性肺炎等，常用本方加益气养阴药，如沙参、百合、西洋参、天冬、麦冬、石斛、五味子等。

第四章

春温

【概述】

春温是感受温热病邪或疫疬时邪、发生于春季的急性外感热病，以发热、口渴、心烦、溲赤，甚至头痛项强、神昏、痉厥、皮肤瘀斑等为主要表现。临床常显示发病急、变化快、病情重、病程较长的特点。

本病以小儿和青少年为主，城乡的发病率有一定差异。大城市 2 岁以下小儿发病率高，中小城镇及交通发达农村 15 岁以下小儿占多数，而边远农村及山区则大年龄组患病较多，而且常易引起暴发流行。本病发于春季，或者冬春之交、春夏之际，但因我国地域辽阔，各地发病时间有较大差异。

关于本病的认识，肇始于《黄帝内经》。《素问·生气通天论》说："冬伤于寒，春必温病。"《素问·金匮真言论》说："藏于精者，春不病温。"指出本病的发生与患者精气失藏及冬季伤寒内伏有关，后世有由此而认为春温系伏邪为患之说。但是，也有一些医家提出可有不同的病因，如宋代郭雍《仲景伤寒补亡论·温病六条》说："冬伤于寒，至春发者，谓之温病；冬不伤寒，而春自感风寒温气而病者，亦谓之温；及春有非节之气中人为疫者，亦谓之温。"便指出了春温为病的三类病因，更为切合实际。清代陆子贤《六因条辨》列"春温条辨"专篇三十条，对本病证治条分缕析，有重要的临床指导价值。

【病因病机】

感受温热病邪或疫疬时邪发病，循卫气营血而传变，易致闭窍、动风、动血，易于伤阴、耗液，是为本病主要病机演变。

1. 疫邪侵袭

小儿体质稚阴稚阳，遇疫气流行之季，若防护不当，易被传染而发病。疫疬时邪伤人最速，往往初起卫分阶段为时短暂，迅速发生气分里热证候。初起即可见卫气同病，如发热、恶寒、头痛、项背强几几、口渴、呕恶、烦闹不安等。

2. 气营两燔

若温疫时邪深入或直犯，气热炽盛、燔灼营分，则见壮热烦躁、呕吐频作、头痛如劈、颈项强直，或神昏谵语、四肢抽搐、斑疹显露。

3. 热迫营血

温疫时邪进一步深入，则热毒陷入营血，出现肌肤灼热、神志昏迷、躁扰谵妄、四肢抽搐、皮肤大片瘀斑、鼻衄吐血等。

4. 邪陷厥阴

邪毒深重、正气不支者邪陷厥阴，内闭心肝，心神失主、肝风妄动，则见高热烦躁、剧烈头痛、谵妄神昏、频繁抽搐、肢体强硬挛急、牙关紧闭、角弓反张等症。

5. 阳气暴脱

少数患儿阳气亏虚、正不敌邪，病程中可见阳气暴脱危象，全身冷汗、面色苍白、四肢厥冷、神识昏糊、唇甲青紫、脉微欲绝等症。

6. 气阴两伤

经治疗邪气渐退，气阴受伤者，则见低热延绵，或夜热早凉，神倦气弱、肢体拘挛、口干、食少等症。

【临床诊断】

1. 诊断要点

（1）发病于春季，或春季与冬、夏相邻时节。可有疫病接触史。

（2）起病较急，迅起高热，常伴头痛、颈强、恶心呕吐、心烦、口渴、前囟饱满、皮疹或瘀点瘀斑，重者神识昏迷、颈项强直、四肢抽搐。

2. 鉴别诊断

与风温鉴别：风温好发于冬春季节，初起发热恶寒，无汗或少汗，咳嗽吐痰，口微渴，舌边尖红，苔薄黄，脉浮数；中期易见肺热壅盛或阳明热炽等病变，偶有热陷心肝、闭窍动风的变证。春温以春季为主，也可见于冬春季节，但多起病即见发热、呕吐、头痛项强、皮肤瘀斑、昏迷惊厥等证候，不以肺热壅盛和阳明热炽为主要表现。

【辨证论治】

1. 辨证要点

（1）辨卫气营血：本病由温热病邪夹春风犯儿，致病力强，卫气营血传变迅速。初起卫分短暂，迅速入气，症见高热寒战、头痛项强、肢体酸痛、烦躁不安、口渴、恶心呕吐、舌质红、苔黄白相间、少津、脉浮数或洪数，是为邪犯卫气证。进而邪热入里，正邪剧争，见壮热不退、头痛如劈、颈项强直、频繁呕吐、口渴唇干、神志不清，或神昏谵语、四肢抽搐、前囟凸起、斑疹色紫显露等，是为气营两燔证。极重者邪继深入，身热灼手、昏迷、谵语、妄动、抽搐、角弓反张、皮肤大片瘀斑色紫、或有鼻衄吐血、唇燥口干、舌紫绛，为热陷营血证。若邪热极盛，正不敌邪，可见高热突然下降，或体温不升、全身冷汗，或全身松弛，面色苍白青灰、四肢厥冷、神志昏糊或昏迷不醒、口鼻气凉、呼吸微弱不匀、全身大片瘀斑迅速融合扩大、皮肤湿黏发花、唇甲青紫、舌绛或暗红、苔灰滑、脉微欲绝，是为阳气暴脱的变证。

（2）辨不同病位：由于感邪有轻重，正虚有微甚，分析归纳其临床表现，则有发于气分和发于营分、血分之别。发于气分少阳可见寒热往来，或但热不寒，口苦溲赤；发于气分阳明则呈壮热口渴，兼腑实则便秘唇燥；发于营分可见舌绛心烦、身热夜甚，或热闭心包、神昏谵语；发于血分则显发斑、吐衄。由于春温时邪最易伤阴，热伏阴伤，易见热盛动风；后期多致肝肾阴虚。

2. 治疗原则

本病以清热解毒为基本治疗原则。病在卫气，宜辛凉透邪，解热清气；病在营血，宜清营凉血，泻火解毒；气营同病、气血两燔，宜清气凉营，凉血化斑；若热闭心包，急以清心开窍；热极动风，则宜凉肝息风；若正不胜邪，气津受损，津气欲脱，则急以益气敛阴；甚者阳气暴脱，则回阳救逆。若正能抵邪，邪去正虚，气阴不足，则当清解余热，补益气阴。

3. 证治分类

（1）卫气同病

证候 发热恶寒，无汗或有汗，头痛项强，肢体酸痛，口微渴，恶心呕吐，或有咳嗽咽痛，不乳嗜睡，或烦躁不安，或精神不振，斑疹隐隐，舌边尖红，苔黄白相间、少津，脉浮数或洪数，指纹浮红。

辨证 本证为疾病初期，卫气同病，以发热恶寒、头痛项强、或烦躁不安、或嗜睡、不乳、恶心呕吐、舌边尖红、脉浮数等症为特征。

治法 疏卫达邪，清气解毒。

方药 银翘散合白虎汤加减。常用金银花、连翘、薄荷、僵蚕疏风泄热，疏解卫分热邪；黄芩、野菊花、蒲公英、石膏清泄气热，泻火解毒；荆芥、葛根、淡竹叶、芦根、甘草透邪散热，清热生津。

病位偏卫，咽痛咳嗽明显者，去石膏，加牛蒡子、桔梗、板蓝根透热利咽；头痛项强者，重用葛根、僵蚕，加菊花、钩藤清肝泻火；呕吐较频者，加竹茹、代赭石，或用玉枢丹辟秽止呕；热甚欲痉者，加钩藤、蝉蜕，加用羚珠散凉肝息风；斑疹显露者，加青黛、牡丹皮、栀子泻火凉血。

（2）气营两燔

证候 壮热烦躁，头痛如劈，颈项强直，频繁呕吐或呈喷射状，口渴唇干，神识不清，或神昏谵语，四肢抽搐，前囟凸起，斑疹色紫、显露，大便干燥或秘结，小便短赤，舌红绛，苔黄燥，脉弦数，指纹紫。

辨证 本证为病变中期，以壮热烦躁，头痛如劈，频繁呕吐，口渴唇干，大便干燥或秘结，小便短赤，舌红苔黄燥，脉弦数为气热壅盛的特征；颈项强直，神识不清，或神昏谵语，四肢抽搐，斑疹色紫、显露，舌绛，指纹紫为营热内盛的特征。

治法 泄热解毒，清气凉营。

方药 清瘟败毒饮加减。常用石膏、知母、连翘、金银花、黄连、黄芩、栀子、败酱草清泄气热，泻火解毒；水牛角（先煎）、玄参凉营泄热；赤芍、牡丹皮凉血活瘀；生地黄、甘草、芦根养阴护津。

呕吐频繁者，加鲜竹沥、玉枢丹辟秽止呕；头痛剧烈者，加龙胆、石决明、牛膝清肝泻火；颈项强直，四肢抽搐者，加钩藤、羚羊角粉（另吞）、石决明，配合紫雪凉肝息风；喉间痰鸣者，加竹沥、天竺黄、胆南星清化热痰；神昏谵语者，加石菖蒲、郁金开窍醒神，并重用黄芩、黄连清心泻火；斑疹红紫成片者，加大黄、紫草、青黛凉血化斑。

（3）热陷营血

证候 发热不退，肌肤灼热，神志昏迷，躁扰谵语，频频抽搐，角弓反张或肢体强硬，皮肤大片瘀斑，色紫而瘀滞，或鼻衄吐血，唇燥口干，舌绛，苔少或光剥如镜、少津，或舌体干绛、短缩，齿龈干结如瓣，脉数而弦细，指纹紫暗而隐。

辨证 本证发热不退，肌肤灼热，唇燥口干，舌绛，苔少或光剥如镜、少津，脉细数为营分有热、营阴受损的表现；神志昏迷，躁扰谵语，鼻衄吐血，皮肤大片瘀斑、色紫而瘀滞，齿龈干结如瓣，指纹紫暗而隐，为热邪迫血妄行、热瘀互结的改变；频频抽搐，角弓反张或肢体强硬，或舌体干绛、短缩，脉数而弦细，为热陷营血、热极动风的表现。

治法 清营泄热，凉血解毒，开窍息风。

方药 化斑汤合清热地黄汤加减。常用水牛角（先煎）、玄参、牡丹皮咸寒凉营，凉血止痉；生石膏、知母清气泄热；生地黄滋阴养液；紫草、侧柏叶、仙鹤草、槐角、白茅根凉血止血。

频频抽搐，角弓反张者，加钩藤、羚羊角粉（另吞）、青黛（包）凉肝息风，龙胆、栀子、连翘、黄连清泻肝胆实火，白芍、生地黄缓急止痉，甚则加蜈蚣、全蝎各等份，研末，每次用1～2g。神昏谵语者，加用安宫牛黄丸或紫雪清心开窍。邪退唯皮肤大片瘀斑者，用犀角地黄汤加凉血活血化瘀之品。

（4）内闭心肝

证候 起病急暴，高热烦躁，剧烈头痛，谵妄神昏，频繁抽搐、持续难止，肢体强硬挛急，牙关紧闭，面赤气粗，喉间痰鸣，呕吐喷射，两目上视、斜视、直视，手足厥冷，舌红绛，苔黄厚，脉弦滑数，指纹粗紫或沉隐。

辨证 本证起病急暴，疫毒直中厥阴，高热烦躁，剧烈头痛，谵妄神昏，为热闭手厥阴心包、神明错乱所致。肢体强硬挛急，频繁抽搐，牙关紧闭，两目上视、斜视、直视，面赤气粗，喉间痰鸣，呕吐喷射，舌红绛，苔黄厚，脉弦滑数，为热极生风，风、火、痰相扇，肝脉拘急的表现。

治法 清热解毒，开窍息风。

方药 清营汤合羚角钩藤汤，配服安宫牛黄丸或紫雪。常用水牛角（先煎）、羚羊角粉（另吞）、石决明（先煎）、钩藤、僵蚕镇肝息风；生地黄、牡丹皮、丹参咸寒凉营凉血；黄连、连翘、栀子清心泻火；石菖蒲、竹沥（冲）、郁金开窍化痰。

呕吐剧烈者，加鲜竹沥，也可先服玉枢丹辟秽止呕；昏迷惊厥者，加服安宫牛黄丸或紫雪，也可静滴醒脑静注射液、清开灵注射液清心开窍；腹胀气粗便秘者，加大黄（后下）、枳实、玄明粉（冲服）荡涤实热。

（5）阳气暴脱

证候 高热突然下降，或体温不升，全身冷汗，或全身松弛，面色苍白青灰，四肢厥冷，神志昏糊或昏迷不醒，口鼻气凉，呼吸微弱不匀，全身大片瘀斑，迅速融合扩大，皮肤湿黏发花，唇甲青紫，舌绛或暗红，苔灰滑，脉微欲绝，指纹淡紫而滞或隐伏难见。

辨证 此为急危重症，高热突然下降，或体温不升，全身冷汗，神志昏糊或昏迷不醒，口鼻气凉，呼吸微弱不匀，为气津受伤、津气欲脱；四肢厥冷，昏迷不醒，全身大片瘀斑，迅速融合扩大，皮肤湿黏发花，唇甲青紫，舌暗苔灰，脉微欲绝，指纹淡瘀而细或隐伏难见，为阳气暴脱、血脉郁阻之象。

治法 益气固脱，回阳救逆。

方药 生脉散或参附龙牡救逆汤。津气欲脱者，治宜大剂生脉散益气敛阴，或用独参汤益气固脱，可急用生脉注射液静脉注射。阳气暴脱者，用参附龙牡救逆汤少量频频灌服，或予鼻饲、灌肠给药，静脉点滴参附注射液（新生儿、婴幼儿禁用），并针刺人中、中冲、涌泉等穴。

（6）气阴两虚

证候 热势已退，或有低热，或夜热早凉，神倦气弱，肌肉酸痛，甚则肢体筋脉拘挛，心烦易怒，口干，易汗出，纳食少思，大便干，小便短赤，舌红绛少津，或光剥无苔，脉细数，指纹细。

辨证 此症见于后期，正胜邪退，气阴受损。神倦气弱，肌肉酸痛，易汗出，纳食少思，为气虚失养；低热，或夜热早凉，心烦易怒，口干，大便干，小便短赤，舌红绛少津，或光剥无苔，脉细数，为阴虚内热之证。

治法 养阴益气，佐以清热。

方药 生脉散合大补阴丸加减。常用太子参、五味子、甘草益气补虚；麦冬、生地黄、鳖甲滋阴养液；知母、黄柏、秦艽、石斛清热生津。

气虚甚者，太子参易为红参大补元气；气阴虚甚，用西洋参补益气阴；低热不退或夜热早凉者，去太子参，加南沙参、青蒿、白薇清解虚热；干咳盗汗者，加地骨皮、桑白皮、牡蛎润肺敛汗；神疲心悸者，加黄芪、茯苓、龙骨、牡蛎、浮小麦益气宁心；食少纳差者，加焦山楂、乌梅、木瓜醒胃消食；肌肉酸痛者，加木瓜、丝瓜络、忍冬藤、桑枝、地龙舒筋活络；大便干者，加火麻仁、郁李仁、瓜蒌子润肠通便。

【其他疗法】

1. 中药成药

（1）安宫牛黄丸：每丸 3g。每服 < 3 岁 1/4 丸、4 ～ 6 岁 1/2 丸，1 日 1 次。温开水化开送服。用于气营两燔证、热陷营血证、内闭心肝证。

（2）紫雪：每瓶 1.5g。每服周岁 0.3g、< 5 岁每增 1 岁递增 0.3g，1 日 1 次；> 5 岁 1.5 ～ 3g。1 日 2 次。用于内闭心肝证。

（3）醒脑静注射液：每支 10mL。0.5ml/（kg·d），最大剂量不超过 20mL，加入 5% ～ 10% 葡萄糖注射液或 0.9% 氯化钠注射液 50 ～ 250mL 稀释后静脉滴注。用于热陷营血证、内闭心肝证。

（4）清开灵注射液：每支 10mL。肌内注射，每次 2mL，1 日 1 ～ 2 次；静脉滴注，每次 10 ～ 20mL，加入 5% 葡萄糖注射液 100mL 中，1 日 1 次。新生儿，婴幼儿禁用。用于气营两燔证、热陷营血证、内闭心肝证。

（5）生脉注射液：每次 10 ～ 30mL，用 5% 葡萄糖注射液 100 ～ 250mL 稀释，静脉滴注，1 日 1 ～ 2 次。新生儿、婴幼儿禁用。用于阳气暴脱证

（6）参附注射液：每次 10 ～ 30mL，用 5% 或 10% 葡萄糖注射液 100 ～ 250mL 稀释，静脉滴注，1 日 1 ～ 2 次。新生儿、婴幼儿禁用。用于阳气暴脱证。

2. 针灸疗法

高热者，取大椎、曲池、合谷等穴；呕吐者，取内关、气海、足三里等穴；躁动抽搐者，取内关、大椎、神门、十宣等穴；昏迷者，取人中、涌泉、十宣、太冲穴。呼吸衰竭者，取人中、会阴针刺；膻中、关元穴艾灸。

【防护康复】

1. 预防

（1）增强小儿体质，尤其在冬春季节注意调养，防感外邪。

（2）搞好环境卫生和个人卫生。保持居室空气流通。居室空气消毒可用太乙流金散烧烟，或用食醋熏蒸。

（3）疫病流行期间避免到公共场所。接种流脑提纯疫苗。

（4）早期发现和诊治患者，及时隔离，并做好消毒。

2. 调护

（1）隔离病房，病室安静，保持空气清新，治疗集中进行。保证患儿休息，减少刺激。

（2）密切注意观察患儿神志、面色、脉搏、呼吸、血压、瞳孔及尿量的改变，及时发现病情变化，必要时进行心、肺功能及颅压监测。

（3）宜进食易消化的流质或半流质饮食。对昏迷或呕吐频繁影响进食的患儿采用鼻饲。

（4）昏迷患儿应侧卧，并及时吸痰，保持眼、口腔卫生，勤翻身，预防褥疮发生。

（5）皮肤有瘀斑或疱疹者，应加强皮肤护理，保持皮肤清洁，防止继发感染和皮肤坏死，并密切观察瘀斑是否增多及有无其他出血倾向。

3. 康复

（1）注意休息，适当减少活动，逐步增加活动量，保持心情愉快。不到公共场所，避免复感外邪。

（2）适当增加营养，逐渐增加食量和增加补益食品。

（3）有失语、痴呆、偏瘫等后遗症的患者，加强专科康复治疗和功能锻炼。

【审思心得】

1. 循经论理

宋代郭雍首先明确提出"春温"病名，并分析本病与伤寒、温疫的区别及治疗方药，其在《仲景伤寒补亡论·温病六条》提出本病的病因有三端，为"冬伤于寒，至春发者""冬不伤寒，而春自感风寒温气而病者""春有非节之气，中人为疫者"，是对于本病病因比较全面的认识。

张仲景《金匮要略》论述刚痉、柔痉的病因病机及证治，可为诊治本病参考。如《金匮要略·痉湿暍病脉证并治》说："太阳病，发热无汗，反恶寒者，名曰刚痉。太阳病，发热汗出而不恶寒，名曰柔痉。太阳病，发热，脉沉而细者，名曰痉，为难治。太阳病，发汗太多，因致痉。夫风病，下之则痉，复发汗，必拘急。疮家，虽身疼痛，不可发汗，汗出则痉。病者，身热足寒，颈项强急，恶寒，时头热，面赤目赤，独头动摇，卒口噤，背反张者，痉病也。若发其汗者，寒湿相得，其表益虚，即恶寒甚，发其汗已，其脉如蛇。""夫痉脉，按之紧如弦，直上下行。""痉为病，胸满，口噤，卧不着席，脚挛急，必齘齿，可与大承气汤。"

叶桂《临证指南医案·幼科要略·伏气》认为："春温一症……寒邪深伏，已经化热。昔贤以黄芩汤为主方，苦寒直清里热。热伏于阴，苦味坚阴，乃正治也。知温邪忌散，不与暴感门同法。若因外邪先受，引动在里伏热，必先辛凉以解新邪，继进苦寒以清里热。况热乃无形之气。幼医多用消滞，攻治有形，胃汁先涸，阴液劫尽者多矣。"认为本病治疗应重视清里热、顾阴液。

雷丰《时病论·春温》说："总之春温之病……其初起之证，头身皆痛，寒热无汗，咳嗽口渴，舌苔浮白，脉息举之有余，或弦或紧，寻之或滑或数，此宜辛温解表为先；倘若舌苔化燥，或黄或焦，是温热已抵于胃，即用凉解里热法；如舌绛齿燥，谵语神昏，是温热深踞阳明营分，即宜清热解毒法，以保其津液；如有手足瘈疭，脉来弦数，是为热极生风，即宜却热息风法；如或昏愦不知人，不语如尸厥，此邪窜入心包，即宜祛热宣窍法。春温变幻，不一而足，务在临机应变可也。"提出春温初起风寒束表可用辛温解表法，但若入里化热，则需随即转用凉解里热法，并需密切注视热极生风、邪入心包等变证出现，随机应变处置。

余霖《疫疹一得·论疫与伤寒似同而异》说："伤寒初起，先发热而后恶寒；疫症初起，先恶寒而后发热，一两日后，但热而不恶寒。此寒热同而先后异也。有似太阳、阳明者，然太阳、阳明头痛不至如破，而疫则头痛如劈，沉不能举。伤寒无汗，而疫则下身无汗，上身有汗，惟头汗更盛。头为诸阳之首，火性炎上，毒火盘踞于内，五液受其煎熬，热气上腾，如笼上熏蒸之露，故头汗独多。此又痛虽同，而汗独异也。有似少阳呕者，有似太阴自利者。少阳而呕，胁必痛，耳必聋；疫症之呕，胁不痛，耳不聋，因内有伏毒，邪火干胃，毒气上冲，频频而作。太阴自利者，腹必满；疫症自利者，腹不满。大肠为传送之官，热注大肠，有下恶垢者，有傍流清水者，有日及数十度者。"描述了疫症头痛如劈、沉不能举、头汗更盛、呕吐胁不痛、自利腹不满等临床特征，与春温疫症颇为相符。

陆廷珍《六因条辨》有"春温条辨"专篇三十条，对于本病证治的论述颇为详明。如《六因条辨·春温条辨》第一条："春温初起，头痛身疼，无汗恶寒，发热目赤，口渴舌白，脉浮数，此温邪袭卫。宜用薄荷、大力、黄芩、杏仁、甘草、桑叶、连翘、葛根等味，凉辛解表也。"第二条："春温，汗出微恶寒，头额痛，发热口渴，脉弦长，此温邪在气。宜用杏仁、薄荷、连翘、葛根、大力、蒌皮，黑栀、桑叶、枇杷叶等味，轻苦微辛，以清气分也。"第三条："春温，汗后头不痛，身热不恶寒，舌渐黄，咳嗽胁痛，脉弦数，此温邪犯肺。宜用杏仁、象贝、沙参、桑叶、薄荷、蒌皮、连翘、兜铃、枇杷叶等味，轻扬宣肺也。"第四条："春温，汗多头仍痛，而烦热口渴，舌黄脉洪，此邪在阳明气分。宜用白虎汤加葛根、连翘、元参、杏仁等味，清气化热也。"第五条："春温，烦热口渴，舌黄尖绛，昏谵脉洪，此阳明气血燔蒸。宜用玉女煎加连翘、元参、鲜百斛、鲜菖蒲、青竹叶等味，两清气血也。"第六条："春温，热不解，舌赤尖绛，神昏谵妄，口渴脉数，斑疹隐隐，此热传心营。宜用鲜生地、鲜石斛、鲜玉竹、元参心、连翘心、鲜菖蒲、竹叶、牛黄丸等味，清营透邪也。"第七条："春温，舌绛或黑，谵妄烦躁，神昏脉促，斑疹紫黑，此热入血分。宜用犀角地黄汤加元参心、连翘心、鲜石斛、鲜菖蒲、紫草、至宝丹等味，凉血清热也。"第八条："春温，烦热消渴，神迷如寐，舌卷囊缩，肢逆昏厥，此热陷厥阴，真阴欲涸。宜用犀角、羚角、生地、元参、连翘、天冬、麦冬、牡蛎、阿胶、钩藤、鲜菖蒲等味，清络息风也。"第九条："春温，舌黑神昏，烦躁咬牙，手足振颤，时或抽搐，此热极风生，已成痉厥。宜用东洋参、鲜生地、元参心、连翘心、鲜石斛、羚角、钩藤、石决明、白芍、鲜菖蒲等味，扶正息风也。"第十条："春温，热渴不已，舌光色绛，心悸神迷，此热伤胃阴。宜用复脉汤去姜桂，加地骨皮、鲜石斛、牡蛎、白芍等味，甘凉养阴也。"足见先生对于春温病机演变认识之深刻与临证经验之丰富，值得学习和应用。

2. 证治有道

小儿体属稚阴稚阳，稚阳体，邪易干；稚阴体，液易伤。春令若调护不周感受温热病邪，或防护不当冒受疫疠时邪，则引起春温发病。时邪与正气相争，炽热内盛，尤其是阳热体质患儿则迅速见到里热证候，或卫气同病、或卫营同病，且热灼阴津，易于伤津耗阴，是为本病临证辨治要领。

初起若为风寒侵袭，见发热头痛，恶寒无汗，颈项强直，咬牙欲痉，苔白脉浮紧者，为风寒约束，太阳经气不舒所致，治宜疏风散寒，解表开闭，用葛根汤加减。如《金匮要略·痉湿暍病脉证并治》所说："太阳病，无汗而小便反少，气上冲胸，口噤不得语，欲作刚痉，葛根汤主之。葛根四两、麻黄三两、桂二两（去皮）、芍药二两、甘草二两（炙）、生姜三两、大枣十二枚。"此证在春温不一定出现，出现者也多为时短暂，需密切观察病情变化，由寒转热者及时随证变换方药。

春温病初多与一般外感热病卫分风热表证相似，但往往头痛、项强、呕恶等肝经风热证象较为明显，并较快进入气分。若用药过于轻清，难以遏其邪势。邪在肺卫，方取银翘散，金银花、连翘用量宜偏大，常加葛根解肌达表，蔓荆子、菊花、钩藤凉肝祛风，竹茹、黄芩清肝和胃。证情发展较快者见卫气同病，高热持续，烦渴不安，头痛、呕恶加重，甚至抽搐动风，可用银翘散与白虎汤合方加减，表里邪热俱清，及早截断邪毒内攻之势。阳明气分热盛者，早加生石膏、知母、甘草等清热生津；肝经邪火已盛，头痛、呕恶、烦闹者，加龙胆、栀子、生地黄类清肝泻火；热盛动风，惊惕抽搐者，加用羚珠散清热凉肝息风；气营两燔，邪火充斥肆虐者，予清气凉营、泻火解毒治疗，常取清瘟败毒饮加减。但《温热经纬·疫证条辨》指出："疫证循衣摸床撮空，此肝经淫热也。肝属木，木动风摇，风自火出。"春温疫病患儿头痛如劈、呕恶频频、项强痉厥、昏谵躁动等症，无不与肝火上炎，肝木犯胃，热盛动风有关。余师愚从疫证肝经淫热证治角度提出用清瘟败毒饮加"胆草"。我们常于方中伍入龙胆、黄芩、栀子、生地黄、石决明等药物清泄肝火，拟方名龙胆清瘟败毒饮，临床收到良好效果。若见火扇风动，频频抽掣，又当配用羚角钩藤汤、紫雪之类清热息风止痉。

甚者热入营血，常以神昏、舌绛、动血为主要表现，并可呈现气阳虚脱证候。

春温出血，以肌衄为主，小者为瘀点，大者呈紫斑，可成片密布，若不能及时化斑，则有组织坏死之虞。斑疹系热盛迫血妄行，兼夹淤滞，热瘀互结。治宜凉血散血，活瘀消斑。用化斑汤加减，常用水牛角（先煎）、玄参、板蓝根、生地黄、赤芍、当归、麦冬、淡竹叶、牡丹皮、黄连、生甘草等，斑疹量多瘀紫者，加重凉血活瘀，如紫草、丹参、虎杖等。

本病疫症病情变化快，证候重，险候多，如见气营两燔证、热陷营血证、内闭心肝证及阳气暴脱证，必须及时配合西医治疗，采取急救措施，使用能透过血脑屏障的抗菌药物、降低颅内压、解热、镇痉、抗休克等治疗。

本病后期，多见气阴两虚证候，或有低热延绵、神倦气弱、多汗口干、大便干秘、舌红绛少津、脉细数等症，宗温病后期治法，养阴益气，佐以清热，常用生脉散合大补阴丸加减。

春温病后，多能顺利康复，但也可有少数患儿因感受疫毒太盛，或失治、误治，脏腑受损，气血亏虚，并在病变过程中合并病理产物，如痰饮、瘀血等，以致正气虚损夹有形痰瘀等，留下恢复期症状或后遗症。若症见肢体偏瘫拘急，痿疭无力，皮肤干燥，或有低热，或角弓反张，或失语、失声、舌謇、失明，或吐舌弄舌，舌绛少苔少津，脉细数者，为肝肾阴虚，虚风内动所致。治宜滋养肝肾、养血息风。用大定风珠加减，常用白芍、熟地黄、阿胶、牡蛎、鳖甲滋养肝肾；火麻仁、鸡子黄养血润燥；麦冬、甘草、五味子益气养阴。酌加赤芍、丹参、木瓜、地龙、钩藤活血化瘀，通络舒筋。如症见肢体不利或偏瘫，或神识失清，喉间痰鸣，或失声，舌謇，或吐舌弄舌，舌苔厚腻或滑腻，脉濡者，为风痰阻络，机窍不利。治宜搜风通络、化痰开窍。用导痰汤合牵正散加减，常用胆南星、枳实、陈皮、半夏、茯苓、石菖蒲健脾化湿；地龙、乌梢蛇、蜈蚣、全蝎搜风通络；甘草和中。神识不清者，可配合使用抱龙丸。若症见半身不遂，或失语、失声、失明，面色萎黄，四肢欠温，舌淡瘀紫，脉细涩，指纹淡紫者，为气血亏虚，经脉及清窍失养。治宜补益气血，活血通络。用补阳还五汤加减，常用黄芪、当归尾益气养血活血；赤芍、地龙、川芎、红花、桃仁、桑枝、侧柏叶活血通络。对于以上患儿，并可结合针灸推拿、功能锻炼、心理疏导、语言训练等康复治疗。

第五章

暑温

【概述】

暑温是夏季感受暑热病邪或疫疠时邪引起的急性外感热病，以阳明气分热盛为主要证候，常见高热、烦渴、汗多、面赤、脉洪大，甚至抽搐、神昏等症状。

暑温发病于夏至后的暑季，其名来自《素问·热论》："凡病伤寒而成温者，先夏至日者为病温，后夏至日者为病暑。"因暑邪亢盛，或小儿元气本亏，暑温乘虚袭人而径入阳明胃，故清代叶桂《温热论·三时伏气外感篇》说："夏暑发自阳明。"暑温引动肝风痉厥者，又称暑痫，如清·吴瑭《温病条辨·暑温》所说："小儿暑温，身热，卒然痉厥，名曰暑痫，清营汤主之，亦可少与紫雪丹。"

【病因病机】

《温病条辨·解儿难》说："盖小儿肤薄神怯，经络脏腑嫩小，不耐三气发泄，邪之来也，势如奔马，其传变也，急如掣电。""三气"即指夏季的暑、湿、热三气。暑热夹湿病邪在暑气当令之时易于流行，其邪多径犯阳明，易于伤津耗气，入于心营、深入血分，甚者内陷厥阴，而致昏迷惊风，或者暑湿困阻中焦、弥漫三焦，产生种种病变。

1. 暑入阳明

夏暑之季，火热当令，暑热病邪乘机犯人，往往径犯阳明。阳明经多气多血，与邪剧争，出现高热寒战，头痛，烦躁，口渴引饮，大汗出，舌鲜红，苔黄燥，脉洪数等症。

2. 暑伤津气

暑热病邪病性为火为热，壮火食气，正邪剧争，同时，迅速热灼伤津耗气。故在阳明经热的表现上再见神疲乏力，气短而促，唇干口燥，舌红，苔黄而干，脉虚弱等症。

3. 津气欲脱

小儿稚阴稚阳，难耐暑热病邪伤津耗气，大汗出，更易损伤气阴。重者津气微少，固摄无力，可致津气外脱，表现身热骤降，大汗淋漓，喘喝欲脱，脉虚散大等症。此为亡阴之证，进而阳随阴泄而亡，阴阳离绝，危象毕现。

4. 暑入心营

暑热病邪或暑温疫毒径入阳明，正邪剧争，若正能抵邪，持续抗争，则邪热蒸腾，迫入营血，出现身热持续，头痛剧烈，烦躁不安，时有谵语，甚则神昏谵妄、斑疹、吐血、衄血、便血等。

5. 暑热动风

肝脏体阴而用阳，肝主筋。暑热病邪或暑温疫毒，伤阴耗气，热极炼液为痰，热盛生风或邪陷厥阴，热、痰、风相扇，心神蒙蔽，肝脉挛急，肝风妄动，故见身热不退、烦躁不安甚至昏迷不醒、颈项强直、四肢抽搐、角弓反张等症。

6. 暑湿困遏

暑多夹湿，暑湿相结则难分难解，湿性腻滞而难化、暑热难清而延绵。常见身热不解，头痛身重，肢节酸痛，心烦，口渴，脘痞，恶心呕吐，舌尖红，苔黄腻，脉浮数或濡数。

7. 正虚邪恋

暑热极盛，损伤正气，耗气伤阴，脏腑虚损，并正邪交争，气血运行障碍，化生病理产物，如痰湿、瘀血等，易致正虚邪恋，遗留后患。若邪阻清窍，则见失语、失明、失聪、痴呆、惊惕等；若邪滞经络，则见肢体弛缓瘫痪或强直僵硬等。

【**临床诊断**】

1. 诊断要点

（1）有明显的季节特征，多发生于夏至后之盛夏季节。

（2）发病大多急骤，初起较少卫分过程，常随即见到高热、汗多、烦渴、脉洪等阳明里热炽盛的表现。

（3）病变中传变迅速，变化较多，容易出现化火、动风、生痰等病理变化，可见持续高热、嗜睡、昏迷、抽搐频作，极重者出现内闭外脱证，甚至亡阴亡阳。

（4）发病后若伴见脘痞、身重、苔腻等症为暑温兼湿证候。

（5）暑温疫毒致病者多病情较重，急性期高热持续、昏迷不醒、抽搐频作，过后可留下痴呆、失语、惊惕、瘫痪等恢复期、后遗症症状。

2. 鉴别诊断

（1）与疫毒痢鉴别：本病与疫毒痢均好发于夏季，且疫毒痢起病初可能尚未见到赤白痢下。但是，暑温起病相对较缓；疫毒痢则起病暴急，往往突起高热、神昏、抽搐，并常见内闭外脱证候，若未见赤白痢下而疑似者可做肛拭或灌肠检查大便常规，粪便培养有痢疾杆菌，脑脊液检查无异常。

（2）与风热惊风鉴别：风热惊风发生在感冒及一些感染病初期，因高热而热扰心肝动风，一般只发生一次最多两次，每次持续数秒钟或几分钟，惊厥停止后神志即可恢复正常。与暑温疫毒所患者鉴别诊断要点为风热惊风无脑膜刺激征及病理性反射，脑脊液检查阴性。

【**辨证论治**】

1. 辨证要点

（1）辨温邪疫毒：小儿暑温有感受温邪、疫毒之别。两者均可见壮热，汗多，烦渴引饮，舌红，苔黄，脉数。感受疫毒者病情更重，可见到高热持续、深度昏迷、频繁抽搐，急性期过后可留有痴呆、失语、惊惕、瘫痪等恢复期或后遗症期症状。

（2）辨痉厥先兆：本病起病急、传变快，容易出现抽搐、神昏等症，临证时应知其先兆，注意提防。凡出现头痛剧烈，颈项强直或颈项屈曲有抵抗感，手足微微抽动，筋惕肉瞤者，为动风先兆；若见嗜睡甚则沉睡，或烦躁不安，或神志恍惚者，为神昏先兆。

（3）辨病邪兼夹：暑热病邪为热极之火，同时，夏暑季节，暑热病邪极易兼夹湿邪、寒邪。暑温兼湿：身热，心烦，口渴，舌红苔黄，脉数，同时兼见胸闷脘痞、恶心呕吐、大便溏烂、舌苔厚腻等症；若再兼感寒邪，则上述表现可兼见恶风畏寒、头身疼痛、身形拘急、脉浮紧等症。

（4）辨正伤程度：暑热病邪致病力强，且易伤害正气，轻则耗气伤阴，重则津气欲脱，甚至阳气暴脱。需要辨识正气受伤的程度。轻者：神疲乏力，口渴引饮，舌干少津，脉虚；重者：神萎，消渴或渴不饮水，舌绛少苔，汗出不止，喘促，脉散；危重者：身热骤降，大汗淋漓，喘喝欲脱，手足逆冷，脉微欲绝。

2. 治疗原则

本病以清暑泄热为基本原则。初起暑入阳明，治以辛寒清气，涤暑泄热；进而暑伤气津者，治以辛寒清气并甘寒生津、甘温益气；津气欲脱者，则甘寒生津、甘温益气并酸温敛津。正如张凤逵《伤暑全书·古今名医暑证汇论》所说："但暑证不分表里，一味清内，得寒凉而解，苦酸而收，不必用下，承气汤走马之粪也。"叶桂《临证指南医案·幼科要略·夏热》总结张凤逵治暑经验说："暑病首用辛凉，继用甘寒，再用酸泄酸敛，不必用下。"若暑热深入营血，则治以清营凉血，涤暑清心开窍；若暑热引动肝风，则治以凉肝息风。若暑热兼夹湿邪、寒邪，则治以清暑化湿散寒。若后期暑湿伤气，则治以清解暑湿，益气养阴。如遗留后患者，治以补虚扶正、化痰开窍、活血通络等。若是暑邪疫毒重症，可结合热、痰、风全程论治。

3. 证治分类

（1）暑温本证

①暑入阳明

证候 壮热，汗多，心烦，头痛且晕，面赤气粗，口渴，齿燥，大便干，小便短赤，舌质红，苔黄燥，脉洪数。

辨证 本证为暑温初起，暑热径入阳明，以壮热、心烦、头痛头晕、面赤气粗、汗出、口渴、舌红苔黄、脉洪数为特征。

治法 辛寒清气，涤暑泄热。

方药 白虎汤加味。常用石膏、知母清泄气热，清热生津；金银花、野菊花透热散邪；甘草、粳米、芦根清热益气生津。

壮热、心烦、尿赤者，加淡竹叶、荷叶、栀子、白茅根清暑利湿；壮热、汗多者，可加连翘、贯众解毒清热；自觉背微恶寒、脉洪大而芤者，可加西洋参或太子参；身灼热，无汗者，加青蒿、香薷、大豆卷涤暑化湿；脘痞呕恶者，加竹茹、苏梗、藿香、佩兰、旋覆花化湿止呕；腹胀痛，大便秘结者，加大黄（后下）、枳实、厚朴通腑泄热。

②暑伤津气

证候 身热息粗，心烦，口渴，自汗难止，肢倦神疲，小便短赤，舌嫩红，苔少而干或黄燥而干，脉虚无力。

辨证 本证为暑热极盛,损耗气阴,虚实夹杂,以身热息粗、心烦、口渴,伴自汗难止、肢倦神疲,舌嫩红,脉虚无力为特征。

治法 清热涤暑,益气生津。

方药 王孟英清暑益气汤加减。常用黄连、淡竹叶、荷梗、知母、西瓜翠衣清泄暑热;西洋参、粳米、甘草益气补中;石斛、麦冬生津养液。

发热甚、面红赤、渴喜冷饮者,酌加石膏、金银花、天花粉清热生津;倦怠乏力者,加沙参、茯苓、薏苡仁益气养阴;便秘、舌燥者,加瓜蒌子、麦冬、生地黄养阴生津;津气耗伤严重者,减黄连、知母。

③津气欲脱

证候 身热已退,汗出不止,喘喝欲脱,脉虚散大。

辨证 本证为暑热食气,津气亏少,正不抵邪,津气欲脱,以身热已退、汗出不止、喘喝欲脱、脉虚散大为特征。

治法 益气敛津,扶正固脱。

方药 生脉散加味。常用人参甘温益气;麦冬、玄参甘寒、咸寒生津养液;五味子酸温敛津。

身有热者,加金银花、连翘清热透邪;热甚者,加石膏、知母清泄气热;汗出不止者,可加煅牡蛎、浮小麦收涩敛汗;喘喝甚者,加黄芪、补骨脂纳气补虚。若现面色苍白,四肢厥冷,脉微欲绝者,则加附子、干姜,或用独参汤,或参附龙牡救逆汤治疗,也可用生脉注射液静脉滴注,但新生儿、婴幼儿禁用。

④暑入心营

证候 身热烦躁,夜寐不宁,时有谵语,甚或昏迷不语,或猝然昏倒,身热肢厥,舌红绛,脉细数或弦数。

辨证 本证又称暑厥。以身热烦躁,夜寐不宁,时有谵语,甚或昏迷不语,或猝然昏倒,或有见吐血、咯血、衄血、便血、斑疹显露,舌红绛,脉细数或弦数为特征。

治法 凉营泄热,清心开窍。

方药 清营汤加减。常用水牛角、玄参凉营泄热;淡竹叶、金银花、连翘、莲子心、石膏、栀子清泄内热、透邪外达;生地黄、麦冬清热养阴。

谵语神昏不醒者，加用安宫牛黄丸，或醒脑静注射液静脉滴注。昏迷不语、喉中痰鸣者，加石菖蒲、郁金、天竺黄化痰开窍。斑疹显露，或吐血、衄血、便血者，加赤芍、丹参、牡丹皮、仙鹤草凉血止血，或改用犀角地黄汤加味治疗。手足躁动，甚至抽搐者，加钩藤、僵蚕、地龙凉肝息风。

⑤疫邪内陷

证候　壮热不退，神识昏迷，颈项强直，甚至四肢抽搐、角弓反张，牙关紧闭，喉间痰壅，舌红绛，苔黄干，脉弦数或弦滑数。

辨证　本证为暑疫时邪所伤，邪毒内陷，以壮热不退、神识昏迷、颈项强直、肢体抽搐、喉间痰壅等热、痰、风证为特征。

治法　清泄暑热，息风定痉。

方药　龙胆清瘟败毒饮合羚角钩藤汤加减。常用龙胆、牡丹皮清肝泻火；黄芩、栀子、石膏清暑泄热；羚羊角、钩藤平肝息风；浙贝母、竹茹清热化痰；生地黄、白芍、甘草养阴柔肝、缓急止痉。

神识昏迷，加安宫牛黄丸清心开窍；口渴、唇焦者，加天花粉、芦根清热生津；若兼见斑疹、衄血、咯血者，加水牛角、大青叶、赤芍凉血散血。

⑥暑湿伤气

证候　身热自汗，神疲乏力，胸闷气短，心烦口渴，食欲不振，四肢困倦，大便溏薄，小便短赤，舌淡红，苔白腻，脉濡软带数。

辨证　本症见于暑温夹湿者后期，阳气损伤，余邪未能全退，以身热自汗、心烦口渴，伴神疲乏力、胸闷气短、食欲不振、四肢困倦、大便溏薄、舌淡红、苔白腻、脉濡软为特征。

治法　清暑化湿，培元和中。

方药　李东垣清暑益气汤加减。常用人参、黄芪、甘草益气培元；苍术、白术健脾燥湿；五味子、麦冬养肺生津；当归和血补虚；升麻、葛根升举阳气；泽泻渗利湿邪；青皮、陈皮理气和中；六神曲和胃消食。

暑热较重者，加香薷、荷叶、淡竹叶、青蒿清暑化湿；湿邪较甚者，加藿香、佩兰辛温芳化；腹胀便溏者，加厚朴、槟榔、大腹皮化湿消胀。

⑦正虚邪恋

证候　低热或无热，心悸烦躁，神情呆钝，默默不语，甚则痴呆，或失语、失明、失聪，或手足拘挛、肢体强直、麻木、瘫痪，舌质暗，苔白腻，脉濡滑。

辨证　此证为病后脏腑虚损，痰瘀阻滞，可见低热或无热，心悸烦躁，舌暗，苔白腻，脉濡滑。若清窍不利者，以神情呆钝，默默不语，甚则痴呆，或失语、失明、失聪为特征；经络不利者，以手足拘挛、肢体强直、麻木、瘫痪为特征。

治法　清透余邪，化痰搜络，活血化瘀。

方药　三甲散加味。常用柴胡、鳖甲、青蒿、牡丹皮透散阴分邪热；桃仁、地鳖虫破瘀活血；僵蚕、地龙搜络散热；白附子、白芥子、丝瓜络化痰通络。

低热者，加白薇、地骨皮、胡黄连清解余热；痰蒙心窍，失语、失聪、神志呆钝者，用石菖蒲、浙贝母、郁金、远志豁痰开窍；喉间痰鸣，舌苔厚腻者，加陈皮、胆南星、白附子、莱菔子、紫苏子化痰搜风；肢体拘挛、强直，或抽动、震颤者，加全蝎、蜈蚣、乌梢蛇息风止痉；肝肾亏虚，虚风内动者，用白芍、生地黄、麦冬、龟甲、牡蛎、鳖甲等养肝息风。

（2）暑温兼证

①暑温兼湿

证候　身热，心烦，口渴，脘痞，恶心呕吐，大便溏烂，小便短赤，舌质红，苔黄腻，脉濡数。

辨证　本证为暑热病邪兼夹湿邪为患，热重于湿。以身热，心烦，口渴，舌红，苔黄，脉数，兼见脘痞、恶心呕吐、大便溏烂、小便短赤、苔腻为特征。

治法　清暑泄热，兼化湿邪。

方药　白虎加苍术汤加味。常用石膏、知母、淡竹叶、金银花、栀子清暑泄热；苍术、紫苏梗、竹茹化湿散邪；芦根、白茅根清热生津，宣气化湿。

暑热甚，加荷叶、薄荷、西瓜翠衣清化暑湿；大便溏烂者，加厚朴、葛根燥湿升清。

②暑湿兼寒

证候　身热恶风寒，头痛身重，肢节酸痛，心烦，口渴，脘痞，恶心呕吐，大便溏烂，小便短赤，舌尖红，苔微黄腻，脉浮数或濡数。

辨证 本证暑热侵犯阳明，湿邪困阻太阴，兼夹风寒外感，约束足太阳膀胱经，以身热、心烦、口渴、舌尖红、苔黄、脉数，兼见脘痞、恶心呕吐、大便烂、小便短赤、苔腻、脉濡，及恶风寒、头痛身重、肢节酸痛、脉浮为特征。

治法 透邪达表，清暑化湿。

方药 新加香薷饮加味。常用金银花、连翘透表达邪；香薷、厚朴、扁豆花清暑化湿。

暑热甚者，可加青蒿、黄芩、淡竹叶清解暑热；恶心呕吐频繁者，加藿香、佩兰、紫苏梗、姜汁化湿止呕；肢节酸痛明显者，加桑枝、丝瓜络、汉防己化湿通络。

【其他疗法】

1. 中药成药

（1）新癀片：每片重 0.32g。每服 1～2 片，1 日 3 次。用于暑入心营证。

（2）清开灵口服液：每支 10mL。每服 10～15mL，1 日 2 次。用于暑入心营证、暑热动风证。

（3）西洋参口服液：每支 10mL。每服 5mL，1 日 1～2 次。用于暑伤津气证。

（4）紫雪：每瓶 1.5g。每服周岁 0.3g，< 5 岁每增 1 岁递增 0.3g，1 日 1 次；> 5 岁 1.5～3g。1 日 2 次。用于暑热动风证。

（5）行军散：每瓶 0.3g。每服 0.1～0.2g，1 日 1～2 次。用于暑入心营证。

（6）清开灵注射液：每支 10mL。肌内注射，每次 2mL，1 日 1～2 次。静脉滴注，每次 10～20mL，加入 5% 葡萄糖注射液 100mL 中，1 日 1 次。新生儿，婴幼儿禁用。用于暑入心营证、暑热动风证。

（7）醒脑静注射液：每支 10mL。0.5mL/（kg·d），最大剂量不超过 20mL，加入 5%～10% 葡萄糖注射液或 0.9% 氯化钠注射液 50～250mL 稀释后静脉滴注。用于暑入心营证、暑热动风证。

2. 针灸疗法

高热者，取大椎、曲池、合谷等穴；呕吐者，取内关、气海、足三里等穴；躁动抽搐者，取内关、大椎、神门、十宣等穴；昏迷者，取人中、涌泉、十宣、太冲穴，强刺激，不留针。呼吸衰竭者，取人中、会阴针刺；膻中、关元穴艾灸。

【防护康复】

1. 预防

（1）搞好环境卫生和个人卫生。防蚊防虫。保持居室空气流通。居室空气消毒可用太乙流金散烧烟，或用食醋熏蒸。

（2）按时接种乙脑疫苗。

（3）尽量避免蚊虫叮咬。夏季流行病期间勿去公共场所。

（4）增强小儿体质，尤其在夏季注意调养，勿过食生冷食品及贪凉受风。

（5）早期发现和诊治患者，及时隔离，并做好消毒。

2. 调护

（1）夏季居处保持空气清新、凉爽。

（2）密切注意观察患儿神志、面色、脉搏、呼吸、血压、瞳孔及尿量的变化，及时发现变证，必要时进行血生化、心肺功能及颅压监测。

（3）宜进食易消化的流质或半流质饮食。对昏迷或呕吐频繁影响进食的患儿用鼻饲。

（4）昏迷患儿应侧卧，并及时吸痰，保持眼、口腔卫生，勤翻身，预防褥疮发生。

3. 康复

（1）注意休息，适当减少活动，逐步增加活动量，保持心情愉快，不到公共场所，避免复感。

（2）适当增加营养，逐渐增加食量和增加补益食品。

（3）暑疫时邪所伤的暑温患儿常有恢复期症状，6个月不能康复者则成为后遗症。对于有失语、失聪、痴呆、瘫痪等恢复期症状的患儿，要及早给予包括药物、针灸、推拿、康复治疗、功能锻炼等的综合治疗，以期减少后遗症。

【审思心得】

1. 循经论理

关于暑病的早期记载，见于《素问·热论》："凡病伤寒而成温者，先夏至日者为病温，后夏至日者为病暑。"《素问·生气通天论》又说："因于暑，汗，烦则喘喝，静则多言，体若燔炭，汗出而散。"论述了暑病的病因和临床特点。

汉代张仲景《金匮要略》论述了中暍，即是暑病，如《金匮要略·痉湿暍病脉证并治》说："太阳中暍，发热恶寒，身重而疼痛，其脉弦细芤迟，小便已，洒洒然毛耸，手足逆冷，小有劳，身即热，口前开，板齿燥。若发其汗，则其恶寒甚；加温针，则发热甚；数下之，则淋甚。太阳中热者，暍是也，汗出恶寒，身热而渴，白虎加人参汤主之。"论述了暑病的主要表现和主治方药。

元代朱震亨《丹溪心法》中把暑病分为冒暑、伤暑、中暑，如《丹溪心法·卷一·中暑三》所述："暑乃夏月炎暑也，盛热之气者，火也。有冒、有伤、有中，三者有轻重之分，虚实之辨。"张元素以动静分阴暑和阳暑，认为"静而得之为中暑，动而得之为中热，中暑者为阴证，中热者为阳证。"

清代叶桂《临证指南医案·幼科要略》对于暑温论述颇详。《临证指南医案·幼科要略·夏热》说："论幼科病暑热夹杂别病有诸，而时下不外发散消导，加入香薷一味，或六一散一服。考《本草》香薷辛温发汗，能泄宿水。夏热气闭无汗，渴饮停水，香薷必佐杏仁，以杏仁苦降泄气，大顺散取义若此。长夏湿令，暑必兼湿，暑伤气分，湿亦伤气，汗则耗气伤阳，胃汁大受劫烁，变病由此甚多。发泄司令，里真自虚。张凤逵云：'暑病首用辛凉，继用甘寒，再用酸泄酸敛，不必用下。'可称要言不烦矣。然幼科因暑热蔓延。变生他病，兹摘其概。"《临证指南医案·幼科要略·暑热》说："暑邪必夹湿，状如外感风寒，忌用柴葛羌防。如肌表热无汗，辛凉轻剂无误。香薷辛温气升，热伏易吐，佐苦降，如杏仁、川连、黄芩，则不吐。宣通上焦，如杏仁、连翘、薄荷、竹叶。暑热深入，伏热烦渴，白虎汤、六一散。暑邪首用辛凉，继用甘寒，后用酸泄敛津，不必用下。暑病头胀如蒙，皆湿盛生热，白虎、竹叶。"《临证指南医案·幼科要略·受热厥逆》说："夏令受热，昏迷若惊，此为暑厥。即热气闭塞孔窍所致。其邪入络，与中络同法，牛黄丸、至宝丹芳香利窍可效。神苏以后，用清凉血分如连翘心、竹叶心、玄参、细生地、鲜生地、二冬之属。此症初起，大忌风药，初病暑热伤气，竹叶石膏汤，或清肺轻剂。大凡热深厥深，四肢逆冷，但看面垢齿燥，二便不通，或泻不爽为是，大忌误认伤寒也。"对于小儿暑温的多种证候辨证论治具有指导价值。

清代吴瑭《温病条辨》规范暑温病名，详述暑温辨证论治，在上焦篇、中焦篇、下焦篇均将暑温单列叙述。如《温病条辨·上焦篇·暑温》说："形似伤寒，但右脉洪大而数，左脉反小于右，口甚渴，面赤，汗大出者，名曰暑温。在手太阴，白虎汤主之；脉芤甚者，白虎加人参汤主之。""手太阴暑温，或已发汗，或未发汗，而汗不止，烦渴而喘，脉洪大有力者，白虎汤主之；脉洪大而芤者，白虎加人参汤主之；身重者，湿也，白虎加苍术汤主之；汗多脉散大，喘喝欲脱者，生脉散主之。"《温病条辨·解儿难·小儿痉病瘛病共有九大纲论》又说："如夏月小儿身热头痛，项强无汗，此暑兼风寒者也，宜新加香薷饮；有汗则仍用银翘散，重加桑叶；咳嗽则用桑菊饮；汗多则用白虎；脉芤而喘，则用人参白虎；身重汗少，则用苍术白虎；脉芤面赤多言，喘喝欲脱者，即用生脉散；神识不清者，即用清营汤加钩藤、丹皮、羚羊角；神昏者，兼用紫雪丹、牛黄丸等；病势轻微者，用清络饮之类。方法悉载上焦篇，学者当与前三焦篇暑门中细心求之。但分量或用四之一，或用四之二，量儿之壮弱大小加减之。"

清代雷丰《时病论》沿袭张元素以动静分阴暑、阳暑，并详述伤暑、冒暑、中暑及暑风、暑温、暑咳、暑瘵的辨证论治。如《时病论·卷之四·中暑》说："盖中暑忽然而发，如矢石之中人也，不似伤暑初则寒热无汗，或壮热蒸汗之可比。是病忽然闷倒，昏不知人，躯热汗微，气喘不语，牙关微紧，亦或口开，状若中风，但无口眼㖞斜之别，其脉洪濡，或滑而数。缘其人不辞劳苦，赤日中行，酷暑之气，鼓动其痰，痰阻心包所致，宜清暑开痰法治之。如果手足厥冷，名曰暑厥，宜苏合香丸化开灌之，或以来复丹研末白汤灌之，或以蒜水灌之，或剥蒜肉入鼻中，皆取其通窍也。俟其人事稍苏，继进却暑调元法为治。"《时病论·卷之四·暑风》说："暑风之病，良由暑热极盛，金被火刑，木无所畏，则风从内而生，此与外感风邪之治法，相悬霄壤，若误汗之，变证百出矣。夫木既化乎风，而脾土未尝不受其所制者，是以卒然昏倒，四肢搐搦，内扰神舍，志识不清，脉多弦劲或洪大，或滑数。总当去时令之火，火去则金自清，而木自平，兼开郁闷之痰，痰开则神自安，而气自宁也，拟用清离定巽法佐以郁金、川贝治之。倘有角弓反张，牙关紧闭者，宜加犀角、羚羊；痰塞喉间有声者，宜加胆星、天竺；服药之后，依然昏愦者，宜加远志、菖蒲。然而此证候至此，亦难治矣。"

《重订广温热论·论小儿温热》说："暑热致痉，症必面赤齿燥，四肢厥冷，手足抽搐，神昏若惊。轻则吴氏清络饮加菊花、钩藤；重则犀羚镇痉汤加瓜霜紫雪。神清以后，用竹叶地黄汤，清凉血分，以善其后。"对于"暑热致痉"作了专论。

2. 证治有道

暑温好发于夏暑季节，因感受暑热病邪为患，暑热为火，为热之极，致病急骤，致病力强，传变迅速，变化多端，易现重证及危重病证。小儿体弱，难耐暑、湿、热三气发泄，更易为暑热病邪所伤，若病则易见邪盛正虚，须时时防变，防重证、危重证的产生。

暑温病区分本证、兼证、类证。本证主要为暑入阳明证及暑温重证，重证如暑风、暑厥、暑瘵；兼证为暑温兼湿兼寒；类证为冒暑、暑秽。本病以暑温本证为主，当暑热径入阳明，正邪剧争，阳明经热，此为实证，治以白虎汤清气泄热，清热生津，即张凤逵所谓"暑病首用辛凉"，即辛凉重剂白虎汤。如吴瑭在《温病条辨》中所称银翘散为辛凉平剂、桑菊饮为辛凉轻剂、白虎汤为辛凉重剂。由于壮火食气，暑热为火，极易耗气伤阴，在阳明经热的同时极易伴随正气的虚损，即现暑伤津气，此为虚实夹杂证，治宜辛寒清气，并甘寒生津养液，甚则甘温益气，故主用白虎加人参汤或王氏清暑益气汤涤暑清热，益气生津，如张凤逵所谓"继用甘寒"。若进而津气损害更甚，则正不抵邪，津气欲脱，此为虚脱之证，故宜益气敛津固脱，用生脉散加味治疗，取其麦冬甘寒生津，人参甘温益气，五味子酸温敛津，并可酸甘化阴，津液涌泄，津气收敛，此即张凤逵所谓"再用酸泄酸敛"。

暑风、暑厥、暑瘵为暑温重证，因邪气盛而正气未明显亏虚，故可以持续抵抗邪气，正邪剧烈争斗，虽然如此，但病情重，易传变，脏腑易于损害，须及时治疗。常辨为暑入心营或暑热动风证，见身热烦躁、头痛呕吐、神昏谵语、斑疹显露、吐衄便血、项强抽搐等，治以清营凉血，凉肝息风。用药如《温病条辨·上焦篇·暑温》所述："小儿暑温，身热，卒然痉厥，名曰暑痫，清营汤主之，亦可少与紫雪丹。"并可配合使用中药注射液静脉给药，必要时需中西医结合抢救。

有因暑疫时邪所伤者，病多重症。其急性期基本符合卫气营血的传变规律，但因邪毒深重，传变迅速，常见为卫气同病、气营两燔、营血同病的证候，甚至直入气、营、血分。卫气同病证常用银翘散合白虎汤加减；气营两燔证常用白虎汤合清营汤加减；营血同病证常用清营汤合犀角地黄汤加减；气营血同病者常用龙胆清瘟败毒饮加减，其中邪毒内陷厥阴者又常用龙胆清瘟败毒饮合羚角钩藤汤加减并选加安宫牛黄丸、紫雪治疗。其恢复期、后遗症期则可分为热证之阴虚内热证用青蒿鳖甲汤合清络饮加减；营卫不和证用桂枝汤加味；痰证之痰蒙清窍证用涤痰汤加减；痰火内扰证用龙胆泻肝汤加减；风邪留络证用止痉散加味；气虚血滞证用补阳还五汤加味。并需配合针灸、推拿及康复治疗等。

　　小儿在夏暑季节，因体弱，受暑热或暑湿熏蒸，还易出现中暑、夏季热和疰夏等，其与暑温有相似之处，实则不尽相同。如中暑，为夏令时节长时间暴晒或嬉戏，突然头昏身热、口渴多汗、烦闷泛恶、手足微凉，甚则猝然晕倒、全身抽搐为主要临床特征的一种外感暑病，古代又称"喝"，现代又称"捂热综合征"。其治疗，首先需将患儿移于阴凉处（低于20℃），平卧，脱去多余的衣物，将冰袋置于患者的腋窝下、颈侧和腹股沟，补充清凉饮料（如绿豆汤、西瓜汁等），辨证论治方案与暑温相似，也可以配合刮痧、推拿、拔罐等。刮痧：用细料瓷调羹蘸菜油，在患儿脊背两旁及胸前两胁处，自上而下，由轻到重，反复刮擦，直至皮肤发红出现小块红紫斑为止。推拿：掐人中，捏厉兑，掐十王，拿委中，拿肩井等开窍醒神。拔罐：选用大小适宜的竹罐，以闪火法拔吸于大椎穴，持续1～5分钟。小儿中暑后，若急救措施得当，一般预后良好，主要须避免暑热的过度伤害。

　　夏季热，也叫暑热症，发病于夏季，以长期发热、口渴多饮、多尿、少汗或汗闭为特征的一种疾病。主要见于婴幼儿。在华东、中南及西南等气候炎热地区多见，与气候炎热及气温升高有密切关系。若见暑伤肺胃证：发热持续不退，多午后升高或稽留不退，口渴引饮，皮肤灼热，无汗或少汗，小便频数而清长或淡黄，精神烦躁，口唇干燥，舌稍红，苔薄腻或薄黄，脉数。治以清暑益气，养胃生津，方用王氏清暑益气汤加减治疗。暑湿伤脾证：经久发热，或高或低，身热不扬，或有微汗，口渴欲饮，倦怠乏力，肢端阴凉，面色苍黄，饮食不振，大便不调，小便清长，苔薄腻，脉濡数。治以健脾益气，清暑化湿，方用七味白术散加减治疗。上盛下虚证：精神萎靡，虚烦不安，面色苍白，两颧发红，下肢清冷，食欲不振，小便清长，频数无度，大便稀薄，身热不退，朝盛暮衰，头额干灼无汗，口渴多饮，舌质红，苔薄黄，脉沉数无力。治以清上温下，寒温并用，方用温下清上汤加减治疗。温下清上汤为徐小圃先生经验方，由黄连、附子、磁石、龙齿、菟丝子、覆盆子、桑螵蛸、天花粉、缩泉丸组成，治疗上热下寒证。

疰夏，是以精神倦怠、四肢乏力、体热食少、大便不调为主要临床特征的一种季节性疾病。病名始见于元代朱震亨《丹溪心法·中暑（附暑风、疰夏）》，提出其病因病机是"疰夏属阴虚，元气不足"，并指明病发于"夏初春末，头疼脚软，食少体热者是。"清代雷丰也专论本病，如《时病论·卷之四·疰夏》说："疰夏者，每逢春夏之交，日长暴暖，忽然眩晕、头疼、身倦、脚软、体热、少食、频欲呵欠、心烦自汗是也……宜以金水相生法治之。如眩晕甚者，加菊花、桑叶；头痛甚者，加佩兰、荷钱；疲倦身热，加潞党、川斛；心烦多汗，加浮麦、莲子。"可供临证参考。辨证治疗，如见暑湿困脾证：倦怠无力，食欲不振，脘腹不适，时有呕恶，身热不扬，小便黄，大便不调，舌苔腻，脉象略数。治以醒脾清暑化湿，方用藿朴夏苓汤加减治疗。脾胃虚弱证：精神倦怠，嗜卧懒言，食欲不振，面色萎黄，大便稀溏，舌质淡，苔白腻，脉象无力。治以健脾益气化湿，方用参苓白术散加减治疗。气阴两虚证：形体消瘦，头晕目眩，神倦乏力，体热食少，心烦汗出，舌质红，舌苔少，脉沉细而数。治以益气养阴，生脉散加味治疗。本病一般预后良好，但病程比较长。多始于春末夏初，至秋凉后可逐渐好转，故有"春夏剧，秋冬瘥"的发病特点。如病程迁延、反复发作或兼患其他疾病则可使病情加重。若调护失宜，病程迁延，甚或感染他病，则耗损气血，进一步发展可成为疳证。

第六章 时疫感冒

【概述】

时疫感冒是感受风热疫疠时邪引起，以突发高热、头痛、全身酸痛、乏力、咳嗽、咽痛，或腹痛、恶心、呕吐、泄泻为临床特征的急性外感热病。西医学称为流行性感冒。儿童和青少年的发病率高。在流感流行时，幼托儿童发病率可达50%，门急诊10%～30%因流感样症状就诊的儿童系流感所致。本病具有流行广、起病急、病情重的特点，易突然暴发，迅速扩散。婴幼儿易并发肺炎和热性惊厥。本病一年四季均可发生。

本病在世界范围内时有暴发和流行。据世界卫生组织数据，目前，全球范围内每年约有5%～10%的成年人以及20%～30%的儿童罹患流感，其中重症患者约为300万～500万，造成29万～65万人死亡。我国北方地区流行高峰一般在冬春季，南方地区全年流行，高峰常发生在夏季和冬季。世界卫生组织自1947年起在世界各国建立全球流感监测网，自2015年5月重新命名为全球流感监测和响应系统，对疫苗株推荐和防止流感大流行起到重要作用，目前有包括136个国家流感中心，6个WHO合作中心。我国国家流感中心于2009年成为WHO第6个合作中心。2017年底至2018年初，全国多个地区爆发儿童流行性感冒，据中国国家流感中心发布的"流感周报"显示，2017年11月以来，流感流行株以B型（Yamagagata）系所占比例最高，A型流感病毒株亦有逐月上升趋势。

【病因病机】

本病病因为感受疫疠时邪。小儿稚阴稚阳，体质稚嫩未全，全而未壮，疫疠流行之时，易被时邪侵袭。初起邪犯卫表，表现发热、恶寒、头身疼痛、咽痛、咳嗽等。因疫邪致病力强，传变迅速，易从卫入气，热毒壅盛，肺失清肃，肺气上逆，热灼津伤，出现高热、咳嗽、痰黏、口渴、舌红、苔黄、脉滑数等；甚则热邪化毒，炽盛于里，闭郁肺气，阻碍血行，而现高热不退、咳嗽剧烈、少痰或无痰、喘促、气短、心悸、躁扰不安等，可能转为肺炎喘嗽；极甚者，毒热鸱张，伤害正气，正不敌邪，正气溃败，则现毒热内陷，内闭外脱之证。也有部分时疫感冒患儿表现为发热、腹痛、恶心、呕吐、泄泻，可同时出现头痛、肌肉酸痛、恶风、畏寒等症状，是为肺胃同病，或有称为"胃肠型感冒"。若未发生重症、危重症，后期常见邪热渐退，气阴受伤。

1. 疫邪侵袭

疫气是引发本病的直接因素。在疫疠流行之时，小儿体弱难耐，被疫疠侵袭，从口鼻而入，首犯肺系。风热时疫初袭卫分，肺卫失宣，可见发热，恶风寒，头身痛，咽喉肿痛，咳嗽，舌边尖红，苔薄黄，脉浮数。少数可为风寒时疫，则表阳受遏，营卫不和，经络不舒，可见发热，恶寒，头身、腰背酸痛剧烈，骨节酸痛，舌淡红，苔薄白，脉浮紧。邪犯卫分阶段少数患儿可因热扰风动而发生一过性抽搐。

2. 热毒袭肺

疫疠病邪，致病暴戾，传变迅速，容易从卫入气，犯于肺脏，热毒壅肺，肺失清肃，肺气上逆，热灼津伤，可见高热，咳嗽，痰黏咯吐不爽，口渴喜饮，咽痛，目赤，舌质红，苔黄或腻，脉滑数。重者毒热闭肺，则转成肺炎喘嗽。

3. 毒发肺胃

部分患儿感受疫疠湿热病邪，犯于肺胃，急起发热。毒发于胃，扰乱脾胃气机，则见腹痛、恶心、呕吐、泄泻、舌苔黄腻；毒发于肺，卫表腠理失司，可同时出现发热畏寒、头痛、肌肉酸痛、脉数等症状。

4. 耗伤气阴

本病后期，邪去正虚，气阴亏虚，可见咳嗽痰少、神倦乏力、气短、纳食不佳、舌淡红、苔薄腻、脉弦细数等症。但多数患儿脏气清灵，易趋康复。

【临床诊断】

1. 诊断要点

（1）在流感流行季节，当地有疫情流行，有流感病毒接触史或集体发病史。

（2）突然起病，有发热、恶寒、头痛、四肢肌肉酸痛、倦怠疲乏。伴见咳嗽、咽痛、眼结合膜充血、面颊潮红，而上呼吸道卡他症状体征不如普通感冒明显，咽痛、咽部红肿和扁桃体体征也不如急性扁桃体炎严重；或者伴见恶心、呕吐、腹痛、泄泻等症状。

（3）血常规：白细胞计数多数偏低或正常，中性粒细胞比例降低。

（4）病原学检查：①检测流感病毒：首选呼吸道上皮细胞标本，测得病毒核酸检测阳性，或/和病毒分离培养阳性；另可取急性期和恢复期双份血清测得病毒特异性 IgG 抗体水平呈 4 倍或 4 倍以上升高。②检测诺如病毒：首选粪便标本，核酸检测和基因型鉴定，采用 RT-PCR 方法，ELISA 方法也可作为辅助检测手段。

2. 鉴别诊断

与普通感冒鉴别：①普通感冒上呼吸道症状明显，如发热、恶寒、鼻塞、流涕、喷嚏、咽痛、咳嗽等，全身症状相对较轻；时疫感冒一般上呼吸道症状较轻，而全身症状较重，如发热、头痛、全身酸痛、倦怠疲乏、恶心呕吐、腹痛泄泻等。②普通感冒多为散发，时疫感冒流行发病。③时疫感冒可检测到相关病毒病原阳性。

【辨证论治】

1. 辨证要点

（1）辨初起寒热：疫疠流行之时，易被疫疠侵袭，或有风热时疫、或有风寒时疫，但以风热者占多。若见发热、微恶风寒、头身痛、咽喉肿痛、咳嗽痰黄、舌边尖红、苔薄黄、脉浮数者，为风热时疫感冒；若见恶寒、发热、头身疼痛、腰背酸痛、骨节酸痛、舌淡红、苔薄白、脉浮紧者，为风寒时疫感冒。热势高者可能出现一过性抽搐。

（2）辨卫气肺胃：本病发生发展规律基本符合叶桂《温热论》第一条所述："温邪上受，首先犯肺。"初期邪热犯肺，卫表受邪，可见发热、恶寒、头身痛、舌苔薄、脉浮等表证；由卫入气，肺热气郁，清肃失司，可见高热、咳嗽、痰黏咳痰不爽、口渴喜饮、咽痛、目赤、舌质红、舌苔黄、脉滑数；若肺热传胃，亦可见烦渴、恶心、呕吐、腹痛、泄泻等胃热炽盛的气分病证。如见高热不退、咳嗽剧烈、喘促气短等症，则病已转为肺炎喘嗽，则当另作处置。

2. 治疗原则

本病治疗原则为祛邪清瘟解毒。初起疫邪侵犯肺卫，治宜祛疫达邪，宣肺解毒；中期热毒壅肺者治宜清热解毒、清肺止咳，毒犯中焦者治宜清热解毒、清胃和中；

后期气阴两虚者，治宜清解余邪，补益气阴。若病初有抽搐征兆者，宜早用镇惊息风之品先病而治。

3. 证治分类

（1）时疫犯表

证候　发热，恶风寒，头痛，身痛，腰背酸痛，咽喉肿痛，咳嗽，痰黄，口渴，舌边尖红，苔薄黄，脉浮数；或发热，恶寒，头身、腰背酸痛剧烈，骨节酸痛，咳嗽，痰白，舌淡红，苔薄白，脉浮紧。

辨证　本证为疾病初期，若为风热时疫所感，以发热、恶风寒、头身痛、咽喉肿痛、咳嗽、舌边尖红、苔薄黄、脉浮数为特征；若为风寒时疫所感，以发热、恶寒、头身、腰背酸痛剧烈、骨节酸痛、舌淡红、苔薄白、脉浮紧为特征。

治法　风热时疫者，治宜疏风泄热，宣肺解毒；风寒时疫者，治宜疏风散寒，调和营卫。

方药　风热时疫侵袭者，银翘散合桑菊饮加减。常用金银花、连翘、桑叶、菊花、薄荷（后下）、牛蒡子疏风泄热；淡竹叶、芦根清热生津；桔梗、甘草清热利咽。风寒时疫侵袭者，荆防败毒散加减。常用荆芥、防风、羌活、独活疏风散寒；葛根、桂枝、川芎和营疏卫；前胡、枳壳、茯苓、桔梗、甘草宣肺化痰。

身热甚者，加贯众、大青叶、鸭跖草清热泻火；咳嗽频作，加杏仁、前胡、枇杷叶宣肃肺气；痰液黄黏，加瓜蒌皮、浙贝母、天竺黄清化痰热；咽痛甚者，加锦灯笼、玄参、土牛膝清咽止痛；苔厚腻者，加藿香、佩兰、苍术芳香化湿。若有热盛，惊惕不安，为风热惊风先兆，急予羚珠散清热镇惊息风。

（2）热毒袭肺

证候　高热，咳嗽，痰黏咳痰不爽，口渴喜饮，咽痛，目赤，舌质红，苔黄或腻，脉滑数。

辨证　本证由时疫犯表后入里袭肺而成，以高热、咳嗽、痰黏、口渴、咽痛、舌质红、苔黄或腻、脉滑数为特征。

治法　清热解毒，宣肺止咳。

方药　麻黄杏仁甘草石膏汤加减。常用炙麻黄、杏仁宣肺平喘；石膏、知母、黄芩、柴胡清气泄热；浙贝母、桔梗、生甘草清热化痰利咽。

咳嗽甚者，加桑叶、桑白皮、前胡宣降肺气；高热，加青蒿、金银花、鱼腥草、薄荷清宣肺热；苔黄腻者，加苍术、薏苡仁、六一散化湿清热；痰多难咯，加黛蛤散、浙贝母、胆南星宣肺化痰；便秘者，加虎杖、瓜蒌、大黄（后下）通腑泄热。

（3）毒犯肺胃

证候　发热，恶心，呕吐，腹痛，泄泻，头痛，肌肉酸痛，心烦，口渴，舌质红，苔黄腻，脉数。

辨证　本证常由于感受疫疠湿热病邪而发，以发热、恶心、呕吐、腹痛、泄泻、舌苔黄腻为特征。

治法　清热解毒，清胃和中。

方药　葛根黄芩黄连汤加味。常用葛根、紫苏叶解肌和中；黄芩、黄连、拳参清胃解毒；苍术、佩兰燥湿运脾；竹茹、姜半夏和胃止呕；六神曲、甘草健脾助运。

热炽头痛，加薄荷、鸭跖草清热泻火；身热心烦，加淡豆豉、栀子清热除烦；腹痛阵阵，加木香、陈皮理气止痛；大便泄泻，加马齿苋、车前子清肠利湿。

（4）气阴两虚

证候　热势已降，神倦乏力，气短，口干，纳差，咳嗽声作，痰少，舌暗或淡红，苔薄白，脉细。

辨证　本证为恢复期，邪却正虚，显示气阴不足证候，以神倦乏力、气短、口干、纳差，或伴咳嗽声作、痰少为特征。

治法　益气养阴。

方药　沙参麦冬汤加减。常用沙参、太子参、麦冬、五味子补益气阴；天花粉、玉竹、地骨皮养阴清热；六神曲、炒谷芽健脾醒胃。

若有低热者，加白薇、金银花、黄芩清透热邪；咳嗽者，加桑叶、桑白皮、百部肃肺止咳；痰黏者，加浙贝母、瓜蒌皮清化痰热；便秘者，加火麻仁、郁李仁、瓜蒌子润肠通便；气短纳差者，加黄芪、党参、茯苓、谷芽、麦芽补气健脾助运。

【其他疗法】

1. 中药成药

（1）小儿豉翘清热颗粒：每袋2g。每服6个月～1岁1～2g、1～3岁2～3g、

4～6岁3～4g、7～9岁4～5g、≥10岁6g，1日3次。用于风热时疫犯表证。

（2）连花清瘟颗粒：每袋6g。每服3～6岁3g、7～9岁4.5g、≥10岁6g，1日3次。用于风热时疫犯表证、热毒袭肺证。

（3）抗感颗粒（儿童装）：每袋5g。每服1～5岁2.5g、6～9岁5g、10～14岁7.5g、≥15岁10g，1日3次。用于风热时疫犯表证、热毒袭肺证。

（4）清宣止咳颗粒：每袋10g。每服1～3岁5g、4～6岁7.5g、7～14岁10g，1日3次。温开水冲服。用于风热时疫犯表证咳嗽者。

（5）葛根芩连丸：每袋1g。每服3～7岁1g、7～14岁2g，1日3次。用于毒犯肺胃证。

（6）痰热清注射液：每支10mL。按体重0.3～0.5mL/kg，最高剂量不超过20mL，加入5%葡萄糖注射液或0.9%氯化钠注射液100～200mL，静脉滴注，控制滴数在每分钟30～60滴，1日1次。或遵医嘱。24个月以下婴幼儿禁用。用于时疫犯表证、热毒袭肺证。

2. 针灸疗法

针刺：高热者，取大椎、曲池、合谷等穴；呕吐者，取内关、气海、足三里等穴；热盛惊风者，取人中、合谷、太冲、大椎等穴，十宣点刺放血。

【防护康复】

1. 预防

（1）及时关注全球流感监测和响应系统对流感疫情的报告。

（2）发现病例及时隔离休息，医学监护。

（3）保持室内空气流通。常洗手，避免脏手接触口、眼、鼻。

（4）流行季节少去人群密集的场所。幼托或学校发生流感暴发应停课并班级关闭消毒。

（5）接种当季的流感疫苗（灭活疫苗或减毒活疫苗）。

（6）作为对没有接种疫苗或接种疫苗后尚未获得免疫能力的并发症风险人群的紧急临时预防措施，以及对于有流感疫苗接种禁忌证或不能及时接种疫苗并且易发生重症流感的高危个体，在流感流行季节可以酌情使用抗疫药物预防流感。

2. 护理

（1）保持居室或病室的空气流通及适宜的温度、湿度。

（2）饮食清淡、易消化，多饮水。

（3）保持口腔、皮肤的清洁卫生。

（4）保证良好睡眠，不到人员聚集的场所。

（5）注意对高热、呕吐频繁、剧烈咳喘等患儿的特殊护理，并注意病情观察，避免和预防并发症的发生。

3. 康复

（1）注意增减衣物，避免外邪侵袭，以防再次感邪。

（2）逐步增强饮食营养和摄入量，以利康复。

（3）适当休息，避免大运动量，以防并发症出现和利于身体复原。

【审思心得】

1. 循经论理

时疫感冒属于瘟疫范畴。瘟疫是具有强烈传染性并能引起流行的一类疾病的总称。汉代张仲景《伤寒杂病论》为外感病诊治的主要经典著作，对防治瘟疫有启发作用。晋代王叔和在《伤寒例》中指出："从春分以后至秋分节前，天有暴寒者，皆为时行寒疫也。"开始把疫病区分"寒疫"和"温疫"，并认为引起疫病的病因为"时行之气"或"时行疫气"。隋代巢元方在《诸病源候论》中列"疫疠病诸候"三篇专论，阐述了温疫的病源、证候等。唐代王冰补入《黄帝内经》的《素问·六元正纪大论》中述："初之气，地气迁，气乃大温，草乃早荣，民乃厉，温病乃作……终之气，畏火司令，阳乃大化，蛰虫出见，流水不冰，地气大发，草乃生，人乃舒，其病温厉。"对温疫也有所认识。唐代王焘《外台秘要》记载有治疗"小儿天行方八首"，如刘氏疗小儿天行头痛壮热方：青木香六分、白檀香三分。又方：吴蓝、大青各十分，甘草（炙）、生麦门冬（去心）、生姜各六分，茵陈三分，栀子仁十枚，芦根一握（洗）。

明代吴又可撰写了第一部温疫学专著，创新瘟疫病因学说，认识温疫为邪伏膜原，伏邪内溃有表里九传之变，治疗上重视祛除疫邪，主用达原饮、三消饮、承气类方。如《温疫论·原序》论述："夫温疫之为病，非风、非寒、非暑、非湿，乃天地间别有一种异气所感，其传有九，此治疫紧要关节。"《温疫论·原病》又述："病疫之由，昔以为非其时有其气，春应温而反大寒、夏应热而反大凉、秋应凉而反大热、冬应寒而反大温，得非时之气，长幼之病相似以为疫。余论则不然，夫寒热温凉，乃四时之常，因风雨阴晴，稍为损益，假令秋热必多晴，春寒因多雨，较之亦天地之常气，未必多疫也。伤寒与中暑，感天地之常气，疫者感天地之疠气，在岁运有多寡、在方隅有厚薄、在四时有盛衰，此气之来，无论老少强弱，触之者即病。"《温疫论·温疫初起》再论："温疫初起，先憎寒而后发热，日后但热而无憎寒也。初得之二三日，其脉不浮不沉而动数，昼夜发热，日晡益甚，头疼身痛。其时邪在夹脊之前，肠胃之后，虽头疼身痛，此邪热浮越于经，不可认为伤寒在表证，辄用麻黄桂枝之类强发其汗，此邪不在经，汗之徒伤表气，热亦不减。又不可下，此邪不在里，下之徒伤胃气，其渴愈甚，宜达原饮。"

对于小儿瘟疫，吴氏有《温疫论·小儿时疫》专论："凡小儿感冒风寒疟痢等证，人所易知，一感时疫，人所难窥，以致错误者多。盖由幼科专于痘、疹、吐、泻、惊、疳并诸杂证，在伤寒时疫，则略而未常究心，一也；古人称幼科为哑科，盖不能尽罄所苦以告师，师又安能悉乎问切之义？所以但知其身热，不知其头疼身痛也；但知不思乳食、心胸膨胀，疑其内伤乳食，安知其疫邪传胃也；但见呕吐恶心，口渴下利，以小儿吐泻为常事，又安知其协热下利也。凡此，何暇致思为时疫，二也。小儿赋质娇怯，筋骨柔脆，一染时疫，延挨失治，即便二目上吊、不时惊搐、肢体发痉、十指钩曲、甚则角弓反张，必延幼科，正合渠平日学习见闻之证，是多误认为慢惊风，遂投抱龙丸，竭尽惊风之剂，转治转剧，因见不啼不语，又将神门眉心乱灸，艾火虽微，内攻甚急，两阳相搏，如火加油，红炉添炭，死者不可胜纪，深为痛悯。今凡遇疫毒流行，大人皆染，小儿岂独不可染耶？因其气血筋骨柔脆，故所现之证为异耳，务宜祛邪以治，故用药与大人仿佛。凡五六岁以上者，药当减半；二三岁者，四分之一可也。又肠胃柔脆，少有差误，为祸更速，临证尤宜加慎。小儿太极丸：天竺黄（五钱）、胆星（五钱）、大黄（三钱）、麝香（三分）、冰片（三分）、僵蚕（三钱）。"

清代戴天章《广瘟疫论·小儿》专论："小儿受时疫悉与大人同，而时见惊搐类于惊风，误治多死，用大人治疫清解诸法，减小剂料以治之则愈。小儿不能言，遇当下证，既不知其谵妄，复难验其舌苔，则当验其唇，唇赤而燥即是下证，此幼科之要诀也。"清代杨栗山《伤寒温疫条辨·小儿温病》专论："凡杂气流行，大人小儿所受之邪则一，且治法药饵亦相仿，加味太极丸主之，升降散亦妙。四五岁以下者药当减半，三二岁以下者三分之一可也，临病之工，宜酌量焉。"对小儿温疫的诊治均有参考价值。

2. 证治有道

本病是由流感病毒、诺如病毒等引起的急性传染病。由于流感病毒易发生变异，给本病有效疫苗的研制带来困难，造成流行性感冒近年在临床不断暴发流行，成为儿科发病率最高的急性传染病，严重危害儿童健康。

本病病因属于时行疫毒，从口鼻而入。首犯于肺，致卫表失和，邪正相争，可见发热恶寒、头身疼痛等疫毒犯于卫表之证。疫毒邪甚，由表入里，传至气分，热毒郁于肺脏，使肺气郁而宣肃失司，则发热不退，咳嗽频作，痰鸣气喘。若是气分热炽阳明，胃热毒盛，则可见壮热、恶心、呕吐、腹痛、泄泻等症。以上这些不同证候的发生，除与患儿体质因素有关外，更与所感疫邪的性质相关。如近年临床常见的流感病毒 A 型、B 型不同的流行株，多发为瘟毒犯表、郁肺证；诺如病毒感染，则多发为瘟毒犯胃、束表证。所以，不同性质的"疫毒"，虽然同发为时疫感冒，但临床表现的证候有明显的区别，治疗也当审证求因、辨证论治。

我们的临床经验，本病治疗原则为清瘟解毒，可以按瘟疫毒邪所犯主要病位（卫、肺、胃）、病机分为三种主要证候：风瘟犯表证、瘟毒郁肺证、毒犯肺胃证，以此分别辨证施治。

风瘟犯表证：症见发热，恶风寒，面目红赤，头痛，身痛，哭闹不宁，咽红咽痛，咳嗽偶作，无汗或汗出热不解，舌质红，舌苔薄黄，脉浮数，指纹紫滞。病机为风瘟邪毒犯表，腠理开阖失司。治以清瘟解毒，解表清热。方药：自拟清瘟解表汤。常用药金银花、连翘、薄荷（后下）、荆芥、桔梗、牛蒡子、贯众、鸭跖草、拳参、甘草。

瘟毒郁肺证：症见发热不退，咳嗽频作，痰晰，烦躁不安，咽红，舌质红，舌苔黄腻，脉洪数，指纹紫滞，肺部听诊呼吸音粗、或有干啰音。病机为风瘟邪毒郁肺，肺气宣肃失司。治以清瘟解毒，宣肺止咳。方药：自拟清瘟宣肺汤。常用药炙麻黄、苦杏仁、前胡、石膏（先煎）、薄荷（后下）、黛蛤散（包煎）、金银花、贯众、拳参、甘草。

毒犯肺胃证：症见发热，恶心，呕吐，腹痛，泄泻，头痛，身痛，舌质红，舌苔黄腻，脉滑数，指纹紫滞。病机为瘟毒犯于肺胃，气机升降失司。治以清瘟解毒，清胃止呕。方药：自拟清瘟安胃汤。常用药紫苏叶、薄荷（后下）、淡豆豉、葛根、竹茹、拳参、黄芩、黄连、焦六神曲、甘草。

临证时还应根据疾病轻重、证候侧重不同调整用药比例，并可适当加减用药。例如：恶寒重者，加防风、川芎疏风散寒；咽红肿痛者，加虎杖、土牛膝、蒲公英、玄参清咽解毒；痰热重者，加浙贝母、胆南星、瓜蒌皮、鱼腥草等清肺化痰；热结便秘者，加大黄（后下）、枳实、槟榔等通腑泄热；鼻塞流涕者，加辛夷、苍耳子、白芷等宣肺通窍；咳喘甚者，加葶苈子、紫苏子、地龙等降逆平喘；津伤者，加生地黄、南沙参、麦冬、天冬、玉竹等润肺生津。

第七章

麻疹

【概述】

麻疹是指感受麻疹时邪病毒引起，以发热、咳嗽、鼻塞流涕、泪水汪汪、口腔两颊近臼齿处可见麻疹黏膜斑、周身皮肤按序泛发麻粒样大小的红色斑丘疹、疹退时皮肤有糠麸样脱屑和色素沉着斑为特征的小儿急性外感热病。麻疹曾是危害儿童健康最为严重的传染病之一，因而被列为儿科四大要症之首。其具有传播迅速，波及面广，反复流行，发病率高等特点，属温疫范畴。四季均可发病，冬春季节多发。发病前1～2周有与麻疹患者接触史。

有关麻疹的早期记载见于宋代钱乙《小儿药证直诀·脉证治法·疱疹候》："面燥腮赤，目胞亦赤，呵欠顿闷，乍凉乍热，咳嗽嚏喷，手足梢冷。"各地称谓不同，如川广俗称麻子、北方俗称疹子、浙江俗称瘄子、江苏俗称痧子。中医药诊治麻疹历史悠久，经验丰富。明代王肯堂《证治准绳·幼科·麻疹》将本病分为初热期、见形期、收没期，被沿用至今。

20世纪80年代以来，随着麻疹减毒活疫苗预防接种的推广，本病发病率显著下降，但散发病例和局部流行仍不时发生，婴儿麻疹比例增多，较大儿童及成人患者病情较重。

【病因病机】

感受麻疹时邪病毒而发病，病变过程中有顺证、逆证的不同。顺证指人体正气相对强盛，正邪交争，正气可以抗邪外出，疾病向愈；逆证指正不敌邪，邪毒深重，疾病转为重症，并易于发生并发症。

顺证首见初热期，麻疹时毒侵袭肺卫，肺卫失宣；渐入见形期，邪毒入里化热，从肺传胃传脾，内窜营分，毒泄肌肤；末尾进入收没期，邪退正虚，气阴耗损。若麻毒炽盛，或失治、误治，或发疹期间复感外邪，则易发生逆证，常见邪毒壅肺，炼液成痰，痰热互结，肺气闭郁；或痰火互结，上攻咽喉；或邪陷心肝，闭窍动风。

本病病变脏腑主要在肺脾，涉及心营及肝。如元代朱丹溪《幼科全书·原疹赋》

指出："毒出于脾，热流于心，脏腑之伤，肺则尤甚。"明代张介宾《景岳全书·痘疹诠》中言麻疹是"表邪不解而内犯太阴阳明。""疹者……惟二经受证，脾与肺也，内应于手足太阴，外合于皮毛肌肉。"清代谢玉琼《麻科活人全书·麻疹骨髓赋》系统归纳为"先起于阳，后归于阴，毒兴于脾，热流于心，脏腑之伤，肺则尤甚。"发病机理为时行疫毒上受，首先犯肺，肺失宣发，邪热盛行，内窜于营，血络受损，毒泄肌肤，发而为疹。

1. 麻毒侵袭

冬春之季，春风过暖或应寒反暖，风阳盛行，风夹热生，麻疹时毒流行。小儿肺脾常虚，卫外不固，易被时毒侵袭。风为阳邪，其性升散；肺为华盖，居于上焦，其合皮毛。麻疹时毒性似风热，并具戾气特点。此时，如小儿调摄不当，正气亏虚，极易被麻疹时毒侵袭而发病，或遇麻疹病人，相互染易，以致麻疹流行。

2. 卫热窜营

麻疹时毒致病力强，传变迅速。从卫而入，首犯手太阴肺，正邪斗争，肺卫失宣，故见发热恶寒，鼻塞流涕，咳嗽咽痛等。因为戾毒为害，病邪炽盛，并有风热善行数变之性，邪热不易外达从卫而解，反而内窜逼入营分。营主血络，营阴有热，血络损伤，热毒外泄肌肤，故初热期3天后进入见形期，见耳后、发际、颈项、头面、胸腹、四肢顺序出现红色斑丘疹。如热轻邪少，则疹色淡红、量少、稀疏；若热甚邪重，则疹色紫红、量多、稠密。如正气尚可，抗邪外出，疹出3～4日后进入收没期，皮疹按出疹顺序开始消退，皮肤有糠麸样脱屑和色素沉着，热减脉静，为正胜邪退的表现，历3～4日邪毒通过疹出而外达，疾病向愈，但因气阴受伤，可见口干少饮，咳嗽减轻，或有咽干声嘶，大便干少，舌红少津。此为顺证。

目前临床有部分患儿，因感邪轻浅、正气内存，表现为轻症，虽有卫、营证候，但发热不高、出疹量少色浅，不至于逆证，也不必经三期演变，可较快正胜邪却而康复。

3. 邪毒闭肺

如为低龄婴幼，体质稚弱，或当小儿患麻疹之后复感新邪，或不重调护，或失治、误治等，则正气受损，抗邪无力，邪毒炽盛，从卫入气，侵犯肺系之麻毒或复感外邪内攻肺经肺脏，正邪交争，肺热壅盛，肺气郁闭，热炼痰生，痰热闭肺。出现壮热持续，烦躁不安，精神萎靡，咳嗽气喘，憋闷，鼻翼扇动，呼吸困难，喉间痰鸣。肺主气，肺朝百脉。肺热壅盛，气机郁闭，则血脉瘀滞，热瘀互结，见口唇发绀，面色青灰，皮疹融合、稠密、紫暗或见瘀斑，或乍出乍没。此为逆证之一。

4. 邪毒攻喉

麻疹时毒，首犯肺系，咽喉为肺之窍，邪热既犯肺经肺脏，亦上攻咽喉机窍。时毒炽热，炼液为痰，乘婴幼体弱或复感外邪，或调护不当及失治、误治之机上攻咽喉，痰火互结，气道壅塞，故现高热不退，咽喉肿痛或溃烂，吞咽不利，饮水呛咳，声音嘶哑，声如犬吠，喉间痰鸣，咳嗽气促，喘憋，呼吸困难等症。此为逆证之二。

5. 毒陷心肝

叶桂《温热论·第一条》说："肺主气属卫，心主血属营。"麻疹时毒，实属戾气，邪重力盛，侵犯肺卫，内窜于营，已然逼近心血。肝藏血，主筋，为风木之脏。若感邪较甚，或遇婴幼体弱或复感外邪，或调护不当及失治、误治等，麻毒热极生风，热邪炼液为痰，风、痰、火相扇，邪毒深入营血，引动肝风，动血耗血，神明闭阻，肝脉拘急。表现高热不退，烦躁不安，神昏谵妄，四肢抽搐，喉间痰鸣，皮疹融合、稠密、紫暗或瘀斑，舌紫绛等症。此为逆证之三。

【临床诊断】

诊断要点

（1）发病前 1～2 周有与麻疹患者接触史。

（2）初热期：发热，2～3 天后在口腔两颊近臼齿处可见麻疹黏膜斑，为约 1.0mm 的白色小点，周围红晕，可累及整个颊黏膜。伴恶风，鼻塞流涕，咳嗽，双目畏光、红赤、泪水汪汪。见形期：发热 3～4 天后于耳后、发际、颈项、头面、胸腹、四肢顺序出现红色斑丘疹，稠密、紫红，伴壮热、烦躁、咳嗽加重、目赤眵多、纳差，甚至谵妄、抽搐。收没期：出疹后 3～4 天，皮疹按出疹顺序开始消退，皮肤有糠麸样脱屑和色素沉着，发热减退。

轻症不典型病例可以发热不显著、早期现出皮疹并分布稀疏、全身症状轻，逆证少见，病程显著缩短。

（3）病情严重者，常见皮疹稠密融合、紫暗、乍出乍没，或紫癜瘀斑；伴壮热，烦躁，嗜睡，谵妄，神昏，惊厥，抽搐；或咳嗽频作，喘促，呼吸困难，鼻衄、咯血、吐血、尿血；或体温骤降，四肢逆冷，呼吸气微，脉微欲绝。

（4）咽拭子、尿液标本中麻疹病毒核酸阳性或分离到麻疹病毒。采血前 8～56 天内未接种过含麻疹成分减毒活疫苗，出疹后 28 天内血标本中麻疹病毒 IgM 阳性。

【辨证论治】

1. 辨证要点

辨顺证逆证：顺证，出疹有序，收没如期，疹色红，邪犯肺卫为先，继而热炽肺胃，后期疹消热退，气阴受伤，无并发症，预后良好。逆证，疹出无序，乍出乍没，或时隐时现，疹色深紫、稠密，或紫暗、瘀斑，合并邪毒闭肺、邪毒攻喉、毒陷心肝等，属急危重症。《景岳全书·痘疹诠》辨疹之吉凶曰："或热或退，五六日而后出者轻；透发三日而渐没为轻；淡红滋润，头面匀净而多者轻；头面不出者重；红紫黯燥者重；咽喉肿痛不食者重；冒风没早者重；移热大肠便痢者重；黑黯干枯一出既没者不治；鼻扇口张，目无神者不治。"

2. 治疗原则

治疗麻疹，素有"麻不厌透""麻喜清凉"之论。麻为阳毒，以透为顺，以清为要，因此，麻疹以透疹清热为基本治疗法则。顺证有宣透、清解、养阴之序：初热期麻毒郁表，治须宣肺透疹，使麻毒由表而出；见形期热炽肺胃，治当清热解毒，透疹达邪，使麻毒得解，壅盛之热得清；收没期肺胃阴伤，以虚为主，治当甘寒以养肺胃。

麻疹逆证的治疗以透疹、解毒、扶正为基本原则。如热毒壅盛，麻毒内陷所致皮疹暴出，疹稠色暗者治以清解，佐以透疹；如素体正虚，抗邪无力所致皮疹逾期未出，或疹稀色淡者，治以益气升提，佐以透疹；如调护失当，寒邪所袭，致皮疹隐没者，治以散寒解表，佐以透疹；如饮食不节，损伤脾胃，泄泻疹没者，治以健脾和胃，佐以透疹。

出现变证者，当急予解毒安正。如邪毒闭肺，治以清热解毒，化痰平喘，佐以辛凉透疹；邪毒攻喉，治以清热解毒，清喉利咽，佐以解毒透疹；毒陷心肝，治以平肝息风，开窍醒神，佐以解毒透疹；毒迫肠腑，治以清热利湿，佐以解毒透疹；麻毒入眼，治以清肝明目，佐以清凉透疹。对麻疹变证的重症患儿，还应中西医药配合治疗，以防危变。

麻疹的治疗，需注意以下几个方面：①加强护理，如顺证的治疗，正确的护理较之药物治疗更为重要。②透疹不可过用辛散升提之品，以防耗伤阴液。③清解不可过用寒凉之品，以免凉遏疹陷。④养阴不可过用滋补厚腻之品，以免滞邪碍脾。⑤对于非典型麻疹表现为轻症的患儿，多数可按疹前期的麻毒郁表、邪犯肺卫证治疗，清凉透表达邪，不可过用苦寒。

3. 证治分类

（1）常证

①邪犯肺卫（初热期）

证候 发热，2～3天后在口腔两颊近臼齿处可见麻疹黏膜斑，为约1.0mm的白色凸点，周围红晕，1～2天可累及整个颊黏膜。伴恶风，头身痛，鼻塞流涕，咳嗽，双目畏光、红赤、泪水汪汪，咽红肿痛，精神不振，纳食减少，舌边尖红，苔薄黄，脉浮数，指纹淡紫。

辨证 本证为麻疹初热期，也称疹前期。起病较急，发热与恶风并见，伴咽痛、咳嗽，双目畏光、红赤，泪水汪汪，口腔两颊近臼齿处可见麻疹黏膜斑为特点，全身皮疹尚未透出。

治法 辛凉透表，清宣肺卫。

方药 宣毒发表汤加减。常用升麻、薄荷、牛蒡子辛凉清解，疏风泄热；荆芥、防风疏风散邪，解表透疹；连翘、葛根解肌透疹，清热生津；前胡、桔梗、甘草宣肺利咽，止咳化痰。

发热恶寒，鼻塞清涕者，加紫苏叶、白芷解表散寒；热甚烦躁者，加金银花、金荞麦、淡竹叶散热除烦；咽痛红肿者，加马勃、玄参、射干利咽消肿。

②邪入肺胃（见形期）

证候 发热，3～4天后于耳后、发际、颈项、头面、胸腹、四肢顺序出现红色斑丘疹、稠密、紫红，伴壮热，烦躁，咽红肿痛，咳嗽加重，目赤眵多，纳差，口渴欲饮，大便秘结，小便短赤，舌质红绛，苔黄腻，脉洪数，指纹紫。

辨证　本证为麻疹极期，也称出疹期。以发热3～4天后，从多部位出现皮疹至疹点透齐，于耳后、发际、颈项、头面、胸腹、四肢顺序出现红色斑丘疹、稠密、紫红，最后手心、足底、鼻准部见疹为疹点透齐的特征。发热起伏，常与微汗并见，皮疹又随潮热、汗出而阵阵外透。皮疹按期透发、顺序而出、疹点透齐、疹出后热退烦减为顺；若无序而出，或出而不透，或疹出而热不退、烦不减，或出而骤没，或出现各种重症者为逆，均易于发生变证，须密切观察，注意防范。

治法　清泄肺胃，解毒透疹。

方药　清解透表汤加减。常用金银花、连翘、桑叶、菊花、蝉蜕辛凉清解，散邪透疹；升麻、葛根、牛蒡子清凉生津，解肌透疹；紫草、牡丹皮清营凉血，解毒透疹。

壮热烦躁者，加石膏、知母、栀子清气泄热；咳嗽剧烈者，加桑白皮、前胡、杏仁泻肺止咳；痰多、色黄者，加黛蛤散、浙贝母、鱼腥草、黄芩清肺化痰；目赤眵多者，加栀子、刺蒺藜清肝明目；皮疹稠密、色紫、量多者，加丹参、赤芍、大青叶凉营解毒透疹；壮热不退、烦躁抽搐者，加钩藤、羚羊角凉肝息风。

③阴津耗伤（收没期）

证候　出疹后3～4天，顺证者皮疹按出疹顺序开始消退，皮肤有糠麸样脱屑和色素沉着，发热减退，神宁疲倦，纳食增加，口干少饮，咳嗽减轻，或声音嘶哑，大便干少，舌红少津，舌苔薄，脉细数，指纹淡紫。

辨证　本证为麻疹后期。从皮疹透齐至疹点收没，约3～4天，以皮疹先出者先没，依次减退，皮肤糠麸样脱屑和色素沉着，伴热退神宁，疲倦，饮食渐增，口干少饮，咳嗽减轻，或声音嘶哑，大便干少，舌红少津，苔薄，脉细数为特征。

治法　清透余邪，养阴益气。

方药　沙参麦冬汤加减。常用沙参、麦冬、玉竹、天花粉滋养肺胃，生津养液；桑叶、菊花清透余热；白扁豆、甘草养胃扶正。

咳嗽不止者，加桑白皮、杏仁、桔梗、款冬花化痰理气止咳；低热不尽者，加胡黄连、银柴胡、白薇清解余热；潮热盗汗者，加煅牡蛎、麻黄根、地骨皮清虚热、止盗汗；大便干者，加瓜蒌子、冬瓜仁、火麻仁清热通便；食欲欠佳者，加炒麦芽、炒谷芽、焦山楂、鸡内金养胃助运。

（2）变证

①邪毒闭肺

证候 壮热持续，烦躁，精神萎靡，咳嗽气喘，憋闷，鼻翼扇动，呼吸困难，喉间痰鸣，口唇发绀，面色青灰，不思进食，皮疹融合、稠密、紫暗或见瘀斑，乍出乍没，大便秘结，小便短赤，舌质红绛，苔黄腻，脉滑数，指纹紫滞。

辨证 此为麻疹最常见的变证，即麻疹合并肺炎喘嗽。以麻疹暴出，皮疹融合、稠密、紫暗或见瘀斑，伴身热升高，壮热不退，咳嗽气促，喉间痰鸣，甚则鼻翼扇动，呼吸困难，口唇发绀，面色青灰为特征，容易引起心阳暴脱之证。

治法 清热解毒，宣肺开闭。

方药 麻黄杏仁甘草石膏汤加味。常用炙麻黄宣肺平喘；石膏泄肺降气，清热生津；杏仁、前胡止咳平喘；葶苈子、紫苏子、桑白皮肃肺涤痰平喘；黄芩、虎杖清泄肺热，解毒活血；桔梗、甘草、芦根清热利咽生津。

昼夜咳甚者，加百部、地龙、地骨皮止咳解痉；痰多难咯者，加浙贝母、天竺黄、瓜蒌皮清化痰热；皮疹稠密、色紫者，加紫草、丹参、桃仁凉营活血；大便干结、舌绛苔黄芒刺多者，加黄连、知母、大黄（后下）泻火解毒。

②邪毒攻喉

证候 高热不退，咽喉肿痛或溃烂，吞咽不利，饮水呛咳，声音嘶哑，咳声重浊，声如犬吠，喉间痰鸣，咳嗽气促，喘憋，呼吸困难，胸高胁陷，面唇发绀，烦躁不安，皮疹融合、稠密、紫暗或见瘀斑，舌质红，苔黄腻，脉滑数，指纹紫。

辨证 麻疹病程中出现咽喉肿痛或溃烂，吞咽不利，饮水呛咳，声音嘶哑，声如犬吠，喉间痰鸣为特征，喘憋、呼吸困难、胸高胁陷、面唇发绀者为合并急喉风，属麻疹急危重症，须防喉头梗阻而窒息。

治法 清热解毒，利咽消肿。

方药 清咽下痰汤加减。常用玄参、射干、桔梗、甘草、牛蒡子、紫苏子、葶苈子清宣肺气，利咽下痰；金银花、板蓝根、蒲公英清热解毒；薄荷、荆芥散邪透疹；瓜蒌皮、浙贝母化痰散结；桑白皮、前胡肃肺降气。

身热烦躁、皮疹稠密者，加紫草、牡丹皮、赤芍清热凉营透疹；痰多稠黏者，加鲜竹沥清化痰热；大便干结者，加大黄（后下）、玄明粉（冲服）通腑泄热。若出现呼吸困难、面唇发绀者，须及时采用中西医结合救治，必要时行气管切开。

③毒陷心肝

证候 高热不退，烦躁不安，神昏谵妄，四肢抽搐，喉间痰鸣，皮疹融合、稠密、紫暗或见瘀斑，大便秘结，小便短赤，舌紫绛，苔黄燥起刺，脉弦数，指纹紫、达命关。

辨证 为麻疹合并脑炎急危重症，邪毒内陷心肝。以麻疹中出现神昏谵妄，四肢抽搐，皮疹融合、稠密、紫暗或见瘀斑，舌紫绛，苔黄燥起刺，脉弦数为特征。

治法 清心开窍，平肝息风。

方药 羚角钩藤汤加减。常用羚羊角、钩藤、菊花凉肝息风；茯神、远志宁心安神，化痰定志；竹茹、浙贝母清热化痰通络；龙胆、栀子、黄芩清肝泄热；生地黄、白芍、甘草养肝柔肝，缓急止痉。必要时加用安宫牛黄丸。

痰涎壅盛者，加石菖蒲、胆南星、郁金涤痰开窍；抽搐不已者，加僵蚕、白附子、地龙息风止痉；腹胀便秘者，加大腹皮、大黄（后下）泄热除胀。如心阳暴脱，皮疹骤没，面色青灰，汗出肤冷者，急用参附龙牡救逆汤加味回阳救逆。

【其他疗法】

1. 中药成药

（1）双黄连口服液：每支 10mL。每服 < 3 岁 10mL，1 日 2 次；3 ～ 6 岁 10mL，1 日 3 次；> 6 岁 20mL，1 日 2 次。用于邪犯肺卫证、邪入肺胃证。

（2）小儿肺热咳喘口服液：每支 10mL。每服 1 ～ 3 岁 10mL，1 日 3 次；4 ～ 7 岁 10mL，1 日 4 次；8 ～ 12 岁 20mL，1 日 3 次。用于邪入肺胃证、邪毒闭肺证。

（3）小儿羚羊散：每瓶 1.5g。每服 1 岁 0.3g、2 岁 0.375g、3 岁 0.5g，1 日 3 次。用于邪毒闭肺证、毒陷心肝证。

（4）安宫牛黄丸：每丸 3g。每服 < 3 岁 1/4 丸、4 ～ 6 岁 1/2 丸，1 日 1 次。温开水化开送服。用于毒陷心肝证。

2. 熏洗疗法

用麻黄、芫荽、浮萍，加水和黄酒适量，煮沸。先熏蒸患儿，待水温适宜用毛巾蘸取药液，敷搽头面胸背、四肢。用于初热期、见形期，皮疹透发不畅者。

【防护康复】

1. 预防

（1）按计划接种麻疹减毒活疫苗。在流行期间有麻疹接触史者，可及时注射丙种球蛋白以预防麻疹发病。

（2）麻疹流行期间，勿带小儿去公共场所和流行区域，减少感染机会。

（3）尽早发现麻疹患儿，隔离至出疹后5天，合并肺炎者延长隔离至出疹后10天。一般对接触者宜隔离观察14天，已做过免疫接种者观察4周。

2. 护理

（1）卧室空气流通，温度、湿度适宜，避免直接吹风受寒和过强阳光刺激。

（2）注意补足水分，饮食应清淡、易消化，见形期忌油腻辛辣之品，收没期根据食欲逐步增加食物的数量和品种。

（3）保持眼睛、鼻腔、口腔、皮肤的清洁卫生。

（4）对于重症患儿要密切观察病情变化。

3. 康复

（1）收没期后饮食要渐次增加，继续注意补充水分。

（2）患儿体质虚弱，避免感受外邪。

【审思心得】

1. 循经论理

麻疹病名在我国元、明、清时代广泛应用，清朝西医传入中国，早期的翻译家将"measles"沿用中医病名翻译为麻疹，故至今中西医对本病命名一致。清代儿科医家谢玉琼将麻疹变证出现"咳嗽气喘鼻扇胸高"者，借用汪昂《汤头歌诀》"桑白皮汤"中的"肺炎喘嗽"病名命名。

麻疹初发与天花初起的皮疹十分相似，在宋以前麻疹与天花没有明确的区别论述。在《伤寒论》《肘后备急方》《诸病源候论》《备急千金要方》《外台秘要》等书中记载了"发斑""瘾疹""风疹""丹疹""赤疹"等病名，虽语句简单，描述不详，但似应包括麻疹在内。宋代钱乙的《小儿药证直诀·疮疹候》中描述了麻疹的典型症状和治疗方法，并指出其有传染性的特点。"麻疹"病名的早期记载见于元代滑寿《滑寿医学全书·麻疹全书》，到明清时期，关于麻疹的专著颇多，理论证治也日益详明。

麻疹原列于儿科四大要证"痧、痘、惊、疳"之首，可见其发病之广、危害之重。我国自20世纪60年代普遍使用麻疹减毒活疫苗进行预防接种之后，该病的发病率显著下降，大流行得到有效控制。但近年来，麻疹又有局部流行增多趋势，发病人群主要集中在农村及城市流动人口，发病从过去6个月至5岁小儿多见，向现在多见于8个月以内婴儿和7岁以上学龄儿童甚至成人转变。近年来，临床非典型麻疹病例增多，表现为症状较轻，病程较短，重症、逆证少见。未接种过麻疹疫苗，又未患过麻疹者，其典型病例亦时有所见。

宋代以前，多认为麻疹是由于胎毒所发，以后通过大量的临床实践，又有胎毒加外邪之说，如《小儿药证直诀·疮疹候》中有"此天行之病也……小儿在胎十月，食五脏血秽，生下则其毒当出。"清代陈复正《幼幼集成·万氏痘麻》说："痘本胎毒，俗名天疮。传染由于外感，轻重过于内伤。"谢玉琼《麻科活人全书·麻疹骨髓赋》中指出"麻虽胎毒，多带时行。"吴谦《医宗金鉴·痘疹心法要诀·疹门》谓："麻为正疹亦胎毒，毒伏六腑感而出。"这些观点都认为麻疹系先天内蕴胎毒，后天外感时疫所致。

明代王肯堂《证治准绳·幼科·麻疹》说："麻疹初出，全类伤风，发热咳嗽，鼻塞面肿，涕唾稠黏，全是肺经之证。"认为本病初起病位以肺为主，症状类似伤风。该书将麻疹分为初热期、见形期、收没期，成为后世分期的规范。三期病机分别为邪犯肺卫、邪入肺胃、阴津耗伤，根据古代文献记载及临床观察，本病重症若是发生变证，则常见邪毒闭肺，也有邪毒攻喉、毒陷心肝的病机演变。

2. 证治有道

麻疹的临床治疗，以"麻不厌透""麻喜清凉"为原则。本病发热、出疹是正邪相争、正气驱邪外出的征象，因而是顺证的表现，如果不能按时、有序出疹，则是正不压邪的表现，便有转为逆证的可能。所以，不能随意使用退热药，临床妄用退热遏邪而产生逆证者不在少见。在初热期、见形期总以透疹达邪为要义，葛根、荆芥、防风、升麻、蝉蜕、牛蒡子等疏风透疹药煎煮内服，芫荽、浮萍、西河柳煎汤熏洗皆属常用。

　　由于麻疹减毒活疫苗的普及接种，目前麻疹患者多为散发病例或局部流行，且小婴儿及较大儿童发病比例增多。其临床证候常不典型，如早期的口腔麻疹黏膜斑不明显，初热期、见形期及收没期三期的病程常较短，没有明确三期规律，全身症状相对较轻，给诊断带来困难，临证应重视其流行病史及预防接种史，必要时作病毒病原学检查诊断。这类患儿一般不会发生变证。对非典型麻疹轻症患儿的治疗，可以按邪犯肺卫证取辛凉透疹解毒法，多能较快康复。但是，小月龄婴儿及成人患者偶有为重症甚至发生并发症者，也需要引为警惕，及时按重症、变证治疗。对于麻疹变证的治疗，以解毒安正为基本原则，可按前述"变证"随证处理。

　　2009～2012年，我们团队承担国家中医药管理局中医药标准化课题，对本病有关概念、诊断、辨证、治疗的内容开展了文献研究，组织从事儿科工作15年以上、对本病有一定专长的高级职称学者作Delphi法问卷调查和专家论证，研制成《中医儿科常见病诊疗指南·麻疹》。指南将本病分6证辨证论治：①邪犯肺卫证（疹前期），治以辛凉透表，清宣肺卫，主方宣毒发表汤加减。②邪入肺胃证（出疹期），治以清泄肺胃，解毒透疹，主方清解透表汤加减。③阴津耗伤证（疹没期），治以养阴益气，清透余邪，主方沙参麦冬汤加减。④邪毒闭肺证，治以清热解毒，宣肺开闭，主方麻黄杏仁甘草石膏汤加味。⑤邪毒攻喉证，治以清热解毒，利咽消肿，主方清咽下痰汤加减。⑥毒陷心肝证，治以清心开窍，平肝息风，主方羚角钩藤汤加减。这一工作采用本团队提出的循证性中医临床诊疗指南研制技术方法，形成了中医药诊治麻疹的技术规范，已经于2012年颁布在全国实施。

第八章

奶麻

【概述】

奶麻是外感幼儿急疹时邪引起，临床以急性高热，3～4天后体温骤降，同时全身现玫瑰红色小丘疹，疹退后无痕迹遗留为特征的一种较轻的急性发疹性传染病。因形似麻疹而又与麻疹有别，故又称"假麻"。因皮疹发生于高热之后，又称为"烧疹"。本病一年四季均可发生，以春秋季节发病者居多。本病多发生于6～18个月的婴幼儿，6个月以内婴儿亦可发病。约90%以上的婴幼儿发生此病，故命名为"奶麻"。本病西医学称为"幼儿急疹"。患儿多能顺利出疹与康复，并发症极少发生，少见中耳炎、下呼吸道感染、心肌炎、心功能不全等，偶见严重并发症的报道，如致死性脑炎或脑病、重度肝功能损害、免疫性血小板减少症等。

明代万全《万氏家传痘疹心法·疹毒症治歌括》中就有"奶麻子"的记载，并提出本病与麻疹不同。清代《医宗金鉴》《麻科活人全书》等对奶麻的病因、临床证候、治疗方药、疾病预后等均有详细的叙述。

【病因病机】

本病病因为感受幼儿急疹时邪，性属风热时邪之类。其病变主要在肺脾。初起风热时邪侵袭肺卫，肺卫失宣，为时短暂，继而邪热蕴结于肺胃，肺胃炽热蒸腾，故高热、烦躁，偶有囟填。正邪交争，高热之后，正气驱邪外达，邪热从营络向肌肤透解，故疹出邪退，热邪伤津。

1. 风热上犯

冬春之际，风热盛行，邪从口鼻而入，侵袭肺卫，肺卫失宣，郁于肌表，与气血相搏。清代朱纯嘏在《痘疹定论》中认为奶麻因风热客于脾肺二经所致，故初起可见风热肺卫证，但为时短暂。

2. 肺胃蕴热

小儿感受幼儿急疹时邪，邪气来袭、正气奋起抗争，正邪斗争激烈，故骤见高热。继而邪郁化热，邪热蕴郁肺胃，肺胃气分热盛，则高热不退，烦躁口渴，或伴见咳嗽、呕吐、纳呆等症。

3.疹出津伤

肺为手太阴经，营为血中津液，主血络。肺卫之邪，盛则内窜，易内迫于营，致血络损伤，而正气驱邪达营分邪毒外泄，肌肤发出红疹，故本病疹出热退而趋康复。其邪热盛者，灼伤津液，故部分患儿疹出后气阴耗损，但调养后也多能康复。

【临床诊断】

1.诊断要点

（1）多发生于2岁以下的婴幼儿。

（2）起病急骤，常突然高热，持续3～5天后热退，全身症状轻微。身热始退，或热退稍后即出现玫瑰红色粟粒样皮疹。皮疹以面部、躯干、腰部、臀部为主，肘、膝关节等处较少。皮疹可持续3～4天，疹退后无脱屑及色素沉着斑。

2.鉴别诊断

与麻疹鉴别：麻疹以发热，咳嗽，鼻塞流涕，泪水汪汪，口腔两颊近臼齿处可见麻疹黏膜斑，高热时周身皮肤按序泛发麻粒样大小的红色斑丘疹，疹退时皮肤有糠麸样脱屑和色素沉着斑为特征。奶麻发热3～4天后热退出疹，一般全身症状轻微，疹退后无脱屑及色素沉着斑。

【辨证论治】

1.辨证要点

（1）辨别病程：本病以高热和全身症状轻微为特点，发病前1～2周可有精神、食欲等方面的改变，常易被忽视。发病时表现为突然高热，体温在数小时内上升至39～40℃，甚至更高，持续3～4天后常突然降至正常。患儿在高热期或有咽红目赤、咳嗽流涕等上感症状，全身症状轻微。当发热骤降或稍后，即出现皮疹，且皮疹由颈部及躯干开始，可在一天之内迅速波及全身，面部及肘、膝以下少见，皮疹多呈不规则红色斑点或斑丘疹，周围有浅色红晕，压之褪色。皮疹出现后1～2天内消退，无脱屑及色素沉着。

（2）辨别轻重：奶麻绝大多数为轻证，起病突然高热并持续3～4天，临床表现除发热外，其他症状表现轻微，神情安静，热退之际皮疹透发毒泄而安。少数奶麻可见重症，由邪热过盛，热扰肝风而四肢抽搐；偶见邪陷厥阴、热入营血动血之变。

2. 治疗原则

本病的治疗，以清热解毒达邪为主。邪郁肌表者治以疏风清热、解表散邪，热盛动风佐以清热止惊、热扰心神佐以清心除烦、热郁脾胃佐以和胃降逆；疹出毒泄之后护其阴津。

3. 证治分类

（1）邪郁肌表

证候　骤起高热，持续3～4天，神情正常或稍有烦躁，饮食减少，偶有囟填，或见抽风，咽红，舌质偏红，舌苔薄黄，指纹浮紫。

辨证　以骤发高热，持续3～4天为特征，其他症状体征多不明显，乃风热邪盛，郁于肺卫所致。

治法　疏风清热。

方药　银翘散加减。常用金银花、连翘、薄荷（后下）、桑叶、菊花、牛蒡子疏风泄热；淡竹叶清心除烦；桔梗、甘草解毒利咽；板蓝根、紫草解毒凉营。

壮热恶风者，加贯众、大青叶清热解毒；烦躁不安者，加栀子、蝉蜕清热除烦；抽搐者，加钩藤、僵蚕、羚珠散息风止痉；恶心呕吐者，加竹茹、生姜和胃降逆；食少便溏者，加焦山楂、炒六神曲、炒麦芽健脾止泻。极个别邪陷厥阴、热入营血动血者给予相应处理。

（2）毒泄津伤

证候　身热骤退，肌肤出现玫瑰红色小丘疹，皮疹始见于躯干部，很快延及全身，约经1～2天皮疹消退，肤无痒感，或有口干、纳差，舌质偏红，苔薄少津，指纹淡紫。

辨证　以高热之后，热退即见肌肤玫瑰红色小丘疹，皮疹始见于躯干部，很快延及全身，约经1～2天皮疹消退为特征，如皮疹稠密、色紫者为邪热较重。

治法　清热生津。

方药　银翘散合养阴清肺汤加减。常用金银花、连翘、牛蒡子、淡竹叶、板蓝根清解余热；生地黄、玄参、牡丹皮、麦冬凉营护阴；桔梗、甘草解毒利咽。

口干者，加沙参、玉竹、石斛生津养液；食欲不振者，加鸡内金、炒麦芽健胃消食；大便干硬者，加火麻仁、蜂蜜润肠通便。

【其他疗法】

1. 中药成药

（1）板蓝根颗粒：每袋 10g。每服 5g，1 日 2 次。用于邪郁肌表证。

（2）清开灵颗粒：每袋 3g。每服＜ 1 岁 1.5g、1 ～ 3 岁 3g、3 ～ 6 岁 4.5g、6 ～ 13 岁 6g，1 日 2 ～ 3 次。用于邪郁肌表证热盛者。

2. 针刺疗法

（1）大椎、曲池、合谷、足三里，强刺激泻法，持续捻针 3 ～ 5 分钟，不留针。用于邪郁肌表高热者。

（2）人中、合谷、大椎，强刺激泻法，持续捻针 3 ～ 5 分钟，不留针，或十宣点刺放血。用于邪郁肌表热盛动风者。

【防护康复】

1. 预防

（1）婴幼儿如出现烦躁、哭闹、食欲差、咳嗽、恶心时，提示有发生本病可能，要密切注意是否有发热而其他症状体征不明显的病状发生。

（2）在婴幼儿集体场所，如托儿所、幼儿园等，发现可疑患儿应隔离观察 7 ～ 10 天，隔离患儿至出疹后 5 天。

2. 护理

（1）患病期间需休息。饮食宜清淡、易消化，多饮水。

（2）持续高热者可用物理降温，用冷毛巾敷头部，或用 30% ～ 50% 酒精擦浴散热，防止惊厥发生。必要时暂用退热剂。

3. 康复

（1）注意保暖，避免再受外邪侵袭。

（2）定时定量喂养，逐渐增加饮食的品种和数量。口干者增加饮水及清凉饮料进量；纳差者给予调脾助运药物调治。

【审思心得】

1. 循经论理

清代朱纯嘏所著痘疹专著《麻痘定论·分别各麻各样调治论》说："凡小儿乳麻瘾疹风热麻，不在正麻之列，不由胎毒而出，是感风热湿热而出，乃皮肤小病……皆风热客于脾肺二经所致。"明确指出本病病因非先天胎毒，而是风热病邪，病位主要在脾肺二经。且本病为"皮肤小病""总无关利害"，一般预后良好。

奶麻发生于婴幼儿，临床症状可出现囟门饱满，若在无中枢神经系统感染及药物因素影响下，前囟饱满对幼儿急疹的早期诊断有意义。从中医学理论认识，火热炎上，热盛则肿，头为诸阳之会，风热上攻，故囟门饱满。在临床诊查中可加注意。

奶麻发病时常见高热，小儿肝常有余，肝风易被热扰而动，发生风热惊风。因此，此病需防热盛动风的变化，及时防患于未然。

幼儿急疹为人疱疹病毒 6 型（human herpesvirus 6，HHV-6）感染引起，主要通过唾液发生水平传播，感染人体后其核酸长期潜伏在外周血单核细胞、唾液腺、肾及支气管的腺体内，一定条件下被激活，引起再感染。人群中未感染过 HHV-6 的个体对此病毒普遍易感，但感染多发生在生命早期，并可维持终身免疫。

2. 证治有道

《麻痘定论·分别各麻各样调治论》提出本病治疗方法为"疏风泄热清热"，用荆芥发表汤。其药物组成："荆芥穗（五分），防风（五分），干葛（八分），红花（二分），桔梗（五分），枳壳（麸炒、五分），苏叶（五分），川芎（五分），当归（五分），陈皮（三分），杏仁（去皮尖炒、七分），楂肉（去核一钱），生甘草（去皮三分），可去陈皮加牛蒡子七分连翘五分去心。"可供临床参考选用。

《麻科活人全书·卷之二·正麻奶麻风瘾不同第十五》说："奶麻者……不可认作时行麻疹，妄用汤剂。盖婴儿脏腑娇脆，气血怯弱，不能胜受汤丸，宜以溯源解毒汤与乳母服之可耳。"更认为本病为轻病，不可妄用汤剂，给乳母服用适当方药即可。

但是，本病较重者，突发高热，持续 3、4 天，烦躁，也可有囟填，甚或抽搐的变化，则当治以辛凉宣透，必要时佐以清心安神、平肝息风之品。本病急性高热、身现玫瑰红色小丘疹、颈项臀核肿大者，显露风热怫郁、气郁血阻之象，可合用"火郁发之"以散郁热、化疹毒，在辨证论治银翘散加减方中配以柴胡、黄芩、蝉蜕、僵蚕、板蓝根、芦根等药。偶见重症并发症者，应当随症处治。

第九章

风疹

【概述】

风疹是感受风疹时邪引起，以轻度发热，咳嗽，全身皮肤出现细沙样玫瑰色斑丘疹，耳后及枕部臀核肿大为特征的一种急性出疹性外感热病。本病一年四季均可发生，但冬春季节好发，传染性强，可造成流行。多见于学龄前及学龄儿，6个月以下婴儿少见。一次感染后可产生持久免疫力，偶可再次发病。一般症状较轻，预后良好。

历代曾称本病为瘾疹、风痧、风瘾等，如《素问·四时刺逆从论》记载："少阴有余病皮痹、瘾轸。"《金匮要略》《诸病源候论》记载"风瘾"。中医医籍关于本病的专论较少，多包括在关于出疹性疾病的论述之中。

本病患儿一般毒轻病浅，能较快痊愈。但孕妇预防本病则需要特别重视，如《诸病源候论·妇人妊娠病诸候》所说："……故云时气也，妊娠遇之，重者伤胎也。"孕妇妊娠早期若是感染风疹病毒，可以引起流产、死胎，或所生的新生儿为未成熟儿，患先天性心脏畸形、白内障、耳聋、发育障碍等，即先天性风疹综合征。育龄妇女孕前三个月注射风疹疫苗，可以预防本病发生，并减少孕期注射疫苗对胎儿可能的影响。

我国自20世纪80年代后期至今有多次地方性流行，小儿及成人抗体阳性率已达98%。

【病因病机】

本病病因为感受风疹时邪。主要病变在肺卫，可涉及心营。风疹时邪自口鼻而入，首先犯肺，正邪相争，肺卫失宣，进而时邪内盛，转入气营，燔灼肺胃，血络损伤，溢于肌肤，则泛发红疹。若邪毒内窜，阻滞少阳经络，则耳后、枕部臀核肿胀。

1. 邪犯肺卫

风疹时邪，首犯肺系，肺卫失宣，故可见发热、恶风、咳嗽、流涕等。太阴热邪，内窜于营，营主血络，营热则血络损伤，热毒外泄于肌肤，发为红疹，色泽淡红，分布均匀。若邪毒走窜，阻滞少阳经络，则耳后、枕部臖核肿胀。

2. 邪入气营

少数患儿时邪较甚，壅盛于肺胃，内犯气营，气营两燔，可见壮热、烦渴、便秘、尿赤、皮疹鲜红或深红，疹点分布较密。偶有邪毒炽盛，出现内陷心肝的变证。

【临床诊断】

1. 诊断要点

（1）本病流行期间，有风疹接触史。

（2）发热 1 天左右，皮肤出现淡红色斑丘疹，初见于头面部，迅速向下蔓延，1 天内布满躯干和四肢，但手掌足底大多无皮疹。出疹 2～3 天后，发热渐退，皮疹逐渐隐没，皮疹消退后，可有皮肤少许脱屑，但无色素沉着。

（3）一般全身症状较轻，但常伴耳后及枕部臖核肿大、左胁下痞块轻度肿大。

（4）血常规：白细胞总数减少，分类计数淋巴细胞相对增多。

（5）病毒学检查：直接免疫荧光法检测，在咽部分泌物中可查见风疹病毒抗原。患儿双份血清抗体效价增加 4 倍以上时可确诊。亦可检测特异性 IgM 抗体，出疹 5～14 天阳性率可达 100%。新生儿血清特异性 IgM 抗体阳性可诊断为先天性风疹。

2. 鉴别诊断

（1）与麻疹鉴别：麻疹发热，咳嗽，鼻塞流涕，泪水汪汪，口腔两颊黏膜近臼齿处可见麻疹黏膜斑，周身皮肤按序泛发麻粒样大小的红色斑丘疹，疹退时皮肤有糠麸样脱屑和色素沉着斑，顺证病程经三期约 10 天左右痊愈。风疹发热 1 天即出疹，全身症状一般都较轻，多数在 3～5 天可康复。轻症不典型麻疹病例与风疹鉴别诊断有困难者，可根据流行病学史、病原学检查鉴别。

（2）与奶麻鉴别：奶麻发生于 2 岁以下的婴幼儿，突然高热，持续 3～4 天后热退，但全身症状轻微。身热始退，或热退稍后即出现玫瑰红色皮疹。皮疹以躯干、腰部、臀部为主，面部及肘、膝关节等处较少。皮疹出现 1～2 天后即消退，疹退后无脱屑及色素沉着斑。风疹多数为低热，发热 1 天左右即出疹，与奶麻高热持续 3～4 天、热退出疹有明显的区别。

【辨证论治】

1. 辨证要点

本病以卫气营血辨证为纲，主要分辨证候的轻重。以低热，疹色淡红、稀疏，其他症状轻少者为多，是为邪气较轻，邪犯肺卫证，病情较轻，预后良好；以壮热烦渴，烦躁不宁，疹色红紫或紫暗、稠密，其他症状较重者为少，常为邪犯气营，病情较重。

2. 治疗原则

本病以疏风泄热透疹为基本原则。轻者邪犯肺卫，治以疏风散邪，泄热透疹；重者邪入气营，则当治以清气凉营，解毒透疹。

3. 证治分类

（1）邪犯肺卫

证候　发热恶风，喷嚏流涕，轻微咳嗽，精神疲倦，饮食欠佳，皮疹先起于头面、躯干，随即遍及四肢，分布均匀，疹点稀疏细小，疹色淡红，一般2～3日渐见消退，肌肤轻度瘙痒，耳后及枕部臖核肿大触痛，舌边尖红，舌苔薄白或薄黄，脉浮数。

辨证　起病较急，以低热、恶风、疹点稀疏细小、耳后及枕部臖核肿大触痛为特征，伴轻度咳嗽，舌边尖红，舌苔薄白或薄黄，脉浮数。

治法　疏风散邪，泄热透疹。

方药　银翘散加减。常用金银花、连翘、淡竹叶清热透邪；薄荷、牛蒡子疏风泄热；荆芥、淡豆豉疏风散邪；桔梗、甘草宣肺止咳。

耳后及枕部臖核肿大触痛者，加蒲公英、夏枯草、玄参清热解毒散结；咽喉红肿疼痛者，加板蓝根、土牛膝、木蝴蝶清热利咽；肌肤瘙痒者，加蝉蜕、蒺藜祛风止痒。

（2）邪入气营

证候　壮热口渴，烦躁哭闹，疹色鲜红或紫暗，疹点稠密，甚至可见皮疹融合成片、色泽猩红，大便秘结，小便短黄，舌质红绛，舌苔黄糙，脉象洪数。

辨证　本证以壮热口渴，烦躁哭闹，疹色鲜红或紫暗，疹点稠密，甚至可见皮疹融合成片、色泽猩红、大便秘结、小便短黄、舌质红绛、舌苔黄糙、脉洪数为特征。

治法 清气凉营，解毒透疹。

方药 透疹凉解汤加减。常用桑叶、薄荷、牛蒡子、蝉蜕疏风泄热，透疹达邪；连翘、黄芩、紫花地丁清热解毒，清气泄热；赤芍、紫草凉营活血，透热转气。

口渴引饮者，加天花粉、芦根清热生津；大便干结者，加大黄（后下）、玄明粉（冲服）泻火通腑；皮疹稠密，疹点紫暗者，加生地黄、牡丹皮、丹参清热凉血。

【其他疗法】

中药成药

（1）板蓝根颗粒：每袋 10g。每服 5～10g，1 日 3 次。温开水冲服。用于邪犯肺卫证。

（2）蒲地蓝消炎口服液：每支 10mL。每服＜1 岁 3mL、1～3 岁 5mL、3～5 岁 7mL、＞5 岁 10mL，1 日 3 次。用于邪犯肺卫证、邪入气营证。

【防护康复】

1.预防

（1）隔离患儿，隔离期从起病至出疹后 5 天。

（2）风疹流行期间，不带易感儿去公共场所。

（3）小儿如与风疹患者密切接触，可口服板蓝根颗粒。若已接触到风疹患儿，可在接触后 5 天内注射胎盘球蛋白 20mL，或注射风疹高价免疫球蛋白 20～30mL。

（4）保护孕妇，尤其在妊娠早期，应避免与风疹病人接触。对儿童及婚前女子接种风疹疫苗。

2.护理

（1）患儿应卧床休息，避免风寒侵袭。

（2）注意营养，饮食宜清淡易消化，忌吃煎炸油腻食物。

（3）防止搔抓损伤皮肤而引起感染。

3. 康复

（1）注意保暖避风，以免复感。

（2）饮食量渐次增加，逐渐复原。

【审思心得】

1. 循经论理

"风疹"病名，首见于西汉马王堆古墓出土的《养生方》："汗出不可露卧及浴，使人身振寒热，风疹也。"后代文献中其他与风疹相关的记载还有《金匮要略·中风历节病脉证并治》："邪气中经则身痒而瘾疹。"《诸病源候论·小儿杂病诸候·风瘙瘾疹候》："小儿因汗解脱衣裳，风入腠理，与血气相搏，结聚起，相连成瘾疹，风气止在腠理，浮浅，其势微，故不肿不痛，但成瘾疹瘙痒耳。"这些论述与风疹的病因病机症状基本相符。

清代叶桂《临证指南医案·幼科要略》指出："疫疠秽邪从口鼻吸入，分布三焦，气血相搏，发于肌肤，而为痧疹。"提出了本病的病因疫疠秽邪；病机病理为疫疠侵袭人体三焦，与气血相搏，气血逆乱，发于肌肤而现痧疹。清代谢玉琼《麻科活人全书·正麻奶麻风瘾不同》也指出："风瘾者，也有似于麻疹，乃发在幼孩甫生一月、半周、一岁之间，时值天气炎热，感风热而作，不由于胎毒，乃皮肤小疾，感风热客于肺脾二家所致，不在正麻之列。"明确本病的病因为风热病邪；病位在肺脾；与麻疹病因及病情不同，属"皮肤小疾"，一般为轻症。

2. 证治有道

本病为感受风疹病毒引起的急性传染病。一年四季均可发病，以冬春季节为多，6个月以下婴儿不易感染，其余年龄越小，发病率越高，在流行期间各年龄期儿童均可发病，多见于学龄前及学龄儿。风疹传染性强，多由接触传染，在儿童集体机构中容易引起流行。接触的易感儿有30%发生显性感染，其余为隐性感染或不感染，均可产生持久的免疫力，但偶可见到再次发病者。因其具有传染性和流行性，应属中医学温疫范畴。但本病临床一般经过顺利，症状较轻，预后良好，这在疫疠致病中又有一定的特殊性，属较轻的温疫疾患。

风疹时邪性属风热，首犯肺系，肺卫失宣，以低热恶风、疹点稀疏细小、耳后及枕部臖核肿大触痛为特征，伴轻度咳嗽，舌边尖红，舌苔薄白或薄黄，脉浮数为特征。是为邪犯肺卫证，治宜疏风泄热，散热达邪，用银翘散加减，可酌加蝉蜕、僵蚕、赤芍散热透疹。经治大多数疾病向愈，只有很少数风热化火，燔灼气营，深入营血，表现壮热口渴，烦躁哭闹，疹色鲜红或紫暗，疹点稠密，甚至可见皮疹融合成片或成片皮肤猩红，大便秘结，小便短黄，舌质红绛，舌苔黄糙，脉象洪数，是为邪入气营证。治宜清气凉营，解毒透疹，用透疹凉解汤加减治疗。

本病病变过程中，如瘙痒难耐，病程较长，或伴见纳差、便溏、苔腻者，为风热兼夹湿邪为患，治宜疏风泄热兼化湿清热，在银翘散加减方中增用苍术、苦参、土茯苓、萆薢、车前子等燥湿清热、淡渗利湿止痒，或用甘露消毒丹加减治疗。若疹点紫暗，伴舌暗、瘀点者，为风热夹瘀，治宜在疏风泄热的基础上，酌加凉血解毒，用当归、牡丹皮、胡麻仁、红花、虎杖、紫草等活血调血。瘙痒甚者，可加僵蚕、乌梢蛇、蛇床子等搜风止痒。

本病在儿童发病一般较轻，能顺利康复。但若是孕妇妊娠早期患病，则常致"伤胎"，所以，妇女孕前以接种风疹疫苗为好。

第十章

水痘

【概述】

水痘是感受水痘时邪引起的急性出疹性传染病，临床以发热，皮肤黏膜分批出现、同时存在瘙痒性斑丘疹、疱疹及结痂为特征。本病一年四季均可发生，冬春两季发病率较高。任何年龄小儿皆可发病，90%的患儿在 10 岁以下，6～9 岁最多。本病传染性强，一般预后良好。儿童期发病绝大多数症状较轻，但对新生儿和免疫功能缺陷者有时可能是致命性的，需要特别注意。

本病自然病程约 1 周，轻者可自愈。接种过水痘疫苗或二次感染者，症状较轻微。先天性免疫缺陷，或获得性免疫缺陷，以及正接受激素或 / 和免疫抑制剂治疗的儿童二次感染后，病情危重，预后差。

南宋《小儿卫生总微论方·疮疹论》说："其疮皮薄，如水疱，破即易干者，谓之水痘。"此前北宋《小儿药证直诀·疮疹候》有类似本病的描述："其疮出有五名，肝为水疱，以泪出如水，其色青小。肺为脓疱，如涕稠浊，色白而大。心为斑，主心血，色赤而小，次于水疱。脾为疹，小次斑疮，其主裹血，故赤色黄浅也。"因本病疱疹的特征性表现，古代还有水花、水疱、水疮等别名。《证治准绳·幼科·痘疮》则明确指出："水疱者，俗谓之水痘也。"南宋《医说·疮疹有表里证》说："其疮薄如水泡，破即易干者，谓之水痘，此表证发于腑也。发于脏者重，发于腑者轻。"指出了水痘疱疹的证候特征及病情轻重。

西医学也称本病为水痘。本病在发展中国家，水痘疫苗未被列入国家免疫计划，因此免疫接种覆盖率较低，发病率较发达国家高。我国在 2000 年前后已经有水痘疫苗，2013 年水痘疫苗纳入了国家免疫规划管理。尽管如此，由于种种原因，到目前为止，水痘在一些地区还常有流行发病，不可忽视。

【病因病机】

外感水痘时邪致病，邪具风热湿之性。病变主要在肺脾。小儿脏腑娇嫩，形气未充，肺脾常虚，易受外邪侵袭。盖肺主皮毛，居于上焦，风热湿邪从口鼻而入，直侵肺卫。脾主肌肉，最恶湿邪，或脾气不健，水湿内蕴，外湿侵袭，内外湿合，郁阻肺脾，蕴蒸肌肤，则发为水痘。若禀赋不足，素体虚弱；或感邪较重，邪盛正衰，正邪交争剧烈，湿热邪毒炽于气营，则可见气营两燔证。甚者因邪炽正衰，正不胜邪，邪毒内犯，波及肺、心、肝等，可出现邪毒闭肺、邪陷心肝等变证。

1. 邪伤肺卫

风热湿邪，从口鼻而入，侵袭肺卫，邪正相争，肺卫失宣则发热，流涕，咳嗽；病邪深入，下郁于脾，脾失健运，水湿内停，风热与内外湿邪相搏，蕴蒸于肌腠，外发于肌表，则发为水痘。

2. 毒炽气营

若禀赋不足，素体虚弱；或感邪较重，邪盛正衰，正邪交争剧烈，湿热邪毒炽于气营，发于肌表，表现为痘疹分布稠密，根盘红晕较著，疹色紫暗，疱浆混浊。气营两燔，则致壮热烦躁、口渴欲饮、口舌生疮、便干溲赤等症。

3. 邪毒闭肺

若邪热较盛，或体弱正虚，正邪交争，邪毒内攻闭肺，则见发热，咳嗽频作，喉间痰鸣，气急，喘促，鼻扇，口唇发绀，皮疹疱稠液浊，疹色紫暗，舌质红，苔黄腻，脉滑数，指纹紫滞等症。

4. 邪陷心肝

若感邪较重，或体弱多病儿，正邪交争，邪炽正衰，正不胜邪，邪毒内犯，内陷心肝，则常常皮疹疱稠液浊，疹色紫暗，伴发热，头痛，呕吐，甚或喷射性呕吐，口噤，项强，角弓反张，四肢抽搐，舌绛苔黄，脉弦数等症。

【临床诊断】

1. 诊断要点

（1）本病有潜伏期，起病前2～3周有水痘接触史。

（2）疾病初起有发热、流涕、咳嗽、不思饮食等症，发热多数不高。

（3）皮疹常在发病1～2天内出现，开始为斑丘疹，很快变成疱疹，大小不一，呈椭圆形，内含水液，周围红晕，常伴有瘙痒，结痂脱落后不留斑痕。皮疹呈分批出现，以躯干部较多，四肢分布少，在同一时期，丘疹、疱疹、干痂可并见。皮疹呈向心性分布，偶有出血。

（4）变证：多发生于体质虚弱患儿，皮疹稠密，疱疹较大，疹色赤紫，根盘红晕明显，疱浆浑浊，发热，呕吐，烦躁。或见嗜睡、神昏、谵语、惊厥；或见咳嗽频作、喘促。

（5）先天性水痘综合征：孕母水痘史，先天性畸形，低出生体重，皮肤瘢痕，该型水痘易发生弥漫性水痘感染、智力低下。

接种过水痘疫苗或二次感染者，症状较轻微。先天性免疫缺陷或获得性免疫缺陷，或正在接受免疫治疗的儿童二次感染后，病情危重，预后差。

（6）实验室检查

血常规：白细胞总数正常或稍低，亦可见白细胞总数稍增高，分类计数淋巴细胞可增高。

病原学检查：将疱疹液直接种入人胎羊膜组织培养分离病毒、免疫荧光法检测病毒抗体。用聚合酶链反应（PCR）检测患儿呼吸道上皮细胞和外周血白细胞中的特异性病毒 DNA 是敏感、快速的早期诊断方法。

血清学检查：补体结合高滴度或双份血清抗体滴度 4 倍以上升高可明确病原诊断。

2. 鉴别诊断

（1）与脓疱疮鉴别：脓疱疮好发于夏秋季节；多见于头面、颈项、四肢等，躯干较少，疱疹呈离心性分布；初起可见红斑，继而出现水疱，疱液成脓为脓疱，周围红晕，疱壁薄易破溃，疱破后露出湿润潮红的糜烂疮面，脓液干涸后结成黄绿色厚痂；周围血白细胞总数、中性粒细胞增高为主。水痘好发于冬春两季；皮疹多见于躯干，呈向心性分布；常丘疹、疱疹、结痂同时存在，疱疹较小，疱液色清；血常规多数白细胞总数正常或稍低，分类计数淋巴细胞可增高。

（2）与水疥（丘疹样荨麻疹）鉴别：水疥好发于婴儿，多有过敏史，常反复发作，多见于四肢。呈风团样丘疹，长大后其顶部略似疱疹，较硬，不易破损，数日后渐干或轻度结痂，瘙痒明显。水痘有流行病学史，多见于躯干，常丘疹、疱疹、结痂同时存在，瘙痒感轻。

【辨证论治】

1. 辨证要点

本病辨证，重在辨别病在卫分、气分、营分，病情分常证与变证。常证根据全身及局部症状，凡痘疹小而稀疏，色红润，疱浆清亮，或伴有微热、流涕、咳嗽等为病在卫分；若水痘邪毒较重，痘疹大而密集，色赤紫，疱浆混浊，伴有高热、烦躁等为病在气分、营分。变证则易见邪毒闭肺或邪陷心肝。若见发热，咳嗽频作，喉间痰鸣，气急，喘促，口唇发绀者，为邪毒闭肺；如见为壮热，头痛，呕吐，谵语，狂躁，昏迷，口噤，项强，四肢抽搐者，为邪陷心肝。

2. 治疗原则

水痘治疗，以疏风清热，解毒化湿为基本原则。根据不同的证型分别治以疏风泄热，清气凉营，化湿解毒。对邪陷心肝、邪毒闭肺之变证，则治以清热解毒，同时开肺化痰、镇惊息风之法。

3，证治分类

（1）常证

①邪伤肺卫

证候 多为低热，少数无热，鼻塞流涕，喷嚏，咳嗽。起病后 1～2 天出现皮疹，疹色红润，胞浆清亮，根盘红晕，皮疹瘙痒，分布稀疏，此起彼伏，以躯干为多。舌尖红，舌苔薄白，脉浮数。

辨证 本证以微热流涕，皮疹稀疏，疹色红润，疱浆清亮为特征，全身症状不重。

治法 疏风清热，利湿解毒。

方药 银翘散加减。常用金银花、连翘、淡竹叶清热解毒；薄荷辛凉解表；牛蒡子、桔梗、板蓝根宣肺利咽；车前子、六一散清热利湿。

咳嗽有痰者加杏仁、浙贝母止咳化痰；咽喉疼痛者加土牛膝、胖大海清热利咽；皮肤瘙痒者加蝉蜕、地肤子消风止痒。

②邪炽气营

证候 壮热不退，烦躁不安，口渴欲饮，面红目赤。皮疹分布较密，疹色紫暗，疱浆混浊，甚至可见出血性皮疹、紫癜。大便干结，小便短黄，舌红或绛，苔黄糙而干，脉数有力。

辨证 本证以壮热烦躁，面红目赤，疹色紫暗，疱浆混浊，疹点密布为特征。烦热口渴，大便干结，小便短黄，舌苔黄糙或黄厚而腻者为气分热盛；烦躁不安，疹色紫暗、出血，舌质绛为营分热重。

治法 清气凉营，解毒化湿。

方药 清胃解毒汤加减。常用水牛角片（先煎）、玄参咸寒清心，凉营泄热；赤芍、牡丹皮、丹参凉血活血；金银花、连翘、黄连、淡竹叶清热解毒，透热转气；生地黄、麦冬清热养阴。

壮热不退，烦躁不安，口渴引饮，气分热甚者，加石膏、知母大清气热；大便干硬者，加大黄（后下）、玄明粉（冲服）通腑泄热；疹色深红，或见紫暗者，加紫草、栀子凉血解毒；牙龈肿痛者，加知母、紫花地丁清热泻火。若发热不退，疱疹破溃，疱液混浊或见流出脓液，皮肤焮红肿痛，甚则溃烂、坏疽，是毒染痘疹重症，治当清热解毒，消肿止痛，用仙方活命饮加减，金银花、当归、赤芍、野菊花、蒲公英、乳香、没药、白芷、天花粉、皂角刺、甘草等凉血活血，清热解毒。

（2）变证

①邪毒闭肺

证候 发热，咳嗽频作，喉间痰鸣，气急，喘促，鼻扇，胸高胁满，张口抬肩，口唇发绀，皮疹疱稠液浊，疹色紫暗，舌质红，苔黄腻，脉滑数，指纹紫滞。

辨证 临床以疱稠液浊，疹色紫暗的同时，又有发热，咳嗽频作，喉间痰鸣，气急，喘促，口唇发绀等证为特征。

治法 清热解毒，开肺定喘。

方药 麻黄杏仁甘草石膏汤合黄连解毒汤加减。常用石膏、黄芩、黄连、栀子清宣肺热，泻火解毒；炙麻黄、杏仁、桑白皮宣肃肺气，止咳平喘；葶苈子、紫苏子肃肺化痰；紫草、牡丹皮凉血化瘀；芦根、甘草清热生津。

热甚者，加虎杖、连翘、知母清热凉血；咳重痰多者，加前胡、天竺黄、浙贝母、瓜蒌皮清化痰热；腹胀便秘加大黄（后下）、玄明粉（冲服）、枳实通腑泻下；喘促而面唇青紫者，加丹参、赤芍活血化瘀。

②邪陷心肝

证候 常发生于水痘后期，皮疹疱稠液浊，疹色紫暗，伴发热，头痛，呕吐，甚或喷射性呕吐，烦躁不安，神识不清，嗜睡，谵语，狂躁，昏迷，口噤，项强，角弓反张，四肢抽搐，舌质红绛，苔黄燥或黄厚，脉洪数或弦数，指纹紫。

辨证 本证可见于水痘邪炽气营过程中，临床以既有热炽湿蒸的疱稠液浊、疹色紫暗的症状，又有发热，头痛，呕吐，谵语，狂躁，昏迷，口噤，项强，四肢抽搐等邪毒内陷、心包闭阻、肝风内动证候为特征。

治法 清热解毒，镇惊息风。

方药 清瘟败毒饮合羚角钩藤汤加减。常用羚羊角、水牛角、玄参咸寒清心，凉血解毒；石膏、知母、竹茹大清气热；黄连、黄芩、栀子泻火解毒；大黄（后下）、玄明粉（冲服）通腑泄热；钩藤、茯神、远志镇肝宁心；生地黄、赤芍、麦冬清热生津。

高热烦躁神昏加服安宫牛黄丸，神昏惊厥加服紫雪，神昏谵语痰盛加服至宝丹。

【其他疗法】

1. 中药成药

（1）小儿豉翘清热颗粒：每袋 2g。每服 6 月～1 岁 1～2g、1^+～3 岁 2～3g、3^+～6 岁 3～4g、6^+～9 岁 4～5g、>9 岁 6g，1 日 3 次。用于邪伤肺卫证。

（2）黄栀花口服液：每支 10mL。每服 2.5～3 岁 5mL、3^+～6 岁 10mL、6^+～10 岁 15mL、>10 岁 20mL，1 日 2 次。用于邪伤肺卫证、邪炽气营证。

（3）痰热清注射液：每支 10mL。按体重 0.3～0.5mL/kg，最高剂量不超过 20mL，加入 5% 葡萄糖注射液或 0.9% 氯化钠注射液 100～200mL，静脉滴注，控制滴数在每分钟 30～60 滴，1 日 1 次。或遵医嘱。24 个月以下婴幼儿禁用。用于邪伤肺卫证、邪炽气营证、邪毒闭肺证。

2. 外治疗法

（1）青黛适量，扑撒疱疹局部，1 日 1～2 次。用于水痘肤痒，疱疹破溃者。

（2）黄连膏，涂搽疱疹局部，1 日 1～2 次。用于疱疹成疮，或干靥而疼痛不舒者。

【防护康复】

1. 预防

（1）本病流行期间勿去公共场所。

（2）易感孕妇在妊娠早期应给予水痘－带状疱疹免疫球蛋白被动免疫。如患水痘，则应终止妊娠，预防小儿先天性畸形。

（3）控制传染源，隔离水痘病儿至疱疹结痂为止。学校、托幼机构中已接触水痘的易感儿，应检疫3周，并立即给予水痘减毒活疫苗，可预防发病。

（4）已被水痘患儿污染的被服及用具，应采用曝晒、煮沸、紫外线灯照射等措施，进行消毒。

（5）对正在使用大剂量肾上腺皮质激素、免疫抑制剂治疗的患儿，及免疫功能受损、恶性肿瘤患儿，在接触水痘72小时内可肌肉注射水痘－带状疱疹免疫球蛋白，以预防感染本病。

2. 护理

（1）保持皮肤清洁，勤换内衣，剪短手指甲，或带连指手套，以防抓破疱疹引起继发感染。

（2）正在使用肾上腺皮质激素治疗期间的患儿，若发生水痘，应立即减量或停用。

（3）对水痘伴发热的患儿，不可使用水杨酸制剂，以免发生瑞氏综合征。

3. 康复

（1）注意勿搔抓皮疹处，以待其自然恢复正常。

（2）饮食清淡，少食肥甘油腻之品，饮食量渐次增加，以复脾胃健运。

【审思心得】

1. 循经论理

水痘之名，首见于南宋《小儿卫生总微论方·疮疹论》："前人言疮疹有表里证：其疮皮厚，如赤根白头，渐加赤肿有脓。瘥迟者谓之大痘，此谓里证，发于脏也；其疮皮薄，如水泡，破即易干者，谓之水痘。"南宋《医说·疮疹有表里证》说："其疮薄如水泡，破即易干者，谓之水痘，此表证发于腑也。发于脏者重，发于腑者轻。"指出了水痘疱疹的证候特征及病情轻重。古代还有水花、水疱、水疮等别名。《证治准绳·幼科·痘疮》则进一步指出："水疱者，俗谓之水痘也。"

关于水痘病因，《小儿痘疹方论·论受病之由》说："五脏六腑秽液之毒，发为水泡疮。"《儒门事亲·疮疱丹熛瘾疹旧蔽记》说："儿之在母腹也，胞养十月，蕴蓄浊恶热毒之气，非一日，及岁年而后发，虽至贵与至贱，莫不皆然。轻者稀少，重者稠密，皆因胞胎时所感浊恶热毒之气有轻重。"这些医家认为是胎毒为患。也有医家认为是天行时气为病，如《小儿药证直诀·疮疹候》说："疮疹证，此天行之病也。"明清时期众多医家崇尚时行疫邪说，并对胎毒学说提出质疑，也有认为是风、湿、热致病者，如《证治准绳·幼科·痘疹溯源》说："痘疹之发，显是天行时气，厘市村落，互相传染，轻则俱轻，重则俱重，虽有异于众者，十之一二而已，岂可概谓胎毒哉？"《张氏医通·婴儿门下·水痘》说："水痘者，色淡浆稀，故曰水痘；色赤者，曰赤痘。将发之时，亦皆发热，由红点而水泡，有红盘，由水泡脓包而结痂，但水痘则皮薄色娇，赤痘则红润形软，总不似正痘之根窠圆净紧束也，且见点起发灌浆结痂，止于五六日之间，其邪气之轻浅可知，皆由风热郁于肌表而发。"《医宗金鉴·痘疹心法要诀·水痘》说："水痘皆因湿热成，外证多与大痘同，形圆顶尖含清水，易胀易靥不浆脓，初起荆防败毒散，加味导赤继相从。"指出水痘的病因是湿热，并提出其治法及方剂。《痘疹金镜录·斑疹门总括歌》说："疹如麻子斑如锦，水痘如珠赤豆红。四证总因风与热，各分条理莫相同。"指出水痘、麻疹、斑等共同的病因病机是风热之邪。综合诸家认识，可以认为风、湿、热邪是引起水痘的主要致病因素。并且，水痘的发生与肺脾二脏密切相关。肺主皮毛，司呼吸，开窍于鼻，为水之上源；脾主四肢肌肉，司运化，开窍于口，为湿土之脏。故水痘时邪无论从鼻口或皮毛而入，皆可内犯肺脾，致肺失宣肃，脾失健运，水湿内停。水湿与邪毒相搏外泄肌肤，则水痘布露，发为本病。此即《医宗金鉴·痘疹心法要诀·水痘》所说："水痘，发于肺、脾二经，由湿热而成也。"

在诊断及鉴别诊断方面，《小儿药证直诀·疮疹候》曰："五脏各有一证，肝脏水疱，肺脏脓疱，心脏斑，脾脏疹，归肾变黑。"又说："肝为水疱，以泪出如水，其色青小；肺为脓疱……"钱乙所论之水疱与脓疱，主要是指水痘与天花的临床特征。

《万氏家传痘疹心法·顺逆》谓："夫四毒之发，各有其时，脓疱最酷，疹次之，水疱又次之……"可见古代医家已经明确认识到天花、麻疹之病皆重于水痘。《古今医统大全·痘疹泄秘》对水痘与天花鉴别说："痘出稠密，如蚕种，顶面平白，摸之，不碍手。痘中有清水者，此则为疹子。大者名曰水痘，非痘疮也。"《证治准绳·幼科·水痘》也说："小儿痘疮有正痘与水痘之不同……其疮皮薄如水泡，破即易干，而出无渐次，白色或淡红，冷冷有水浆者，谓之水痘……亦与疹子同，又轻于疹，发热一二日而出，出而即消，易出易靥。"《景岳全书·小儿则·水痘》较系统的描述了水痘的发病过程，指出："凡出水痘，先十数点，一日后其顶尖上有水泡，二日三日又出渐多，四日浑身作痒，疮头皆破，微加壮热即收矣。但有此疾，须忌发物，七、八日乃痊。"较为完整的描述了本病发展过程。《医学纲目·五脏形证》说："譬如疮中容水，水去则疮瘦矣，水疮者，俗谓之水痘也；脓疱者，俗谓之痘子也；斑者，俗谓之瘄子也；疹者，俗谓之麻子也。痘之形状最大，水痘次之，斑瘄又次之，麻子最小，隐隐如麻子也。"从大小形态上比较了水痘、天花、麻疹等出疹性疾病。

治疗转归方面，《景岳全书·麻疹诠》说："水痘亦有类伤寒之状，身热二三日而出者，或咳嗽、面赤、眼光如水，或喷嚏，或流涕，但与正痘不同，易出亦易靥，治以清热解毒为主。"提出水痘的治疗应以清热解毒为主。《证治准绳·幼科·水痘》指出："水痘，此表证，发于腑也。亦与疹子同，又轻于疹，发热一二日而出，出而即消，易出易靥，不宜燥温，但用轻剂解之，麦汤散主之，羌活散、消毒饮、麦煎散俱可服，又当服大连翘汤以解之。"《保婴撮要·水痘麻痘》说："水痘多属表邪，或发热引饮，小便赤涩者，当用升麻葛根汤。"升麻葛根汤由升麻、葛根、白芍、甘草组成，具有凉血解毒透疹功效，是治疗水痘病的常用方剂。《幼幼集成·水痘露丹证治》说："水痘似正痘，外候面红唇赤，眼光如水，咳嗽喷嚏，涕唾稠黏，身热二三日而出，明净如水泡，形如小豆皮薄，痂结中心，圆晕更少，易出易靥。温之则痂难落而成烂疮，切忌姜椒辣物，并沐浴冷水，犯之则成姜疥水肿。自始至终，惟小麦汤为准。"指出水痘的治疗调护注意点。叶桂在《临证指南医案·幼科要略·痘》的医案中，列举水痘一症，谓："杨：点来不爽，顶有水痕微焦。此时气传染，胎毒未发，乃水赤之类痘耳。"所用方：连翘、牛蒡子、丹皮、赤芍、滑石、木通、山栀、甘草，提示可以用祛风清热、利湿解毒类的方剂来治疗水痘。马之骐所著《疹科纂要·水痘证治》论述水痘调理时指出："水痘……与痘疮大不相同，虽不为害，亦不宜温燥。苟或温之，则痂难落而成烂疮。亦不宜食姜豆生姜，沐浴冷水，恐成疮疥水肿。"

2. 证治有道

水痘以皮肤黏膜分批出现、同时存在瘙痒性斑丘疹、疱疹及结痂为特征，除了应与脓疱疮和水疥鉴别以外，还应与白痦鉴别。白痦为湿热病邪流连气分，蕴酿淹缠，郁蒸肌肤而形成的细小白色疱疹，高出皮肤，内含少量白色透明浆液，色如水晶，多分布在颈项、胸腹等部位，四肢少见，头面部更少，这与水痘以躯干部较多，四肢分布较少的部位相近，但在皮疹表现上，水痘在同一时期，丘疹、疱疹、干痂可并见；白痦在同一时期，若水晶汪汪便粒粒基本水晶样，若痦出空壳无水便基本粒粒无水，没有水痘般多样皮疹混合出现。

水痘以疏风清热，解毒化湿为基本治疗原则。水痘轻证，邪郁肺卫者，治以疏风清热，佐以解毒化湿，取银翘散加减；水痘重证，气营两燔者，治以清热凉营，佐以解毒，取清胃解毒汤加减；如水痘疱大水液充盈者，此为湿盛，治以清热解毒，淡渗利湿，取甘露消毒丹加减；少见之毒染痘疹症，治当清热解毒，消肿止痛，可用仙方活命饮加减。本病大体按卫气营血辨证治疗，但需注意加用化湿解毒之品。变证邪毒闭肺者，治以清热解毒，开肺定喘，用麻黄杏仁甘草石膏汤合黄连解毒汤加减；邪毒壅盛，内陷心肝者，治以清热凉血，解毒开窍，用清瘟败毒饮合羚角钩藤汤加减，重症必要时选加"三宝"安宫牛黄丸、紫雪、至宝丹。

对于出血型水痘和坏死性水痘须中西医结合治疗。其中出血型水痘，见壮热不退，烦躁口渴，面赤唇红，疱疹稠密，疹内血染，疹外皮肤黏膜处有瘀斑、瘀点，舌红绛，苔黄糙，脉细数。白细胞总数升高，中性粒细胞增多为主；血培养提示金黄色葡萄球菌或溶血性链球菌感染。用清营汤合五味消毒饮加减，清热解毒、清营凉血。高热不退者加用退热剂；烦躁不安者加用镇静剂；感染严重者，加有效抗生素肌肉注射或静脉滴注，局部可用抗生素软膏涂搽。坏死性水痘，见壮热不退，昏迷，四肢抽搐，疱疹稠密，疱液混浊，疹内出血，出皮疹处及皮下组织可见坏死，舌绛，苔黄，脉细数。白细胞总数升高，中性粒细胞增多为主；血培养提示金黄色葡萄球菌或溶血性链球菌感染；脑脊液外观混浊，压力增高，白细胞升高，中性粒细胞居多，糖和氯化物偏低。用清瘟败毒饮合羚角钩藤汤加减鼻饲，醒脑静注射液静脉滴注，清热解毒，镇惊息风。高热不退者加用退热剂；神昏抽搐者加用脱水剂；呼吸衰竭者可用呼吸兴奋剂；同时选用能透过血脑屏障的敏感抗生素静脉滴注。

2009～2018年，我们团队承担国家中医药管理局中医药标准化课题，对本病有关概念、诊断、辨证、治疗的内容开展了文献研究，组织从事儿科工作15年以上、对本病有一定专长的高级职称学者作Delphi法问卷调查和专家论证，研制成《中医儿科常见病诊疗指南·水痘》及修订之《中医儿科临床诊疗指南·水痘》。指南将本病分证论治：①常证：邪伤肺卫证，方选银翘散、六一散加减；邪炽气营证，方选清瘟败毒饮加减。②变证：邪陷心肝证，方选羚角钩藤汤合清瘟败毒饮加减，高热烦躁神昏者加服安宫牛黄丸；邪毒闭肺证，方选麻黄杏仁甘草石膏汤合黄连解毒汤加减。这一工作采用本团队提出的循证性中医临床诊疗指南研制技术方法，形成了中医药诊治水痘的技术规范，已经于2012年制订、2020年修订两次颁布，在全国实施。

第十一章

痄腮

【概述】

痄腮是由于感受腮腺炎时邪，以发热、耳下腮部漫肿疼痛为主要特征的一种急性传染病。本病一年四季均可发生，冬春两季易于流行，其他季节也有散发病例。任何年龄均可发病，但以学龄前及学龄期儿童多见，2 岁以下小儿少见。在集体机构中可暴发流行。

本病病名首见于宋代窦汉卿《疮疡经验全书·痄腮》。明代朱橚等在《普济方》等书中称作"搭腮肿"。清代高秉钧《疡科心得集·辨鸬鹚瘟耳根痛异证同治论》称为鸬鹚瘟，并说："夫鸬鹚瘟者，因一时风温偶袭少阳，络脉失和。生于耳下，或发于左，或发于右，或左右齐发。初起形如鸡卵，色白濡肿，状若有脓，按不引指，但酸不痛，微寒微热；重者或憎寒壮热，口干舌腻。初时则宜疏解，热甚即用清泄，或夹肝阳上逆，即用息风和阳。此证永不成脓，过一候自能消散。"对本病有较全面的记述。本病一般预后良好，少数患儿因素体虚弱或邪毒炽盛，可见邪陷心肝、毒窜睾腹等变证。

西医学称本病为流行性腮腺炎。我国自 20 世纪 90 年代开始在儿童中接种腮腺炎减毒活疫苗，2007 年已将包含流行性腮腺炎疫苗在内的麻腮风疫苗列入《扩大国家免疫规划实施方案》，使本病发病率逐步下降，但到目前为止，本病在一些地区还时有流行。

【病因病机】

本病病因为感受腮腺炎时邪，此邪属温热疫毒。邪毒直中足少阳胆经与足厥阴肝经，热毒壅滞，枢机不利，发为痄腮。

1. 邪犯少阳

冬春之季，春风过暖或应寒反暖，时邪流行，小儿藩篱疏薄，腮腺炎时邪经鼻口而入，循经袭于少阳，郁而不散，经脉壅滞，气血运行受阻，聚于耳部，故以耳垂为中心漫肿，边缘不清，腮部漫肿而酸胀作痛。邪热初起，兼见发热、恶寒、咽痛、头痛等症。

2. 热毒壅盛

邪蕴少阳经络，阳气怫郁，邪热化火化毒，热毒内迫气营，扰乱心神，灼伤津液，出现高热不退，烦躁不安，口渴欲饮，纳少，呕吐，腮部胀甚疼痛，坚硬拒按，张口咀嚼不便，舌红苔黄，脉数等症。

3. 邪陷心肝

若邪毒壅盛，温热毒邪攻窜流走，便循少阳、厥阴之表里传变，邪陷心肝，肝风内动，可见高热、头痛、呕吐、项强、抽搐、昏迷、腮部漫肿灼热胀痛拒按等症。

4. 毒窜睾腹

邪盛毒重或年幼体虚者，邪毒循经络表里传变，壅滞于厥阴肝经少腹、阴器，经气不舒，可见一侧或双侧睾丸肿胀疼痛，或脘腹疼痛、少腹疼痛、痛时拒按等。

【临床诊断】

1. 诊断要点

（1）发病前 2～3 周有流行性腮腺炎接触史。

（2）初病时可有发热。腮腺肿大以耳垂为中心，向前、后、下扩大，边缘不清，触之有弹性感、疼痛感。常一侧先肿大，2～3 天后对侧亦出现肿大。口腔内颊黏膜腮腺管口红肿。可同时有颌下腺肿大。

（3）少数患儿可并发脑膜脑炎、睾丸炎、卵巢炎、胰腺炎等。如并发脑膜脑炎，可见高热，耳下腮部漫肿坚硬疼痛，头痛项强，烦躁，呕吐，重者嗜睡神昏、抽搐；脑脊液检查压力增高，细胞数增加，以淋巴细胞增加为主，氯化物、糖正常，蛋白呈轻度增高。并发睾丸炎则睾丸肿胀疼痛，常伴高热；并发卵巢炎多见于青春期女孩少腹疼痛及压痛；并发胰腺炎则脘腹或左上腹剧痛、发热、寒战、恶心呕吐。

（4）病原学检查：发病早期从患儿唾液、尿液、脑脊液或血中可分离出腮腺炎病毒。用补体结合试验或 ELISA 法检测抗 V（virus）和抗 S（soluble）两种抗体，S 抗体在疾病早期的阳性率为 75%，可作为近期感染的证据，6～12 个月逐渐下降消失，病后两年达最低水平并持续存在。

2. 鉴别诊断

（1）与发颐鉴别：发颐即化脓性腮腺炎，发热，大多一侧腮腺红肿灼热明显、疼痛剧烈、拒按，成脓时局部有波动感，口内腮腺管口有脓液溢出，血常规检查白细胞总数及中性粒细胞升高，无传染性。痄腮患儿腮部一般表现为漫肿、不红、痛轻、无波动感，口内腮腺管口无脓液溢出，血常规检查白细胞总数及中性粒细胞正常或偏低，淋巴细胞相对增多，有流行病学史，有传染性。

（2）与臖核鉴别：儿童常见有耳后、颈、颌臖核（淋巴结）肿痛者，常有发热，可触及耳后、颈部、颌下臖核肿大、质地较硬，周围组织肿胀，灼热疼痛，腮腺管口无红肿，血常规检查白细胞总数及中性粒细胞升高，无传染性。痄腮患儿肿胀以耳垂为中心，漫肿、不红、痛轻，触之相对较软，腮腺管口红肿，血常规检查白细胞总数及中性粒细胞正常或偏低，淋巴细胞相对增多。有流行病学史，有传染性。

【辨证论治】

1. 辨证要点

（1）辨识病位：足少阳胆经起于目外眦，上行头角，下耳后，沿颈旁行。本病病位主要在足少阳胆经。少阳受邪，邪郁经脉，邪毒循经郁于腮颊，与气血相搏，则腮部肿胀酸痛，咀嚼不便。

（2）辨别轻重：本病常证中有轻、重之分。轻者，发热不高，微恶风寒，腮部肿胀不甚，饮食咀嚼不舒；重者邪毒壅盛于少阳经脉，则见壮热不退，头痛呕吐，腮部漫肿显著，咀嚼疼痛，烦躁口渴等症。

（3）辨别逆变：重症者常可产生逆变证候。如温毒郁结少阳不解，则易传变陷于厥阴，产生变证。若热毒炽盛，症见高热、项强、抽搐、昏迷、腮部漫肿、局部灼热，是为毒陷心肝。足厥阴之经脉循少腹绕阴器，温毒蕴结厥阴肝经，症见睾丸肿痛、少腹疼痛，是为毒窜睾腹。

2. 治疗原则

治疗痄腮，重在清热解毒，佐以软坚散结。初起轻证，邪犯少阳，治以疏风清热、通经散结为主；若热毒壅结者，属痄腮重证，治以清热解毒、软坚散结。腮部漫肿，硬结不散者，治宜软坚消结，清热化痰。若发生变证，如内陷心肝或引睾窜腹，则宜清肝解毒，结合平肝息风或疏肝通络等。此外，中药外治等其他疗法与内治法合用，有助于提高疗效。

3. 证治分类

（1）常证

①邪犯少阳

证候 轻微发热恶寒，一侧或两侧耳下腮部漫肿疼痛，触之痛甚，咀嚼不便，或有头痛、咽红疼痛、纳少，舌质红，苔薄白或薄黄，脉浮数。

辨证 本症见于多数患儿，以轻微发热，耳下腮部肿痛，咀嚼不便，全身症状不重为特征。

治法 疏风清热，散结消肿。

方药 柴胡葛根汤加减。常用柴胡、黄芩清宣少阳郁热；牛蒡子、葛根、桔梗疏风散热利咽；金银花、连翘、板蓝根、夏枯草清热解毒，消肿散结；赤芍、僵蚕散热通络，活血消肿。

壮热烦躁者，加石膏、知母大清气热；头痛者，加白芷、青蒿泄热止痛；咽喉肿痛者，加马勃、玄参、芦根清热利咽；恶心呕吐者，加竹茹、陈皮和中止呕；咳嗽有痰者，加前胡、浙贝母清热化痰。

②热毒壅盛

证候 高热，一侧或两侧耳下腮部漫肿胀痛，范围大，坚硬拒按，张口咀嚼困难，面赤唇红，头痛呕吐，烦躁不安，口渴欲饮，咽红肿痛，颌下肿块胀痛，纳少，尿少而黄，大便秘结，舌质红，舌苔黄，脉滑数。

辨证 本证以高热、烦躁、口渴、头痛，耳下腮部漫肿疼痛、坚硬拒按、张口咀嚼困难为特征。本证为重证，易发生变证，须及早辨识。

治法 清热解毒，软坚散结。

方药 普济消毒饮加减。常用柴胡、黄芩清利少阳；薄荷（后下）、牛蒡子疏风泄热；黄连、板蓝根、蒲公英、夏枯草清热解毒，散结消肿；马勃、桔梗、玄参解毒利咽；升麻、僵蚕发散郁火。

热炽者，加石膏、知母、栀子清热泻火；腮部肿胀，坚硬拒按者，加牡蛎、赤芍、牡丹皮软坚散结，活血消肿；呕吐者，加竹茹、旋覆花降逆止呕；大便秘结者，加大黄（后下）、玄明粉（冲服）通腑泻热；口渴唇燥者，重用玄参，加天花粉清热养阴生津。

（2）变证

①邪陷心肝

证候　高热不退，耳下腮部漫肿疼痛，坚硬拒按，头痛，项强，烦躁，呕吐，嗜睡，甚至抽搐、神昏，舌质红，舌苔黄，脉弦数。

辨证　本证为热毒壅盛，内陷厥阴，引动肝风，以腮部漫肿疼痛加重，高热、头痛、呕吐、项强、嗜睡，甚至抽搐、神昏为特征。

治法　清热解毒，息风开窍。

方药　清瘟败毒饮加减。常用水牛角（先煎）、玄参、牡丹皮、赤芍清心凉营，解毒活血；栀子、黄连、连翘、板蓝根清热泻火；石膏、竹叶清气泄热；钩藤、全蝎、僵蚕镇静凉肝，息风止痉；生地黄、芦根清热生津。

头痛剧烈者，加用龙胆、石决明凉肝泻火；恶心呕吐者，加竹茹、代赭石（先煎）清热降逆。抽搐频作者加服紫雪清热平肝、息风止痉；神志昏迷者加服至宝丹清热解毒、开窍化浊。

②毒窜睾腹

证候　腮部肿胀同时或腮肿渐消时，一侧或双侧睾丸肿胀疼痛，或少腹疼痛、脘腹疼痛，痛时拒按，或伴发热、呕吐，溲赤，便结，舌质红，舌苔黄，脉数。

辨证　本证以腮部肿胀同时或消退后，出现睾丸肿胀疼痛，或少腹、脘腹疼痛为特征。

治法　清肝泻火，活血止痛。

方药　龙胆泻肝汤加减。常用龙胆、栀子、柴胡、川楝子、黄芩清肝泻火，行气解郁；黄连、蒲公英清热解毒；荔枝核、延胡索、桃仁、赤芍疏肝行气，活血止痛。

睾丸肿痛明显者，加青皮、莪术、皂角刺破气活血；腹痛呕吐者，加郁金、竹茹、法半夏解郁降逆；少腹痛者，加香附、乌药、红花行气活血；腹胀便秘者，加大黄（后下）、枳壳降气通下。

【其他疗法】

1. 中药成药

（1）蒲地蓝消炎口服液：每支 10mL。每服 1～3 岁 5mL、3～5 岁 7mL、>5 岁 10mL，1 日 3 次。用于邪犯少阳证。

（2）五福化毒片：每片 0.1g。每服 3～6 岁 5 片、7～14 岁 7 片，1 日 3 次。用于热毒壅盛证。

（3）紫雪：每瓶 1.5g。每服周岁 0.3g、<5 岁每增 1 岁递增 0.3g，1 日 1 次；>5 岁 1.5～3g。1 日 2 次。用于邪陷心肝证。

（4）安宫牛黄丸：每丸 3g。每服 <3 岁 1/4 丸、4～6 岁 1/2 丸、>6 岁 3/4 丸，1 日 1 次，用于邪陷心肝证热入心包者。

（5）龙胆泻肝丸：浓缩丸每 8 丸相当于原生药 3g；水丸每袋 6g。浓缩丸：每服 <3 岁 2 丸、3～6 岁 4 丸、>6 岁 6 丸，1 日 2 次。水丸：每服 <3 岁 1g、3～6 岁 2g、>6 岁 3g，1 日 2 次。用于毒窜睾腹证。

（6）热毒宁注射液：每支 10mL。静脉滴注：3～5 岁最高剂量不超过 10mL，加入 5% 葡萄糖注射液或 0.9% 氯化钠注射液 50～100mL 稀释后使用，滴速为每分钟 30～40 滴。6～10 岁 10mL，以 5% 葡萄糖注射液或 0.9% 氯化钠注射液 100～200mL 稀释，滴速为每分钟 30～60 滴。11～13 岁 15mL，以 5% 葡萄糖注射液或 0.9% 氯化钠注射液 200～250mL 稀释，滴速为每分钟 30～60 滴。14～17 岁 20mL，以 5% 葡萄糖注射液或 0.9% 氯化钠注射液 250mL 稀释，滴速为每分钟 30～60 滴。均为 1 日 1 次。或遵医嘱。用于热毒壅盛证、邪陷心肝证。

2. 贴敷疗法

（1）鲜蒲公英、鲜马齿苋、鲜芙蓉花叶，任选一种，捣烂涂敷患处，1 日 1 次，连续 3～5 日。用于痄腮各证。

（2）青黛散，以醋调糊，涂敷患处，1 日 3～4 次，用于痄腮各证。

（3）新鲜仙人掌，除刺，剖开，以切面（亦可捣泥）外敷患处，1 日 2 次，连续 3～5 日。用于痄腮各证。

3. 针灸疗法

（1）耳穴取双侧腮腺、皮质下、肾上腺、面颊。用王不留行籽按压在穴位上，胶布固定，按压每个穴位，以耳郭发热为度。每日按 4～5 次，3～4 日为 1 疗程。用于热毒壅盛证。

（2）体针取翳风、颊车、合谷、外关、关冲穴，用泻法，强刺激，或点刺放血。用于热毒壅盛证、邪陷心肝证。

（3）体针取翳风、颊车、合谷、外关、太冲、血海、三阴交，用泻法，强刺激，1 日 1 次。用于毒窜睾腹证。

【防护康复】

1. 预防

（1）出生后 14 个月可接种流行性腮腺炎减毒活疫苗，或麻腮风（麻疹、流行性腮腺炎、风疹）三联疫苗。

（2）流行性腮腺炎流行期间，易感儿应少去公共场所或给予腮腺炎免疫球蛋白。

（3）幼儿园及中、小学校等要经常体格检查，有接触史的可疑患儿，要进行隔离观察，直到腮腺肿胀消退后 3 天。

2. 护理

（1）患儿应卧床休息直至热退。

（2）患儿的衣被、用具等物品均应煮沸清毒；居室用食醋加水熏蒸，进行空气消毒。

（3）宜进食清淡食品和易消化食物。

（4）睾丸肿大疼痛者，要卧床休息、减少活动、避免摩擦，局部可给予冷湿敷，并用纱布做成吊带，将肿胀的阴囊托起。

（5）密切观察高热、头痛、嗜睡、呕吐者的病情，及时发现并发症，并给予必要的治疗。

3. 康复

（1）适当休养，避免再感外邪。

（2）合并睾丸炎者，减少活动，直至完全康复。

【审思心得】

1. 循经论理

本病论述较早见于宋代窦汉卿《疮疡经验全书·痄腮》："痄腮，毒受在耳根、耳聤，通于肝肾，气血不流，壅滞颊腮，是风毒症。"提出了病名：痄腮；病位：耳根、耳聤；病因：风热毒邪；病机：风热毒邪侵袭肝肾，气血失畅，壅滞颊腮。历代文献中记载与本病相关的别名、异名颇多。《灵枢·经脉》《素问·至真要大论》所述"嗌痛颔肿"可能包括痄腮。宋代唐慎微《证类本草》和刘昉《幼幼新书》中记载的吒腮、诈腮、胙腮似为本病。朱震亨《丹溪心法》中"大头天行""蛤蟆瘟""虾蟆瘟"应指本病。清代程国彭在《医学心悟·疫疠》中记载："又有头面肿大名曰大头瘟者、颈项粗肿名曰虾蟆瘟者，古方普济消毒饮并主之。"以此区分"大头瘟"及"虾蟆瘟"，并可能包括重症痄腮在内。从明清时期起，医界对痄腮病名及认识已趋于统一，多数医家均采用痄腮病名，一直沿用至今。

关于本病的病因病机，较多医家认为多由外感"风热毒气""时毒"等侵袭头面，气血郁滞，运行不畅，局部凝结成肿块所致。如隋代巢元方《诸病源候论·小儿杂病诸候·马痹候》说："风热毒气客于咽喉、颔颊之间，与血气相搏，结聚肿痛。"此论与本病极为相似，述及病因病机为风热毒邪，侵袭咽喉、颔颊，热毒与气血搏结，蕴结壅滞，而现肿痛。元代曾世荣《活幼心书·明本论·风毒》说："毒气蓄于皮肤，流结而为肿毒……多在腮颊之间，或耳根骨节之处。"更明确本病病位在腮颊或耳根骨节处；病因病机为毒气蓄于皮肤，蕴结壅滞而发肿毒。明代陈实功《外科正宗·杂疮毒门·腮》说："腮乃风热，湿痰所生，有冬温后天时不正感发传染者多。"指出本病为外感风热时邪，内有湿痰为因，并阐述了本病的传染性。清代高秉钧云："夫鸬鹚瘟者，因一时风温偶袭少阳，络脉失和。"明确本病因为风温袭于少阳络脉。明代陈实功《外科正宗·卷四·痄腮》指出："痄腮乃风热湿痰所生。有冬温后天时不正感发传染者，多两腮肿痛，初发寒热，以柴胡葛根汤散之，外敷如意金黄散。"明确了本病的病因、病位及内外合治法。

诊断方面，因本病与发颐发病部位相同而病因病机、临床证候不同，常须鉴别。明代王肯堂《证治准绳·疡医·卷之三》说："或问：腮脸生毒何如？曰：此名腮颔发……或问：颧骨之下，腮颔之上，耳前一寸三分发疽何如？曰：此名颐发。""腮颔发"指痄腮；"颐发"即发颐，提出其特点是"发疽"。清代王洪绪《外科全生集·卷一·发颐遮腮》说："患生于腮，有双有单，一曰遮腮、一曰发颐，当宜别治。腮内酸痛是遮腮……不酸痛者是发颐，宜服表风散毒之剂。""遮腮"即痄腮，"腮内酸痛"是其与发颐鉴别的要点。清代高秉钧《疡科心得集·辨鸬鹚瘟耳根痈异证同治论》说："夫鸬鹚瘟者……生于耳下，或发于左，或发于右，或左右齐发。初起形如鸡卵，色白濡肿，状若有脓，按不引指，但酸不痛，微寒微热，重者或憎寒壮热，口干舌腻。初时则宜疏解，热甚即用清泄，或夹肝阳上逆，即用息风和阳。此证永不成脓，过一候自能消散。"清晰记载了本病的病位在耳下；临床特征为：或发于左，或发于右，或左右齐发；初起形如鸡卵，色白濡肿，状若有脓，按不应指，但酸不痛，微寒微热，重者或憎寒壮热，口干舌腻。常证治疗轻者以疏风泄热为主；重者以清热泻火为主。逆证邪陷厥阴，引动肝风者，治宜凉肝息风。并提出"此证永不成脓"，将本病与发颐明确区分。再有"过一候自能消散"，言及本病的预后良好。是对痄腮与发颐区别的全面论述。

2. 证治有道

痄腮因以耳下腮部漫肿疼痛为特征，并伴全身热性症状体征，同时具有强烈的传染性，因此，当属温毒疫疠范畴。疠气易犯膜原，膜原者，实一身之半表半里也，足少阳胆经为半表半里之一。足少阳胆经起于目外眦，下行到耳后，沿颈下行至肩上，左右交会于大椎穴，前行入缺盆，一分支从耳后进入耳中，出走于耳前，至目外眦后方。足厥阴肝经起于大敦，循腿内侧，绕阴股，入毛中，还阴器，抵小腹，与足少阳胆经相表里，两经经脉相连，气血相通，病则相互传变。同时，温毒具有蕴结壅滞与攻窜流走的病机病理特点。热毒上攻，蕴结壅滞，结于少阳经络，少阳枢机不利，则邪结不散，故以腮部漫肿疼痛为特征；攻窜流走则壅结于足少阳胆经之热易于流走于足厥阴肝经，以致毒窜睾腹、少腹，蕴结不散，可致睾丸肿痛（并发睾丸炎）、少腹疼痛（并发卵巢炎）。若邪毒循胸过胁，入脘腹，结阳明者，则可出现上腹疼痛剧烈、恶心呕吐等证（并发胰腺炎）。邪毒炽盛者，甚至可内传入脏，陷入厥阴心肝，闭阻心窍、引动肝风（并发脑膜脑炎）。

痄腮治疗，历代医家强调辨证论治，以清利少阳、厥阴为主，根据其所侵犯经络不同，分经论治。如《疡科心得集·卷上·辨鸬鹚瘟（俗名土婆风）耳根痈异证同治论》强调："初时则宜疏解，热甚即用清泄，或夹肝阳上逆，即用息风和阳。"《泊庐医案》中汪氏治疗痄腮原则可归纳为：宣化表里为治疗大法，若湿热夹气下近膀胱，应清解分利，再以疏化少阳。痄腮逆传厥阴，则治以清解化毒，泄化少阳。热郁阳明腑实，再以清解化毒，通导阳明。毒热渐消，继以清解化毒，以善其后。《景岳全书·杂证谟·瘟疫·大头瘟证治》中论述"大头虾蟆瘟"证治十分详明："大头虾蟆瘟治法：凡病在头目，内火未盛者，先当解散，宜正柴胡饮，或败毒散。若时毒咽喉肿痛，内火不甚，而便利调和者，葛根牛蒡汤。时毒表里俱热，头目俱肿，宜清宜散者，柴葛煎。若毒在阳明，表里俱热，多头痛鼻干，宜散者，柴葛解肌汤。若时毒三阳，热极狂躁，咽喉肿痛，宜清兼散者，栀子仁汤。若时毒遍行，邪热上浮，头面俱肿，咽喉不利者，普济消毒饮。若时毒风热上聚头面，宜升散者，犀角升麻汤。若时气盛行，宜清火解毒者，羌活升麻汤。若时毒血热烦躁，兼赤斑者，犀角散、人参白虎汤。若时毒内外俱实，当双解者，防风通圣散。若时毒焮肿作痛，脉实便秘，宜下者，五利大黄汤，或漏芦升麻汤，或连翘消毒散。若时毒虽盛，而外实内虚，脉弱神困，凡诸虚证有据者，必当救里内托，宜参芪托里散，或托里消毒散。其有阳虚假热，而兼呕恶泄泻者，如六味回阳饮之类，皆所必用，不可疑也。若头项肿甚，疼痛难忍者，宜用清凉救苦散敷之。或取侧柏叶自然汁，调蚯蚓泥敷之。""又曰：大头瘟太阳病，发于头上，并脑后下项，及目后赤肿者是也，治宜荆防败毒散，羌活、藁本行经。阳明病，发于鼻颊，并目不能开，及面部者是也。或内热气喘，口干舌燥，咽喉肿痛不利，脉数大者，普济消毒饮。若内实而热者，防风通圣散间服之。少阳病，发于耳之上下前后，并头角红肿者是也。若发热，或日晡潮热，或寒热往来，口苦咽干，目痛，胸胁满闷者，小柴胡加消毒之药。"其中所记载的柴胡葛根汤、普济消毒饮、防风通圣散、托里消毒散、紫金锭等一直被沿用至今。

我们梳理以上历代对于本病病因病机的认识，在主编的现代《中医儿科学》教材中明确提出：痄腮病因腮腺炎时邪，邪属温热疫毒；病位以耳下腮部为主，其邪毒易袭于足少阳胆经，波及足厥阴肝经。临床当围绕温热疫毒性质、经络病变病机辨证论治。疾病初起、感邪较轻者，邪犯少阳，热毒发于腮部，以轻微发热，耳下腮部肿痛，咀嚼不便，全身症状不重为特征者，治宜疏风清热，散结消肿。选用《外科正宗·杂疮毒门·腮》的治法："两腮肿痛，初发寒热，以柴胡葛根汤散之，外敷如意金黄散。"柴胡葛根汤由柴胡、天花粉、葛根、黄芩、桔梗、连翘、牛蒡子、石膏、甘草、升麻组成，具有疏风泄热、清利少阳、清热泻火功效，内服可泄邪毒，同时外敷如意金黄散或鲜蒲公英等局部解毒消肿散结，可作为大部分患儿的基本治疗方法。如感邪较甚，或素体蕴热较盛者，邪毒化火，热毒炽盛，蕴结于里，可见高热、烦躁、口渴、头痛、耳下腮部漫肿疼痛，坚硬拒按，张口咀嚼困难等。治宜清热解毒，软坚散结。用《东垣试效方》普济消毒饮加减："用黄芩、黄连味苦寒，泻心肺间热以为君；橘红苦辛，玄参苦寒，生甘草甘寒，泻火补气以为臣；连翘、黍黏子、薄荷叶苦辛平，板蓝根味苦寒，马勃、白僵蚕味苦平，散肿消毒定喘以为佐；新升麻、柴胡苦平，行少阳、阳明二经不得伸；桔梗辛温为舟楫，不令下行。"黍黏子即牛蒡子。全方清热解毒、散结消肿、清泄少阳、阳明，用于重症更为适宜。

临证治疗，遵《素问·六元正纪大论》"火郁发之"原则，在清热解毒，消除疠气的同时，要注重发散怫郁，消散壅滞。如在上述主治各方中配伍使用的柴胡、川楝子、僵蚕、陈皮、葛根、升麻、桔梗等药具有行气解郁，轻清宣阳的功用，使运用寒凉清热之方而不致凝滞气机，反而有利温毒解散的作用，即属"火郁发之"之用。另有《伤寒瘟疫条辨》中治疗瘟疫的名方——升降散（蝉蜕、僵蚕、姜黄、大黄），具有寒温并用、升降相宜、清热散热并举的功效，也可在本病中配合使用。再者，《伤寒论》小柴胡汤（柴胡、黄芩、半夏、人参、甘草、生姜、大枣）为少阳病主治方剂，用于病在少阳的痄腮患儿，可起到扶正散邪、和解少阳的作用。后世柴胡葛根汤用于本病，实属承小柴胡汤和解少阳之旨、增疏风泄热之功，乃由源及流之传承发扬。

第十二章 手足口病

【概述】

手足口病是感受手足口病时邪引起，临床以手足、口腔及臀等部位疱疹，或伴发热为特征的急性出疹性传染病。本病一年四季均可发生，但以夏秋季节多见。任何年龄均可发病，常见于5岁以下小儿，以小于3岁年龄组发病率最高。本病传染性强，易引起流行。

古代中外均无手足口病记载，1957年新西兰Seddon首次报道本病，我国1981年上海首次报道该病。本病是现代新认识的出疹性传染病，但按其病症特点可归属于中医学"湿温""疮疹"范畴。

手足口病是由肠道病毒引起的传染病，引发手足口病的肠道病毒有20多种（型），其中以柯萨奇病毒A16型（Cox A16）和肠道病毒71型（EV71）最为常见。多数患儿由感染Cox A16引起，症状较轻，预后良好。重症患者多因EV71引起，易于发生无菌性脑炎、脑膜炎、肌阵挛、急性弛缓性麻痹、心肺衰竭、肺水肿等严重并发症，具有较高的病死率和致残率，严重危害儿童健康。

【病因病机】

本病外因为感受手足口病时邪；内因为正气虚弱。手足口病时邪属湿热疫毒。病变部位主要在肺脾二经。夏秋之季，暑湿过盛，湿热疫毒由口鼻而入，内侵肺脾，继而邪毒蕴郁，气化失司，湿毒外发肌表，则发出疱疹。邪毒轻者疱疹仅限于手足肌肤及口咽部，分布稀疏，全身症状轻浅；重者则疱疹波及四肢、臀部，且分布稠密，根盘红晕显著，全身症状深重，甚或邪毒内陷而出现神昏、抽搐，或邪毒犯心耗损气阴，或阴损及阳心阳衰脱，危及生命者。疾病后期可见湿毒伤络或气阴损伤证候。

1. 湿热侵袭

小儿肺脏娇嫩，不耐邪扰，脾常不足，易受损伤。夏秋之季，暑湿尤盛，时邪湿热疫毒由口鼻而入，内侵肺脾。肺属卫外合皮毛，主宣发肃降，为水之上源；脾属土,主运化、四肢肌肉,为水谷之海,开窍于口。邪毒外犯,肺气失宣,卫阳被遏,脾气失运,胃失和降,则见发热、咳嗽、流涕、口痛、纳差、恶心、呕吐、泄泻等症。

2. 湿热蕴毒

湿热蕴郁,气化失司,湿毒外发肌表,则发疱疹。感邪轻者,疱疹仅限于手足肌肤及口咽部,分布稀疏,全身症状轻浅,如发热轻微、口不甚渴;若感邪较重,毒热内盛,则疱疹波及四肢、臀部,且分布稠密,根盘红晕显著,全身症状深重,如高热烦躁、胸闷心悸等。

3. 邪陷心肝

心主血,藏神;肝藏血,主筋,为风木之脏。若感邪较甚,或调护不当及失治、误治等,湿热疫毒邪盛热极生风,炼液为痰。风、痰、火相扇,邪毒深入营血,引动肝风,动血耗血,神明闭阻,肝脉拘急,表现高热不退,疹色混浊紫暗,呕吐,烦躁谵语,嗜睡易惊,肌肉瞤动,甚或神昏、抽搐,舌质红绛,舌苔厚腻,脉数有力。

4. 痰热闭肺

湿热邪毒炽盛者,从卫入气,正邪交争,肺热壅盛,肺气郁闭,热炼痰生,痰热闭肺。出现身热不退,疱疹色泽紫暗,分布稠密,或成簇出现,咳嗽频作,气急喘促,喉间痰鸣,胸闷心悸,不能平卧,烦躁不宁,甚则唇指青紫。

5. 心阳虚脱

如遇羸弱之体,或感邪较甚,或调护不当及失治、误治等,湿热疫毒直犯心营,气阴耗损。则出现心悸气短、胸闷乏力等症,甚或阴损及阳,心阳虚衰而脱,以致出现面色苍白晦暗,气喘心悸,口唇发绀,四肢厥逆、大汗淋漓,舌质紫暗,脉微欲绝等症。

6. 湿毒伤络

脾恶湿,主肌肉,湿易困脾。小儿脾肺常虚,受此湿热疫毒侵袭,困遏于脾,走于经络肌肉,郁阻不散,则肢体扪之微热,肌肉可有触痛和感觉过敏、震颤、惊惕。疾病后期加之气阴损伤,可见一个或多个肢体肌肉松弛无力,非对称性肢体功能障碍。

【临床诊断】

1. 诊断要点

（1）病前 1～2 周有与手足口病患者接触史。

（2）起病急，发病前 1～2 天或发病同时出现发热，可伴头痛、咳嗽、流涕、纳差、恶心、呕吐、泄泻等症。一般体温越高，病程越长，则病情越重。

（3）主要临床表现为口腔及手足部疱疹。口腔疱疹多发生在咽及硬腭、颊、舌、唇处，破溃后形成溃疡，疼痛较剧，年幼儿常表现烦躁、哭闹、流涎、拒食等。在口腔疱疹后 1～2 天可见皮肤疱疹，呈离心性分布，以手足部多见，少数可波及肛周、臀部和四肢。疱疹呈圆形或椭圆形，质地较硬，不易破溃，内有混浊浆液，周围绕以红晕，数目多少不等。疱疹长轴与指、趾皮纹走向一致。一般持续 7～10 天消退，疹退后不留瘢痕及色素沉着。

（4）重症者可表现壮热，烦躁，嗜睡，神昏，抽搐，或喘促、咯血、呼吸困难，或肢体震颤、肢软无力甚至瘫痪，或四肢逆冷、呼吸气微、脉微欲绝。发生脑膜炎、脑炎、心肌炎、弛缓性麻痹、肺水肿等严重并发症。

（5）咽拭子、疱疹液、痰液或粪便标本中 Cox A16、EV71 等病毒核酸检测阳性或分离出肠道病毒。

2. 鉴别诊断

（1）与水痘鉴别：水痘好发于冬春季节，6～9 岁小儿多见，疱疹较手足口病稍大，呈向心性分布，躯干、头面多，四肢少，疱壁薄，易破溃结痂，疱疹多呈椭圆形，其长轴与躯体的纵轴垂直，且在同一时期、同一皮损区斑丘疹、疱疹、结痂并见。手足口病好发于夏秋季节，多见于 5 岁以下小儿，疱疹发于手、足、口腔内，疱疹长轴与指、趾皮纹走向一致，疱疹形态单一。

（2）与疱疹性咽峡炎鉴别：疱疹性咽峡炎同样好发于夏秋季节，5 岁以下小儿多见，但起病较急，常突发高热、流涕、口腔疼痛甚或拒食，软腭、悬雍垂、舌腭弓、扁桃体、咽后壁等口腔后部出现灰白色小疱疹，周围红赤，1～2 天内疱疹破溃形成溃疡，疼痛明显。手足口病疱疹除发于口腔内，同时见于手、足等处。

【辨证论治】

1. 辨证要点

（1）辨别轻重：本病以脏腑辨证为纲，根据病程、发疹情况及临床伴随症状以区分轻、重证。轻证者，病程短，疱疹仅限于手、足及口腔部，疹色红润，稀疏散在，根盘红晕不著，疱液清亮，全身症状轻微，或伴低热、流涕、咳嗽、口痛、流涎、恶心、呕吐、泄泻等；若为重证，则病程较长，疱疹除手足及口腔部外，四肢、臀部等其他部位也可累及，疹色紫暗，分布稠密，或成簇出现，根盘红晕显著，疱液混浊，全身症状较重，常伴高热、烦躁、口痛、拒食等。

（2）辨识变证：对于重证患儿，特别要注意病情的变化，及时辨识邪毒内陷出现邪犯心肝、邪毒闭肺等变证。如见高热不退，疹色混浊紫暗，呕吐，烦躁谵语，嗜睡易惊，肌肉瞤动，甚或神昏抽搐等，为邪陷心肝；若身热不退，咳嗽频作，气急喘促，喉间痰鸣，胸闷心悸，不能平卧，烦躁不宁，甚则唇指青紫为邪毒闭肺；甚者邪毒过甚，正不敌邪，正气衰败，阳气暴脱，则可见面色苍白晦暗，气喘心悸，口唇发绀，四肢厥逆、冷汗出，脉微欲绝等危症。

2. 治疗原则

本病治疗以清热祛湿解毒为原则。轻证治以宣肺解表，清热化湿；重证宜分清湿重、热重，偏湿盛者，治以利湿化湿为主，佐以清热解毒，但祛湿不可太过，以防伤阴耗液，化燥生风；偏热重者，虽以寒凉清热解毒之品为主，也应中病即止，不可过剂，以免损脾伤胃。若出现邪毒内陷或邪毒犯心等变证，又当配伍镇痉开窍、益气养阴、回阳救逆、活血祛瘀等法，必要时中西医结合救治。

3. 证治分类

（1）常证

①邪犯肺脾

证候 轻度发热，或无热，或有流涕咳嗽、纳差恶心、呕吐泄泻，约 1～2 天后或同时出现口腔内疱疹，破溃后形成小溃疡，疼痛流涎，不欲进食。随即手足部出现米粒至豌豆大斑丘疹，并迅速转为疱疹，以掌心、足跖多见，亦可见于手、足背，分布稀疏，疹色红润，根盘红晕不著，疱液清亮。舌质红，苔薄黄腻，脉浮数。

辨证　本证为手足口病轻证，除口腔、手、足疱疹外，全身症状不著为其特征。偏肺气失宣者，发热恶寒，流涕咳嗽；偏脾运失职者，纳差流涎，呕吐泄泻。若为高热，或身热持续，则易转为重证。

治法　宣肺解表，清热化湿。

方药　甘露消毒丹加减。常用金银花、连翘、黄芩、薄荷清热解毒，宣肺透表；豆蔻、藿香、石菖蒲芳香化湿；滑石、茵陈清热利湿；板蓝根、射干、浙贝母解毒利咽，化痰止咳。

恶心呕吐者，加苏梗、竹茹和胃止呕；泄泻者，加苍术、薏苡仁化湿实便；高热者，加葛根、柴胡解肌清热；肌肤痒甚者，加蝉蜕、白鲜皮祛风止痒。

②湿热毒盛

证候　口、手、足部及臀部、四肢疱疹，色泽紫暗，分布稠密，或成簇出现，根盘红晕显著，疱液混浊，痛痒剧烈，甚或拒食。身热持续，烦躁口渴，小便黄赤，大便秘结，舌质红绛，苔黄厚腻或黄燥，脉滑数。

辨证　本证为手足口病之重证，多见于感邪较重及年幼体弱者，以口、手、足部及臀部、四肢疱疹稠密、紫暗，伴全身明显症状为特征。偏于湿重者，低热起伏，口苦而黏，皮肤疱疹显著，瘙痒不适；偏于热重者，高热不退，口渴引饮，口腔溃疡较多，疼痛流涎。若失于调治，可出现邪毒内陷、邪毒犯心等变证。

治法　清热凉营，解毒祛湿。

方药　清瘟败毒饮加减。常用黄连、黄芩、栀子、连翘清热解毒祛湿；石膏、知母清气泄热；生地黄、赤芍、牡丹皮凉血清热；板蓝根、蝉蜕、紫草解毒透疹。

偏于湿重者，去知母、生地黄，加滑石、淡竹叶清热利湿；大便秘结者，加大黄（后下）、玄明粉（冲服）苦寒攻下；口渴喜饮者，加麦冬、芦根清热生津；烦躁不安者，加淡豆豉、莲子心解郁宁心安神。

（2）变证

①邪陷心肝

证候　壮热持续，烦躁，谵语，或萎靡、嗜睡，神昏、抽搐，疱疹稠密紫暗，疱浆浑浊，或疱疹形小而数少、甚则无疹，舌质红绛，苔黄燥起刺，脉弦数有力，指纹紫滞。

辨证 本证由邪毒炽盛，内陷手厥阴心包经和足厥阴肝经所致。临证以病情突然加重，见高热、烦躁、嗜睡、易惊、抽搐、神昏等心肝二经证候为特征。若失于救治，易出现内闭外脱证。

治法 息风镇惊，清热解毒。

方药 羚角钩藤汤合清瘟败毒饮加减。常用羚羊角、钩藤清热息风镇惊；水牛角、石膏、知母、黄连、黄芩、栀子清热解毒；生地黄、玄参、牡丹皮清热凉血养阴；甘草调和诸药。

高热神昏者，加服安宫牛黄丸清热解毒、开窍安神；抽搐重者加紫雪镇痉息风开窍；昏迷重者加至宝丹涤痰开窍安神。

②邪伤心肺

证候 身热不退，频咳、喘促，胸闷、心悸，不能平卧，烦躁不安，甚则面色苍白、唇指青紫、咯粉红色泡沫样痰，疱疹稠密，可延及臀部、四肢，疱浆混浊，也有疱疹稀疏者，舌质紫暗，苔白腻，脉沉迟或脉微欲绝，指纹沉紫。

辨证 本证由邪毒伤及心肺，心肺阴阳皆虚，肺失通调，心失行血，水气上犯所致。临证以胸闷心悸、咳频气急、口唇发绀、咯吐粉红色泡沫痰为特征。病情危重，急需救治。

治法 泻肺逐水，解毒救逆。

方药 己椒苈黄丸合参附汤加减。常用葶苈子、防己、大黄、椒目泻肺逐水；桑白皮、前胡泻肺降气祛痰；人参、炙甘草、制附子益气回阳救逆；金银花、蚤休、车前子清热解毒利湿。

咯血者，去制附子、防己、椒目，加水牛角、生地黄、青黛、牡丹皮、阿胶清热养阴，润肺止血；若面色灰白、四肢厥冷、汗出脉微者，重用人参、制附子，加山茱萸、龙骨、牡蛎益气回阳救逆。

③邪毒侵心

证候 疱疹渐消，心胸痹痛，心悸怔忡，烦躁不宁，唇甲青紫，面白无华，多汗乏力，四肢不温，舌质紫暗，苔白腻，脉微或见结代，指纹沉紫。

辨证 本证由感邪深重，正不胜邪，邪毒侵犯心脉，血脉瘀阻而成。以心胸痹痛，心悸怔忡，唇甲青紫，多汗乏力，脉微或见结代为主症，重者可见心阳虚脱危候。

治法　清热化湿，宁心通络。

方药　葛根黄芩黄连汤合血府逐瘀汤加减。常用葛根解热生津；黄芩、黄连、虎杖清热燥湿，泻火解毒；川芎、赤芍活血通络；桔梗开胸行气；生地黄、麦冬清热养阴；人参、桂枝、炙甘草益气通阳复脉。

胸闷甚者，加薤白、瓜蒌通阳散结，开胸行气；心悸怔忡、脉结代者，重用炙甘草，加苦参、丹参、桃仁、龙骨，必要时加制附子益气通阳复脉、活血通络。若心阳欲脱者，宜以回阳救逆为主，急用参附龙牡救逆汤加减。

④湿毒伤络

证候　一个或多个肢体萎软无力，肌肉松弛，不能抬举，肢体扪之微热，触之疼痛，惊惕肉颤。可伴低热、呛咳、吞咽困难、跛行，久则肉消肢枯，舌质红，苔黄腻，脉濡数或数而无力，指纹紫。

辨证　本证由湿热邪毒浸渍经络，络脉痹阻，气血运行不畅，筋脉肌肉失养所致。以肢体痿软无力，甚或瘫痪为辨证要点。

治法　清热利湿，活血通络。

方药　四妙丸加味。常用苍术、黄柏、薏苡仁清热利湿；蚕沙、萆薢利湿化浊；防己、木瓜祛风除湿，舒经活络；川芎、丹参活血通络；牛膝活血舒筋，引药下行。

低热起伏加青蒿、银柴胡清退虚热；肢体震颤、惊惕者，加羚羊角、僵蚕、钩藤息风定惊；胸脘痞闷加藿香、厚朴、法半夏、茯苓化湿和中；小便涩痛加淡竹叶、栀子、小蓟清热利尿通淋；病久血瘀络阻者，加鸡血藤、桃仁、赤芍、全当归活血通络。若湿热清而肢体萎软无力，肉消肢枯，跛行，宜补气活血，强筋健骨为主，以补阳还五汤为主方，同时配合推拿、针灸等法治疗。

【**其他疗法**】

1. 中药成药

（1）金莲清热泡腾片：每片4g。温开水溶解后口服，每服1～3岁1片、>3岁2片，溶于50mL热水中，1日3次。如体温>38.5℃时，1日4次。疗程3～7日。用于邪犯肺脾证。

（2）康复新液：每瓶 100mL。每服 ≤1 岁 3mL、>1 岁 5mL，1 日 3 次。用于邪犯肺脾证。

（3）蒲地蓝消炎口服液：每支 10mL。每服 <1 岁 3mL、1～3 岁 5mL、3～5 岁 7mL、>5 岁 10mL，1 日 3 次。用于邪犯肺脾证。

（4）安宫牛黄丸：每丸重 3g。每服 <3 岁 1/4 丸、4～6 岁 1/2 丸，1 日 1 次。用于邪陷心肝证。

（5）热毒宁注射液：每支 10mL。静脉滴注：3～5 岁最高剂量不超过 10mL，加入 5% 葡萄糖注射液或 0.9% 氯化钠注射液 50～100mL 稀释后使用，滴速为每分钟 30～40 滴。6～10 岁 10mL，以 5% 葡萄糖注射液或 0.9% 氯化钠注射液 100～200mL 稀释，滴速为每分钟 30～60 滴。11～13 岁 15mL，以 5% 葡萄糖注射液或 0.9% 氯化钠注射液 200～250mL 稀释，滴速为每分钟 30～60 滴。14～17 岁 20mL，以 5% 葡萄糖注射液或 0.9% 氯化钠注射液 250mL 稀释，滴速为每分钟 30～60 滴。均为 1 日 1 次。或遵医嘱。用于邪犯肺脾证、邪陷心肝证。

2. 外治疗法

（1）西瓜霜、冰硼散、珠黄散：任选 1 种，涂搽口腔患处，1 日 2 次。

（2）开喉剑喷雾剂（儿童型）：每瓶 15m1。每次 2 喷，1 日 3～5 次，喷口腔疱疹、溃疡处。用于口腔疱疹、溃疡。

3. 灌肠疗法

羚羊角粉 0.3g（兑入），钩藤 10g，天麻 5g，石膏 15g，黄连 5g，栀子 5g，大黄 5g，菊花 10g，薏苡仁 10g，全蝎 5g，僵蚕 10g，牡蛎 15g。煎水 100mL。1～3 岁 20mL、3^+～5 岁 30～50mL，保留灌肠，1 日 1 次，重症 1 日 2 次。用于邪犯肺脾证、湿热毒盛证、邪陷心肝证。

4. 针灸疗法

上肢取肩髃、曲池、合谷、颈胸部夹脊穴；下肢取髀关、伏兔、足三里、阳陵泉、三阴交、腰部夹脊穴、阴陵泉、大椎、内庭。毫针针刺或电针治疗，1 日 1 次。或采用点灸法治疗，主穴大椎、肺俞、曲池、尺泽、关元、气海、足三里、三阴交。每穴点灸 2～4 次，1 日 2 次。用于湿毒伤络证。

【防护康复】

1. 预防

（1）加强本病流行病学监测，发现疑似病人及时隔离，对密切接触者应隔离观察 7～10 天，并给板蓝根颗粒冲服或蒲地蓝消炎口服液口服。

（2）注意搞好个人卫生，养成饭前便后洗手的习惯。对被污染的日常用品、食具等应及时消毒处理，患儿粪便及其他排泄物可用 3% 漂白粉澄清液浸泡，衣物置阳光下暴晒。

2. 护理

（1）患病期间，应注意卧床休息，房间空气流通，定期开窗透气，保持空气新鲜。

（2）给予清淡无刺激、富含维生素的流质食物或软食，温度适宜，多饮温开水。进食前后可用生理盐水或温开水漱口，清洁口腔，以减轻食物对口腔的刺激。

（3）注意保持皮肤清洁，对皮肤疱疹切勿挠抓，以防溃破感染。对已有破溃感染者，可用如意金黄散或青黛散麻油调后涂搽患处，以收敛燥湿，助其痊愈。

（4）密切观察病情变化，及早发现邪陷心肝、邪伤心肺等变证。

3. 康复

（1）饮食清淡，进食易消化食品，渐次适量增加食物，促进身体复原。

（2）适当休息，保持情绪平和，增强抵抗力。

（3）急性期过后仍然神识不清、肢体瘫痪者，继续采用药物内服、针灸、推拿、康复治疗等综合疗法，争取其康复。

【审思心得】

1. 循经论理

手足口病是现代新发现的出疹性传染病，无论中、西方古代文献均无明确记载，但在近半个世纪中，已经弥漫至世界各国和中国所有省市，成为危害儿童健康的重要疫病。中医古代医籍中对于本病虽无记载，但"湿温""疮疹""温病""时疫"等的大量有关论述，对于我们以中医学理论认识和治疗本病是有借鉴价值的。

有关小儿疮疹的论述首推宋代钱乙，《小儿药证直诀·疮疹候》说："……并疮疹证，此天行之病也……小儿在胎十月，食五脏血秽，生下则其毒当出，故疮疹之状，皆五脏之液。"其中叙述疮疹成因认为是由于外感天行时气，内禀胎毒而发病。而"始发潮热三日以上，热运入皮肤，即发疮疹而不甚多者，热留肤腠之间故也。潮热随脏出，如早食潮热不已，为水疱之类也。"则表述了疮疹初起，皮肤出疹的病机为"热留肌腠"。元代朱震亨《丹溪心法·痘疮九十五》说："小儿疮疹……始发之时，有因伤风寒而得者，有因时气传染而得者，有因伤食呕吐而得者，有因跌仆惊恐蓄血而得者。"将小儿疮疹的病因分为感受风寒、时气传染、伤食、跌仆惊恐四种。《万氏家传痘疹心法·顺逆》提出出疹性疾病与时令不正、疫毒乘机侵袭有关："疹毒乃天行气运变迁之使然。"《幼幼集成·万氏痘麻》说："四时之疫疠，动五脏之皮囊……四大成疮。"更明确认为疮疹为时行疫毒之邪相互传染、袭于五脏而成。《温热经纬·卷四》云："既受湿又感暑也，即为湿温。""暑湿热疫诸疾，皆能外发痛疮。"据此论述，本病亦可归属"湿温"之列。

关于病变脏腑，宋代《小儿药证直诀·疮疹候》说："其疮出有五名：肝为水疱，以泪出如水，其色青小；肺为脓疱，如涕稠浊，色白而大；心为斑，主心血，色赤而小，次于水疱；脾为疹，小次斑疮，其主裹血，故赤色黄浅也。"认为疮疹因形态不同，可分别归属于肝、肺、心、脾四脏。清代温病学家薛雪《湿热病篇·第一条》则言："湿热病属阳明太阴经居多，中气实则病在阳明，中气虚则病在太阴。"提出湿温病变以中焦脾胃为中心。清代医家吴谦《医宗金鉴·痘疹心法要诀》说："肝泡肺脓心赤小，脾大黄浅肾黑形。"提出疮疹的病变脏腑除肝、肺、心、脾外，还可涉及肾脏。

古代医籍也提出了与疮疹相关的调护及预后判断方法。如《小儿药证直诀·疮疹候》中就提出："凡疮疹若出，辨视轻重，若一发便出尽者必重也；疮夹疹者，半轻半重也；出稀者轻，里外微红者轻……凡疮疹当乳母慎口，不可令饥及受风冷，必归肾而变黑难活也。"指出了疮疹性疾病的轻重辨别及护理要点。《丹溪心法·痘疮九十五》指出："疮疹已发未发，但不可疏转，此为大戒。"认识到疮疹类疾病就地隔离以预防传播的重要性。

2. 证治有道

手足口病时邪属于湿热疫毒，相互染易，易造成流行。病情轻重悬殊，轻症病例预后较好，重症病例并发症多，甚或危及生命或留下残疾。因此，临床应首先分辨病情轻重，及时处理，以防生变。发热的高低、热程的长短、疱疹的稠密与稀疏、疱浆浑浊与否、根盘红晕是否显著、伴随症状如何，是判断病情轻重的主要指标。轻症病例常为 CoxA16 感染，重症病例多为 EV71 感染，在同一地区同一时期流行的常为同一种病毒。轻症感邪较轻，人体正气相对强盛，正能胜邪，疾病能按期向愈。重症感邪深重，正不胜邪，邪毒不能外透肌肤，常症状较重，并可侵心伤肺、内陷心肝、损经伤络，出现诸多变证。

本病由湿热疫毒侵入，蕴于肺脾而发，多数为轻症，但重症易于演变为变证。治疗应始终围绕清热解毒、化湿透邪，肺经热毒宜清解透邪、脾经湿浊宜芳香化湿、湿热毒盛当解毒祛湿。即使是发生变证者，也要在息风镇惊、泻肺救逆、宁心通络、活血通经的同时，勿忘清热利湿，并在并发心、肺、脑、循环等功能衰竭时，配合西医药抢救治疗。

我们检索近 40 年中医药治疗手足口病的文献，依据 Delphi 法做了专家问卷调查，对国内 40 位知名专家进行了两轮调查，并召开多次专家论证会，研制成了《中医儿科常见病诊疗指南·手足口病》（2012 年），后又用本团队研制的循证性中医临床诊疗指南编制技术方法再作修订，研制成《中医儿科临床诊疗指南·手足口病》（2020 年），在全国颁布实施。指南提出本病分证论治方法：①常证：邪犯肺脾证：治以宣肺解表，清热化湿，方用甘露消毒丹加减；湿热毒盛证：治以清气凉营，解毒化湿，方用清瘟败毒饮加减。②变证：邪陷厥阴证：治以凉营解毒，息风开窍，方选清瘟败毒饮合千金龙胆汤加减，另服安宫牛黄丸清心开窍，抽搐加羚羊角粉平肝息风，也可使用中成药针剂清开灵注射液或醒脑静注射液静脉滴注。邪伤心肺证：治以泻肺逐水，温阳扶正，方用己椒苈黄丸合参附汤加减。邪毒侵心证：治以活血止痛，通络养心，方用血府逐瘀汤合天王补心丹，若急性期后心悸气短，脉象结代者，是气虚血瘀之证，当用生脉散加通阳活血之品。心阳虚衰证：治以扶阳救逆固脱，方选参附龙牡救逆汤加减治疗，亦可以使用参附注射液静脉滴注。湿热伤络证：治以清热利湿，通利经脉，方用二妙散加味，如苍术、黄柏、萆薢、防己、薏苡仁、蚕沙、木瓜、牛膝、龟甲等，同时应配合针灸、推拿等治疗。

第十三章

软脚瘟

【概述】

软脚瘟是感受风湿热毒引起，以急性发病，初期出现发热（双峰热），肢体疼痛，伴咳嗽咽痛及呕吐、泄泻等症状，继而肌肉松弛，肢体软弱无力，形成弛缓性瘫痪，后期出现肌肉萎缩、骨骼畸形为临床特征的急性传染病。因肢体软弱无力而瘫痪，故又称小儿麻痹症，属于中医学"痿病"范畴。本病好发于6个月～5岁的小儿，尤以6个月～2岁为多。新生儿亦可感染，且病死率较高。一年四季均可发生，夏秋季节多发。

本病西医学称为脊髓灰质炎，简称脊灰，是由脊髓灰质炎病毒引起的严重危害儿童健康的急性传染病。脊髓灰质炎病毒为嗜神经病毒，主要侵犯中枢神经系统的运动神经细胞，以脊髓前角运动神经元损害为主。脊髓灰质炎临床表现多种多样，包括程度很轻的非特异性病变，无菌性脑膜炎（非瘫痪性脊髓灰质炎）和各种肌群的弛缓性无力（瘫痪性脊髓灰质炎）。脊髓灰质炎患者，由于脊髓前角运动神经元受损，与之有关的肌肉失去了神经的调节作用而发生萎缩，同时皮下脂肪，肌腱及骨骼也萎缩，使整个肢体变细。

自从脊髓灰质炎减毒活疫苗推广接种后，全球消灭脊灰行动取得了令人瞩目的成绩，但是实现全球消灭脊灰的目标尚存在许多障碍和挑战。我国多年来大力实施强化免疫，已连续数年无本土病毒株引起的病例报告，基本达到了消灭本病的目标。但是，境外输入病例仍值得警惕，因其他肠道病毒引起的肢体功能障碍仍时有所见，均可以参照本病辨证治疗。

【病因病机】

本病外因为感受风湿热毒，内因为肺脾虚弱。夏秋季节，高温多湿，小儿体弱，风湿热毒从口鼻而入，肺卫受袭，宣发失司，阳气郁遏，表现为初起发热，咳嗽流涕，咽红疼痛，头痛汗出，纳少，倦怠嗜睡或烦躁等。湿邪黏滞，湿与热合，互相阻遏，流连不散，停滞中焦，升降失常，则呕吐腹泻；流窜经络，阻滞不通，则肢体痹痛、软弱、瘫痪。日久湿伤阳、热伤阴，且病久入络，常易形成气虚夹瘀，如身热已退，肢体萎软无力、瘫痪，或口眼歪斜，或吞咽不利，面色苍黄，舌色暗紫，脉细涩等。甚者肝肾亏虚，精血亏损，筋脉失养，则形成长时期肢体瘫痪，肌肉明显萎缩，关节弛缓，骨骺变形等。

1.风湿热毒侵袭

夏秋季节，高温多湿，小儿体弱，风热兼夹湿毒从口鼻而入，郁于肺卫，肺气失宣，脾阳困遏，表现发热，头痛，汗出，流涕，咳嗽，纳少，倦怠嗜睡或烦躁，咽红等。湿困脾气，热郁胃肠，升降失司，则呕吐、泄泻。

2.邪毒流注经络

风湿热邪，具有善行、弥漫、流连的致病特点，流窜走于经络，气血痹阻不通，则肢体痹痛、软弱、瘫痪。

3.气虚血脉瘀滞

疾病日久湿伤阳、热伤阴，病久入络，气阳不足，血行不畅，瘀阻经脉，则身热已退，肢体萎软无力、瘫痪，或口眼歪斜，或吞咽不利，面色苍黄，舌色暗紫，脉细涩等。

4.肝肾亏虚筋痿

肝藏血，主筋；肾藏精，主骨；肺主气而朝百脉；胃主宗筋，约筋骨而利关节。疫邪伤及肺胃，耗伤肺津则高源化绝，胃津受劫，宗筋失养。疾病后期，津精受伤，肝肾亏损，则筋骨失养，以致长期肢体瘫痪，肌肉明显萎缩，关节纵缓，骨骺变形等。

【临床诊断】

1.诊断要点

（1）多发病于夏秋季节，特别是流行前未接种过小儿麻痹症减毒活疫苗者，有本病接触史。

（2）初起发热，咳嗽，咽痛，呕吐，或大便稀溏。2～4天后热退，3～5天发热复起，肢体疼痛，触痛明显，不欲抚抱。随后热退而出现行走不正，肢体痿软，或弛缓性瘫痪。病程经过半年后，肢体功能未能恢复者，则瘫痪的肢体肌肉萎缩，甚则骨骱畸形。

（3）不典型病例，可无明显双峰热，在发热、呕吐、泄泻、皮疹等症后，便出现肢体麻痹、软弱、瘫痪症状。

2. 鉴别诊断

（1）与痹病鉴别：痹病发病多与寒冷、居住潮湿、乳蛾肿痛等有关，好发于秋冬季节，临床表现以四肢大关节游走性疼痛为主，伴重着、酸楚、麻木、关节屈伸不利。起病初可伴有恶寒、发热、咽痛，无双峰热。病久受累关节呈梭形肿胀、压痛拒按，后期关节变形僵直、周围肌肉萎缩。可有心脏受累。抗溶血性链球菌"O"、红细胞沉降率显著升高。

（2）与痿病鉴别：痿病以肢体经脉弛缓，软弱无力，活动不利，甚则肌肉萎缩，弛纵瘫痪为特征。可见于温热病之后，也可为先天疾病。软脚瘟后期也可归属于痿病。

【 **辨证论治** 】

1. 辨证要点

（1）辨识常证：本病在发病初起类似感冒，但显示风热夹湿、肺脾同病，症见发热、头痛、烦躁、咽干、咳嗽及呕吐、泄泻等，一般持续2～4天症状渐见消退，体温正常，此为疫邪初犯，郁于肺胃，是属前驱期。疾病经过3～5天，发热复起，且伴见烦躁汗出、肢体疼痛、倦怠无力，始见下肢单侧站立无力，故称为瘫痪前期，是为邪毒流注经络。随着发热的持续，肢体无力而不用，以至麻痹瘫痪，发热及其他伴随症状消退，称为瘫痪期，证候由实转虚，以气虚血脉不行而瘀滞为主。病情迁延半年之后，肢体功能若未能恢复，则瘫痪的肢体肌肉萎缩，甚则骨骱畸形，称为后遗症期，肝肾亏损，筋骨失养而难愈。

（2）辨别轻重：本病发病轻重不一，尤其经肌注、口服减毒活疫苗预防接种后，脊髓灰质炎引起的发病已明显减少，而其他肠道病毒所致的软脚瘟以轻症较多见（EV71引起者则重症为多）。如在初热期，发热不高，持续时间较短，无双峰热，其他症状较轻，肢体痿软无力、活动不便，经治疗肢体活动功能多可恢复，此属轻证。少数患儿由于感邪过盛，或因未做过预防接种、恰当治疗，发热过高，持续不退，并出现肢体瘫痪不用；甚至毒陷厥阴，症见神昏、抽搐；或肺气郁闭，呼吸困难，吞咽麻痹等危重证候；日久不能恢复者，肢体关节不利、肌肉萎缩、骨骼畸形，均属疾病重证。

2. 治疗原则

本病在前驱期、瘫痪前期多属邪实，治以清热解毒、化湿通络。瘫痪期、后遗症期，多属虚证，治宜补气活血、温通经脉、补益肝肾、舒筋活络，并可配合针灸、推拿、中药外治等综合治疗。

3. 证治分类

（1）邪郁肺胃

证候 初起发热，头痛汗出，全身不适，咳嗽流涕，咽红疼痛，纳少呕吐，腹痛泄泻，伴精神倦怠，烦躁或嗜睡，舌质偏红，舌苔薄白或薄黄，脉象浮数有力。

辨证 本证为疫邪初犯，郁于肺胃的前驱期。以发热恶寒，头晕疼痛，咳嗽咽红，伴恶心呕吐，或腹痛腹泻为特征。其感邪是为风湿热相兼为患，肺胃同病，与外感风热仅见发热恶寒、咳嗽吐痰等有别。

治法 疏风泄热，清热燥湿。

方药 葛根黄芩黄连汤合银翘散加减。常用薄荷（后下）、葛根、金银花、连翘、僵蚕疏风散热；黄芩、黄连、石膏、淡竹叶、甘草清热燥湿，生津和中。

腹痛腹泻者，加广藿香、薏苡仁、半夏、神曲化湿和中；烦躁不安者，加灯心草、地龙清心镇静；嗜睡，苔腻者，加胆南星、石菖蒲、茯苓化湿祛痰；大便秘结者，加全瓜蒌、决明子清泄腑实；热甚者，加板蓝根、贯众清热解毒；肢体疼痛者，加忍冬藤、桑枝舒筋活络。若发热少汗，头身疼痛，咳嗽，咽痛，苔薄，脉浮者，属风热为主，治以疏风清热，用银翘散加减；发热无汗，皮肤蒸热，腹痛吐泻，苔腻脉浮，属湿邪困遏，治以芳香化湿，用新加香薷饮加味。

（2）邪注经络

证候 再度发热，肢体疼痛，转侧不利，哭闹不安，拒绝抚抱，继则出现瘫痪症状，瘫痪部位的皮肤温度较低，舌质红赤，舌苔黄腻，脉数有力。

辨证 本症为在前驱期发热已退，肺胃症状消失3～5天后再度发热，故称"双峰热"，属瘫痪期。以肢体疼痛，转侧不利，哭闹不安，拒绝抚抱，继则出现瘫痪症状，舌红苔黄腻，脉数有力为特征。

治法　清热利湿，疏通经络。

方药　四妙丸加减。常用葛根、苍术、黄柏、薏苡仁、甘草清热利湿；丝瓜络、地龙、忍冬藤、木瓜舒筋活络。

本证如壮热不退，则瘫痪症状进展，病情加重，故需积极控制发热阶段瘫痪症状的发展，治以清热解毒，舒筋活血，多选用金银花、连翘、栀子、桃仁、红花、茜草、钩藤、桑枝、鸡血藤。疏经通络之品：上肢瘫痪加桑枝；下肢瘫痪加牛膝；咽肌麻痹加六神丸；腹肌麻痹加蚕沙；局部皮肤肢冷加桂枝；瘫痪肢体麻木疼痛加红花、桃仁。

如痰涎壅盛，须防痰液黏稠而阻塞气道，治以清热解毒，化痰利肺，选用黄芩、浙贝母、杏仁、天竺黄、胆南星、海浮石、全瓜蒌、桔梗。病情危重，痰鸣气急，时时憋气，颜面发绀者，可用猴枣散，以竹沥冲服涤痰利气。邪陷心肝，症见烦躁不宁，神昏谵语，四肢抽搐者，治以清心开窍，平肝息风，选用羚角钩藤汤加减。高热不退者合用安宫牛黄丸清心开窍；抽搐频繁者合用紫雪凉肝息风。如出现阳衰肢厥，大汗淋漓，须合用参附汤益气回阳救逆；阴液衰枯，脉微欲绝，须合用生脉饮益气养阴复脉。

（3）气虚血瘀

证候　身热已退，肢体萎软无力、瘫痪，或口眼歪斜，或吞咽不利，面色苍黄，舌质淡红或暗，舌苔薄、剥脱，脉细涩。

辨证　本病属邪毒已退，正气虚弱的瘫痪后期及恢复期，以下肢或其他部位肌肉麻痹，肢体活动功能障碍或瘫痪为特征。

治法　益气活血，祛瘀通络。

方药　补阳还五汤加减。常用黄芪、当归补气养血；红花、桃仁、川芎、赤芍行气活血；地龙、僵蚕、蜈蚣、全蝎搜风通络。

湿热未尽者，合三妙丸清利湿热；上肢瘫痪者，加桑枝、桂枝、独活祛风通络；下肢瘫痪者加木瓜、牛膝、桑寄生舒筋活络；气虚纳呆者，加党参、白术、鸡内金益气助运；阴液已伤者，加沙参、麦冬、知母养阴生津。阳虚筋弱，症见肢体瘫痪，软弱无力，不能活动，嗜睡汗多，食欲不振，舌淡湿润，舌苔薄白，脉细无力者，治以温补肾阳，佐以活血通络，以董氏治痿方（经验方）加减，药用附子（先煎，去沫）、川椒、牛膝、当归、鸡血藤、伸筋草、益母草、千年健。气虚加黄芪、党参；血亏加阿胶（烊服）、白芍；嗜睡痰稠加胆南星、天竺黄。

（4）肝肾亏损

证候 较长时期肢体瘫痪，肌肉明显萎缩，局部皮肤欠温，关节弛缓不收，骨骼变形，舌质淡，脉涩。

辨证 此证因病程较长，肝不养筋、肾不养骨，肢体活动功能恢复缓慢，留下后遗症。以瘫痪日久，肌肉萎缩，关节弛缓，骨骼畸形为特征。

治法 补肾柔肝，温经通络。

方药 壮骨丸加减。常用黄柏、知母、陈皮清热燥湿；熟地黄、白芍、当归滋肝养血；牛膝、龟甲（先煎）、锁阳、枸杞子补肾壮骨；全蝎搜风通络。

气虚面色㿠白者，加党参、黄芪补中益气；肢凉脉弱者，加桂枝、细辛温经散寒。肾阳亏损，症见肢体瘫痪，肌肉萎缩，面色苍白，纳呆食少，肢凉肤冷，大便溏薄，舌淡脉细，指纹色淡者，治以温肾回阳，金刚丸加减，常用巴戟天、补骨脂、杜仲、菟丝子、锁阳温肾回阳；黄芪、当归益气和血。

【其他疗法】

1. 中药成药

（1）四妙丸：每15粒重1g。每服2～3g，1日2～3次。用于邪郁肺胃证、邪注经络证

（2）小儿回春丸：每5粒重3g。每服0.4～0.8g，1日3次。用于急性期邪注经络证，高热不退者。

（3）苏合香丸：每丸重3g。每服1～2g，1日1～2次。用于急性期邪陷心肝，神志昏迷，痰涎壅盛者。

（4）金刚丸：每瓶60g。每服3～6g，1日2次。用于后遗症期肝肾亏损证。

2. 药物外治

（1）桑枝15g，川芎、当归、桑寄生、土牛膝各10g。水煎去渣，加黄酒1盅，洗擦瘫痪部位，1日2～3次。用于瘫痪期及恢复期。

（2）生川乌、生草乌、牛膝、乳香、没药各20g，马钱子、麻黄各15g，樟脑10g，四季葱120g。上药加水煎成药液至1500mL左右，倒入小盆中，让患儿仰卧，用布遮盖，先熏患儿腰部，每次20分钟，再洗患肢，至皮肤红晕充血发热为止。1日1次。用于瘫痪期。

3. 针灸疗法

（1）分仰卧组与俯卧组，每周一、三、五针刺，隔日换组，垂直刺，中度捻转，提插手法，得气为度，留针15～25分钟，5分钟捻针1次。

①仰卧组取穴：上肢瘫：肩髃、侠白、合谷。下肢瘫：气海、风市、髀关、足三里、三阴交。项腰背瘫：人中、百会、膻中、中脘。腹肌瘫痪：梁门、天枢、中脘。

②俯卧组取穴：上肢瘫：肩髎、曲池、外关。下肢瘫：肾俞、关元俞、环跳、阳陵泉、太溪。颈项腰背瘫：风池、大椎、肝俞、大肠俞。腹肌瘫：腰部夹脊穴。

（2）电排针：第1组脾经、胃经穴组，第2组膀胱经、胆经穴组，交替。每次加选任、督脉穴2～3个，治疗时间按子午流注纳支法，选脾胃经气血旺盛的辰、巳两个时辰。方法：从受损部位始端，依次进针，针距3cm，相连成排，每次用2排，依次进针激气，得气后加大指力，以插为主，插多提少。最后以细铜丝缠绕联接各针，接通脉冲电源。

（3）艾灸治疗：先灸两侧足三里、天枢，再灸中脘、大肠俞，后灸两侧合谷、曲泽。用于本病并发肠麻痹者。

4. 推拿疗法

（1）上肢瘫：患儿取坐位，㨰法，自大椎至肩井，肩髃至曲池，往返5分钟，手法要轻柔。拿法，施于上肢内外侧。擦法，脊柱颈椎至第5胸椎，5～10分钟。

（2）下肢瘫：平卧位，㨰法，自腰部向下推患侧下肢前后侧。拿法，自患肢内侧向外侧直拿到跟腱。

【**防护康复**】

1. 预防

（1）在流行期间，避免到拥挤的公共场所嬉玩和剧烈活动。

（2）加强锻炼，增强体质，多做户外活动，在天气骤变时注意衣服的增减，防止受寒着凉。

（3）按新的脊灰疫苗免疫策略（序贯程序），2月龄时注射一剂脊灰灭活疫苗（IPV），3月、4月及4岁各口服一剂脊髓灰质炎减毒活疫苗（OPV）。

（4）对密切接触者应医学观察20天，并在3天内肌内注射胎盘球蛋白。

（5）加强对小儿的检查，做到尽早发现。对患病儿童和疑似病儿及时隔离，隔离时间自发病起至少40天。对患儿用具及排泄物消毒。

2. 护理

（1）患儿在发病的前驱期、瘫痪前期、瘫痪期应做到卧床休息，避免或尽量减少肢体活动，避免劳累和受凉。

（2）前驱期尽量避免肌内注射或手术。

（3）肢体出现瘫痪者，应保护肢体不受压伤，并将患肢置于功能位，防止手足下垂或足内外翻。

（4）卧室空气流通，温度、湿度适宜，避免直接吹风受寒和过强阳光刺激。

3. 康复

（1）患儿在恢复期和后遗症期，应注意加强肢体的功能锻炼，包括主动锻炼和被动锻炼。

（2）注意局部保暖，促进肢体功能的恢复。

（3）保持心情舒畅，增强康复的信心。

【审思心得】

1. 循经论理

有关本病的最早记载见于《黄帝内经》。如《素问·痿论》曰："肺热叶焦，则皮毛虚弱急薄，著则生痿躄也。"指出"肺热叶焦"病因可以产生肢体筋脉弛缓，手足痿软无力，不能步履的"痿躄"。《素问·生气通天论》曰："因于湿，首如裹，湿热不攘，大筋緛短，小筋弛长，緛短为拘，弛长为痿。"明确指出湿热侵袭，筋脉不利，易见肢体软弱无力，形成肢体瘫痪。正如王冰所释："大筋受热则缩而短，小筋得湿则引而长，缩短故拘挛而不伸，引长故痿弱而无力。"《灵枢·邪气脏腑病形》

说："脾脉……微缓为风痿，四肢不用，心慧然若无病。"指出"风痿"是四肢软弱不能活动，而神志清晰为特征的病证。

《金匮要略·痉湿暍病脉证》说："病者一身尽疼，发热，日晡所剧者，名风湿。此病伤于汗出当风，或久伤取冷所致也，可与麻黄杏仁薏苡甘草汤。"提出患者发热午后加重，全身疼痛，是由于汗出当风或久伤取冷形成的风湿疾病，可以用宣肺祛风化湿的麻黄杏仁薏苡甘草汤治疗。

隋代巢元方《诸病源候论·小儿杂病诸候·中风不随候》说："夫风邪中于肢节，经于筋脉，若风夹寒气者，即拘急挛痛；若夹于热，即缓纵不随。"指出小儿感受风邪夹热伤于肢节筋脉，可引起肢节缓纵不随的病证，与本病相似。

金代李东垣《脾胃论·湿热成痿肺金受邪论》说："六、七月之间，湿令大行，子能令母实而热旺，湿热相合而刑庚大肠，故寒凉以救之。燥金受湿热之邪，绝寒水生化之源，源绝则肾亏，痿厥之病大作，腰以下痿软瘫痪不能动，行走不正，两足欹侧，以清燥汤主之。"指出湿热成痿的发病季节在夏季，病位在肺与大肠，久则肾水亏虚，出现腰以下痿软瘫痪、行走不正的痿病，应当用清热燥湿、养阴滋水的清燥汤治疗。可供认识本病参考。

清代戴天章《瘟疫明辨·胫腿痛酸》云："时疫初起，胫痛酸者，太阳经脉之郁也，独活为主。兼挛者，治在筋，加秦艽、木瓜。兼肿者，治在肉，加木通、赤芍、槟榔。兼软者，属湿温，俗名软脚瘟，往往一二日即死。宜白虎加苍术汤，或苍术、黄柏。"明确了本病的病名、病因病机、症状及治疗方药。

清代王清任《医林改错·半身不遂论叙·论小儿半身不遂》云："小儿亦有半身不遂者？余曰：小儿自周岁至童年皆有，突然患此证者少，多半由伤寒、瘟疫、痘疹、吐泻等症，病后元气渐亏，面色青白，渐渐手足不动，甚至手足痉挛，周身如泥塑，皆是气不达于四肢。古人以风治，是于此症阅历无多。"指出小儿半身不遂多由外感引发，病后元气渐亏，是由于"气不达于四肢"，不属于风病一类。

清代沈金鳌《杂病源流犀烛·瘟疫源流》说："软脚瘟，即湿温证，便清泄白，足肿难移是也。治宜苍术白虎汤、增损双解散、升降散等方，不可轻下。"明确本病属于湿温病，可以采用清热燥湿的苍术白虎汤等方治疗。

清代吴瑭《温病条辨·中焦篇·湿温》说："六二：秽湿着里，脘闷便泄，五加减正气散主之……六三：脉缓身痛，舌淡黄而滑，渴不多饮，或竟不渴，汗出热解，继而复热，内不能运水谷之湿，外复感时令之湿，发表攻里，两不可施，误认伤寒，必转坏证，徒清热则湿不退，徒祛湿则热愈炽，黄芩滑石汤主之……六六：湿郁经脉，身热身痛，汗多自利，胸腹白疹，内外合邪，纯辛走表，纯苦清热，皆在所忌，辛凉淡法，薏苡竹叶散主之……六七：风暑寒湿，杂感混淆，气不主宣，咳嗽头胀，不饥舌白，肢体若废，杏仁薏苡汤主之。"对于湿温病病机、证候、治法的详细论述，能为认识软脚瘟提供指导。

清代王孟英《温热经纬·薛生白湿热病篇》说："疫疠之邪，自阳明中道，随表里虚实而发，不循经络传次也。以邪既伏中道，不能一发便尽，故有得汗热除，二三日复热如前者；有得下里和，二三日复见表热者；有表和复见里证者。总由邪气内伏，故屡夺屡发，不可归咎于调理失宜，复伤风寒饮食也。"认为外感疫疠之邪，伏于阳明中道，以致热退后复起，或表和而复见里证者，是由于邪气内伏未解而复发，不可误认为是调理失宜、复伤风寒饮食，能指导我们正确认识本病的发病演变而不至于判断失误。

2. 证治有道

本病初期，当从湿温病证治，后期则属于痿病一类。吴又可《温疫论·损复》说："邪之伤人也，始而伤气，继而伤血、继而伤肉、继而伤筋、继而伤骨。邪毒既退，始而复气，继而复血、继而复肉、继而复筋、继而复骨。"所述疾病发生发展规律与本病相近，其先后序贯治法对于本病亦有着重要的指导价值。

《素问·痿论》说过："论言治痿者，独取阳明何也？"《灵枢·根结》解释："太阳为开，阳明为阖，少阳为枢……合折则气无所止息，而痿疾起矣。故痿疾者，取之阳明。"《三因极一病证方论·五痿叙论》指出："痿躄证属内脏气不足之所为也。"阳明即足阳明胃经，胃为水谷之海，脾为气血生化之源，筋脉、肌肉、四肢、百骸皆赖五脏精气以充养，而五脏精气津液皆源于脾胃，故《素问·痿论》曰："阳明者，五脏六腑之海，主润宗筋，宗筋主束骨而利关节也。"加之软脚瘟一病往往初起便有湿热伤于脾胃的症状，故除健脾益气养血生精充养肢骸之外，早期的清热化湿治疗亦与燥脾湿、清胃热相关。因此，"治痿独取阳明"是本病治疗的重要原则。当然，本病早期除湿热壅于脾胃之外，还有"肺热叶焦"之变，后期除气虚血滞之外，久则更有肝肾亏损的病变，所以，我们提出：治疗软脚瘟不离乎阳明，亦不局限于阳明，仍需兼顾到除疫解毒、肺脾心肝肾五脏所伤的全面辨证治疗。

本病的发生主要是夏秋之际，暑湿交蒸，如遇疫疠流行，小儿为肺脾常虚之体，易被暑湿侵袭，疫毒困阻肺脾。初起常见发热，咳嗽流涕，咽红疼痛，全身不适，头痛汗出，纳少呕吐，腹痛腹泻，伴精神倦怠，烦躁或嗜睡，舌质偏红，舌苔薄白或薄黄，脉象浮数有力，为疫邪初犯，郁于肺胃的前驱期。治宜清暑解毒，化湿和中，可用葛根黄芩黄连汤合三仁汤加减，药如葛根、黄芩、黄连、杏仁、豆蔻、淡竹叶、薏苡仁、半夏、通草、滑石等。如暑湿较重，可合用新加香薷饮清暑化湿；风热犯肺，合用银翘散疏风清热。

若暑热湿毒较盛，困阻中焦，弥漫经络，则见再度发热，可高热不退，肢体疼痛，转侧不利，哭闹不安，拒绝抚抱，或有颈项强直，继则出现肢体瘫痪，舌红赤，苔黄腻，脉数有力等。治宜清暑化湿，通经活络，缓急止痛，如《温病条辨·中焦篇·湿温》所言："湿聚热蒸，蕴于经络，寒战热炽，骨骱烦疼，舌色灰滞，面目萎黄，病名湿痹，宣痹汤主之。"可予宣痹汤合四妙丸治疗。吴瑭释宣痹汤方义为："防己急走经络之湿，杏仁开肺气之先，连翘清气分之湿热，赤豆清血分之湿热，滑石利窍而清热中之湿，山栀肃肺而泻湿中之热，薏苡淡渗而主挛痹，半夏辛平而主寒热，蚕沙化浊道中清气，痛甚加片子姜黄、海桐皮者，所以宣络而止痛也。"再加四妙丸清化湿热、通利经络，用于本病湿热疫毒注于经络者颇为适宜。若湿热酿痰，阻塞气道，呼吸不利者，可加麻黄、桑白皮、僵蚕、地龙等化痰利气。若湿热酿痰，蒙蔽心包，身热，反复不退，头痛，烦躁，嗜睡或昏迷、惊厥，舌红绛，苔黄腻，脉滑数者，治宜清热化湿，豁痰开窍，可用菖蒲郁金汤加减合至宝丹治疗。

若病程迁延，超过2～3个月甚至半年，身热已退，神疲乏力，面色苍黄，纳呆食少，肢体萎软无力、瘫痪，或口眼歪斜，或吞咽不利，舌质淡红或暗，舌苔薄剥脱，脉细涩者，为气血亏虚，病久入络，治宜益气活血，祛瘀通络，用补阳还五汤加减，《温疫论》三甲散也可使用。《温疫论·主客交》论曰："凡人向有他证尪羸……以致肌肉消烁，邪火独存，故脉近于数也，此际稍感疫气，医家病家，见其谷食暴绝，更加胸膈痞闷、身疼发热，彻夜不寐，指为原病加重，误以绝谷为脾虚，以身痛为血虚，以不寐为神虚，遂投参、术、归、地、茯神、枣仁之类，愈进愈危。

知者稍以疫法治之，发热减半，不时得睡，谷食稍进，但数脉不去，肢体时疼，胸胁锥痛，过期不愈。医以杂药频试，补之则邪火愈炽，泻之则损脾坏胃，滋之则胶邪愈固，散之则经络益虚，疏之则精气愈耗，守之则日削近死。盖但知其伏邪已溃，表里分传，里证虽除，不知正气衰微，不能脱出表邪，留而不去，因与血脉合而为一，结为痼疾也。肢体时疼者，邪与营气搏也；脉数身热不去者，邪火并郁也；胁下锥痛者，火邪结于膜膈也；过期不愈者，凡疫邪交卸，近在一七，远在二七，甚至三七，过此不愈者，因非其治，不为坏证即为痼疾也。所谓客邪胶固于血脉，主客交浑，最难得解，且愈久而益固，治法当乘其大肉未消、真元未败，急用三甲散，多有得生者。更附加减法，随其平素而调之。三甲散：鳖甲、龟甲（并用酥炙黄，为末）各一钱（如无酥，各以醋炙代之），穿山甲（土炒黄，为末）五分，蝉蜕（洗净，炙干）五分，僵蚕（白硬者，切断，生用）五分，牡蛎（煅为末）五分（咽燥者斟酌用），䗪虫三个（干者擘碎，鲜者捣烂，和酒少许，取汁入汤药同服，其渣入诸药同煎），白芍药（酒炒）七分，当归五分，甘草三分。"方中鳖甲、龟甲、煅牡蛎填补肝肾精血真阴且潜阳息风；蝉蜕、僵蚕搜邪散疫；穿山甲、䗪虫破血散瘀，活血通络；白芍药、当归、甘草养血柔肝，缓急止痛。全方起到滋养精血，活络通瘀的功用。

若瘫痪日久，肢体痿废不用，肌肉明显萎缩，骨脊歪斜，活动无力，舌淡脉弱或细弱者，为肝肾亏虚，筋脉失养，骨节虚损的表现。治宜滋养肝肾，强筋壮骨，用壮骨丸或七宝美髯丹加减。上肢痿废为主者，加桂枝、桑枝、羌活；下肢痿废为主者，加桑寄生、牛膝、续断、杜仲、刺五加；同时可服用金刚丸。

第十四章 病毒性脑炎

【概述】

病毒性脑炎是由病毒感染引起的脑实质炎症。临床以发热、头痛、呕吐、惊厥、运动障碍、精神意识异常为主要表现。本病一年四季均可发生，但不同病毒时邪引起的脑炎流行特点有所不同。如由乙型脑炎病毒、肠道病毒时邪引起者多发生于夏秋季，由腮腺炎病毒时邪引起者多发生于冬春季，而由单纯疱疹病毒时邪引起者则一年四季散发。任何年龄均可发病，以 3 岁以下小儿多见，有免疫缺陷的体弱儿更易罹患。本病的预后与病情轻重密切相关，病情轻者预后良好，1 ～ 2 周可完全恢复，病情重者可持续数周或数月，甚至可致死或致残。

流行性乙型脑炎（简称乙脑）的病原体乙型脑炎病毒于 1934 年在日本发现，20 世纪 70 年代之前在我国每年夏季都有乙脑流行，自推广接种乙脑减毒活疫苗之后，发病率已经显著下降。我国自 1957 年开始报告"急性散发性脑炎"，是指除乙脑病毒之外其他病毒引起的病毒性脑炎，常有散在发生。另外，如手足口病、流行性腮腺炎等病毒感染性疾病也时而会伴随着发生病毒性脑炎的流行，同样值得引起重视。

根据病毒性脑炎的主要临床表现，可属于中医学中"温病""瘟疫""暑温""急惊风""痉病"等范畴。近半个多世纪以来，中医界对本病的中医范畴、病因病机、临证表现、治则治法、处方用药、预后转归等进行了大量的研究，对于以中医、中西医结合综合治疗本病，在取长补短、协同增效，以缩短病程、提升疗效、提高生存率、减少后遗症等方面均取得了相当的成绩。

【病因病机】

本病为外感温热病毒所致。因其所感温热病毒有异，故其发病后病情演变也有所不同。本病感受的途径不一，但多自口鼻、皮毛而入，先犯于肺卫，而见畏寒、发热、鼻塞、流涕等症；由口而入者，则多先犯于脾胃，可见恶心、呕吐、腹痛、泄泻等症。嗣后，多因邪毒鸱张，患儿正气不足，温毒内陷心肝脑窍，发生本病。

本病病位在心、肝、脑窍，热、痰、风是基本病机，急性期大体遵循卫气营血的传变规律。本病外感温热病毒后，先犯肺脾，迅速内传心肝，化热化火、蕴生痰热，热炽生惊动风，痰鼓蒙闭清窍，因而患儿除发热、头痛、项强外，随之心神失主，肝风妄动，轻则嗜睡、烦闹，重则昏愦不语、频频抽搐。少数热势不炽，证以痰浊为主，蒙闭心窍，阻滞脑络，以致神识迷乱，则可无以上热盛之象，反见精神异常，如抑郁呆滞、喃喃自语等，也有如癫痫样发作者。痰阻经络，则血行不畅，肢体失用，可见肢麻无力，步态不稳，甚至瘫痪。总之，本病病机围绕热、痰、风演变转化。偏热者易致热甚邪毒内陷心肝，导致昏迷抽风；偏痰者则属无形之痰蒙心阻络，以致精神异常，肢体失用。

现代研究表明，本病的病变范围与性质，常与病毒的侵袭及人体对感染的反应有关。其脑组织病变的基本特点是：①病变广泛：可累及大脑、脑干、小脑、脊髓及脑膜。②病变的程度：一般白质病变较灰质为重。③病灶的特点：为大片边界不清的水肿、脱髓鞘、软化、坏死、弥漫性的胶质细胞增生；有时可形成局限性"假肿瘤性肿块"，但不形成脓肿。④血管周围单核及淋巴细胞浸润，形成袖套状，血管内皮细胞增生及红细胞外渗。⑤神经细胞的病变：神经节细胞变性，尼氏体消失，细胞核深染、破碎及溶解，神经元水肿，神经元及胶质细胞内有包涵体形成。

1. 疫疠侵袭

引起本病的病毒时邪属疫疠之邪，其致病具有起病急骤、传染性强、变化迅速、易化火动风的特点，故本病急性期多按卫气营血规律传变。但因"小儿肤薄神怯，经络脏腑嫩小，不耐三气发泄，邪之来也，势如奔马，其传变也，急如掣电。"（《温病条辨·解儿难》）卫、气、营、血的界限常不分明，故一旦发病，多表现卫气同病、气营同病、营血同病的病理变化。肺主皮毛属卫，开窍于鼻；脾主肌肉属气，开窍于口，外邪无论从皮毛或口鼻而入，皆先犯于肺脾。邪毒初犯，肺气失宣，卫阳郁遏，脾失健运，胃失和降，故出现发热恶寒、流涕咳嗽、头痛项强、恶心呕吐等卫气同病证候。若邪正相争，正盛邪却，则邪可透出肌表或从气分而解，是为轻症。

2. 疫燔气营

疫疠邪甚，若邪正相争，正不压邪，则外邪迅速内传，出现壮热持续、烦躁不宁、头痛剧烈、呕吐频繁的气分热炽证候；并迅速传入营分，身热夜甚，烦闹谵语，嗜睡神昏，四肢抽搐，或见斑疹等。是为气营两燔证，乃病毒性脑炎极期的常见证候。

3. 邪陷心肝

若病情进一步发展，疫疠化火，火动风起，痰浊内生，蒙蔽清窍，如《幼科铁镜·阐明发惊之由兼详治惊之法》所言："惊生于心，痰生于脾，风生于肝，热出于肺，此一定之理也。热盛生风，风盛生痰，痰盛生惊，此贼邪逆克必至之势。"则可出现身热起伏、夜热早凉、神识昏迷、四肢抽掣甚则角弓反张，或衄血等营血两燔、邪陷心肝证。甚至邪闭清窍，津气耗劫，正不胜邪，产生肢端厥冷、皮肤发花、脉微细欲绝之内闭外脱危候。

4. 余邪伤正

病毒性脑炎急性期过后，邪气虽减，而正气耗伤，证候转为以虚为主或虚实夹杂，但仍不离热证、痰证、风证之候。恢复期、后遗症期之热证，多由于热伤阴液而内生虚热；痰证由于急性期痰蕴未消，痰浊内蒙或痰火未清；风证或因风窜络脉气血痹阻，或因热伤气津血燥风动。

【临床诊断】

1. 诊断要点

（1）有病毒感染史。

（2）多急性或亚急性起病，常有发热、头痛、恶心呕吐、婴儿前囟饱满、不同程度的意识障碍、运动障碍、精神行为异常及反复惊厥发作等症状。

（3）实验室检查

①血常规：多数白细胞总数正常或偏低，分类以淋巴细胞为主。流行性乙型脑炎初起白细胞总数及中性粒细胞比例升高。

②脑脊液检查：脑脊液外观多清亮，白细胞总数偏高，分类以淋巴细胞为主，蛋白可轻度增加，糖及氯化物正常。

③脑电图检查：主要表现为高幅度慢波，呈多灶性、弥漫性分布，可有痫样放电波。

④影像学检查：CT和MRI均可显示炎性病灶形成的大小不等、界限不清、不规

则低密度或高密度影灶。

⑤病毒学检查：从脑脊液、脑组织中分离出病毒，具有确诊价值。PCR 技术可从患儿呼吸道分泌物、血液、脑脊液中检测出病毒 DNA 序列，以确定病原。

2. 鉴别诊断

（1）不同病毒所致脑炎的鉴别诊断

①流行性乙型脑炎：流行性乙型脑炎为蚊虫传播，均发生于夏秋季，有严格的季节性，10 岁以内儿童发病率高，临床以高热、意识障碍、惊厥、脑膜刺激征及病理反射阳性等为特征，重症可引起中枢性呼吸衰竭和留有神经系统的后遗症。外周血白细胞总数及中性粒细胞数早期升高；脑脊液检查白细胞数升高，早期以中性粒细胞为主、后期以淋巴细胞为主，蛋白含量轻度升高，糖及氯化物正常。

②肠道病毒性脑炎：肠道病毒性脑炎好发于夏秋季，可伴见皮疹、疱疹性咽峡炎、心肌炎、肝功能损伤，甚或休克等。脑部症状可为脑炎、脑膜炎和类脊髓灰质炎等。脑脊液检查白细胞数明显升高，早期以中性粒细胞为主，以后则以单核细胞为主。

③流行性腮腺炎脑炎：流行性腮腺炎脑炎多见于冬春季，有流行病学史，脑部症状以脑膜脑炎为主，可发生在腮腺肿胀前或腮腺肿胀同时或腮腺肿胀后 3～10 天，一般病情相对较轻，有头痛、呕吐等，少数患儿可发生昏迷、惊厥。多数患儿 1～2 周痊愈，后遗症少。脑脊液检查白细胞数增高，以淋巴细胞为主，蛋白含量正常或中度升高，糖含量偶可降低。

④麻疹病毒性脑炎：麻疹病毒性脑炎多发于冬春季，婴幼儿多见，并发于麻疹。脑部症状多见于发疹后 2～6 天，也可发生在前驱期或恢复期。临床表现为弥漫性脑症状或多灶性神经系统损害，如有脊髓病变，则出现横贯性脊髓炎或上升性麻痹而遗留后遗症。少数年长儿可发生亚急性硬化性全脑炎，一般在患病数年甚至数十年后才出现症状，可先有智力情绪改变，随后出现进行性痴呆，接着发生肌阵挛以及全身强直抽搐，逐渐加重，常在发病后 6～12 个月死亡。

⑤风疹病毒性脑炎：风疹病毒性脑炎多发于冬春季节，分先天和后天感染两种。先天感染多见于新生儿，是由于孕妇妊娠 3 个月内感染病毒，经胎盘侵犯胎儿所致，临床表现包括白内障、耳聋、先天性心脏病和智力低下等。后天感染并发脑炎者，

又有两种类型：一种是发生在急性风疹后，多见于 5～14 岁的少年儿童，一般有皮疹史，脑炎的症状多发生在皮疹后 3～5 天或与皮疹同时出现，病程短，常为自限性，痊愈比较完全。第二种是指由风疹病毒慢性感染所引起的脑炎，即进行性风疹全脑炎，临床有风疹史，多隐袭起病，进行性发展，病程达 8～10 年，预后差，影像学检查多示脑室扩大、脑萎缩。

⑥水痘病毒性脑炎：水痘病毒性脑炎多发于冬春季节，常在出疹后数天出现脑部症状，少数见于出疹前及出疹期。有免疫缺陷或大量使用免疫抑制剂患儿更易罹患。脑部症状及脑脊液检查与一般病毒性脑炎相似，但多以小脑功能障碍为突出，表现共济失调、眼球震颤、颤抖等，也可有脊髓炎、面神经瘫痪、暂时性视神经炎等。如发生弥漫性脑炎则预后严重。

⑦单纯疱疹性脑炎：单纯疱疹性脑炎发病无明显季节性，可伴有疱疹等。其脑部病变较重，以急性坏死性脑膜脑炎为多见。临床除一般病毒性脑炎症状外，常在疾病早期即出现颞叶、额叶、边缘系统病损的表现。脑脊液检查白细胞数增高，以淋巴细胞为主，蛋白含量升高，糖及氯化物正常。脑电图检查可见弥漫性高波幅慢波，颞区更明显，并可有周期性高波幅尖波。

⑧流感病毒性脑炎：流感病毒性脑炎多发于冬春季，起病以高热头痛、全身不适、食欲不振、四肢肌肉酸痛为特点，在发病 1～4 天内出现意识障碍及惊厥发作。脑脊液检查大多正常；脑影像学出现低密度灶或急性期脑水肿等。部分病例可见肝脏转氨酶和心肌酶谱升高、血糖升高等，但血氨升高者不多。

（2）与其他疾病的鉴别诊断

①与细菌性脑膜炎鉴别：细菌性脑膜炎的致病菌与年龄密切相关，新生儿多为大肠杆菌、B 组溶血性链球菌和葡萄球菌，婴幼儿多为 B 型嗜血流感杆菌和肺炎链球菌，而在 10 岁以上小儿则以奈瑟脑膜炎双球菌相对更为多见。临床表现除发热外，年长儿常出现头痛、呕吐、脑膜刺激征阳性、颅内压增高、意识障碍、惊厥以及神经局灶体征等；小婴儿往往症状不典型，仅表现易激惹、双眼凝视、恶心呕吐、惊厥等。实验室检查，外周血白细胞总数升高，以中性粒细胞为主，可见中毒颗粒，核左移。脑脊液外观混浊，压力增高，白细胞显著增多、以中性粒细胞为主，糖含量降低，蛋白含量增高。细菌学检查，血培养、脑脊液涂片找菌及细菌培养常阳性。

②与结核性脑膜炎鉴别：结核性脑膜炎多有结核病接触史或有脑外结核史，起病较缓慢，常于精神不振、情绪淡漠、烦躁不安、食欲不振数天后出现发热、头痛、意识障碍、颅神经损害、抽搐及脑膜刺激征，未经治疗者常很快进入昏迷。婴儿患本病时往往起病急、病情重、进展快、前驱症状不明显，但因前囟未闭，颅骨骨缝在颅内压升高时可以裂开，故而脑膜刺激征不明显。脑脊液检查白细胞数中度增高，分类以单核细胞为主，糖及氯化物降低，蛋白含量增高，涂片抗酸染色可找到结核杆菌，结核菌纯蛋白衍化物（PPD）试验阳性及血沉增快有助于诊断。

【辨证论治】

1. 辨证要点

病毒性脑炎急性期以卫气营血辨证为主，热、痰、风辨证及虚实辨证则可用于全病程。

（1）辨热证：热证的主要表现为发热，但有表热、里热之区别。初起邪在卫气，表里俱热，以表热为主，发热恶寒，或但热不寒，头痛项强，神烦嗜睡，恶心呕吐。若病情进展，邪入气营，则转为里热，高热持续，口渴引饮，烦躁不安，甚则神昏抽搐；若病情进一步发展，邪热深伏于里，则出现身热起伏，夜热早凉，昏迷抽搐，胸腹灼热等邪入营血证候。恢复期热证多由实转虚，出现热伤阴津，阴虚发热之低热起伏，五心烦热，颧红盗汗等。

（2）辨痰证：痰证有有形之痰与无形之痰之分，痰浊、痰火之别。无形之痰的主症是心神失主，因痰浊蒙窍者神识模糊，口噤不语，嗜睡昏迷；因痰火扰心者烦躁不安，狂躁谵语，号叫哭闹。有形之痰的主症是痰壅咽喉，其痰闻之有声、吐之可见，重者与神识异常同见。恢复期、后遗症期痰证仍要辨痰火与痰浊。痰火症见躁扰不宁，烦躁哭闹；痰浊症见神识不清，痴呆失语，吞咽困难，喉中痰鸣。

（3）辨风证：风证在急性期的主要表现为抽搐，但有外风、内风之不同。外风邪在卫分，因热扰风动，症见发热恶寒，头痛无汗，项强抽搐等，抽搐于热势高时出现，持续时间短，一般不超过2次，抽搐后神志清醒。内风邪入气营者，高热不退，烦躁不安，汗出口渴，颈项强直，反复抽搐；邪入营血者，身热夜甚，颈强口噤，神志昏迷，四肢抽搐，甚或角弓反张。恢复期、后遗症期风证的主要表现为肌力和肌张力异常，其中属实证者，症见强直性瘫痪或癫痫发作；属虚证者，症见肢体不用、肌肉萎软。

2. 治疗原则

本病治疗以清热、豁痰、开窍、息风为基本法则。急性期以解热为先，邪在卫表者，治宜疏风清热；邪入气分者，治宜清气泄热；邪郁化火，入营入血者，则宜清营凉血解毒，并结合痰证、风证，施以开窍豁痰，镇惊息风等法。恢复期及后遗症期以扶正祛邪为要，属余邪未尽，虚热不退者，治以养阴清热；痰蒙清窍，神识不明者，治以豁痰开窍或泄浊醒神；内风扰动，肢体失用者，治以益气活血祛风或搜风通络舒筋。除内治疗法外，还可配合使用推拿、针灸、敷贴等疗法，必要时需予中西医结合治疗。

3. 证治分类

（1）急性期

①邪犯卫气

证候　发热恶寒，或但热不寒，头痛项强，无汗或少汗，口渴引饮，恶心呕吐，或见抽搐，神烦不安或嗜睡，舌质红，苔薄白或黄，脉浮数或洪数，指纹青紫。

辨证　本症见于疾病初期，起病急骤，以邪毒初犯、卫气同病为特征。症见发热恶寒，头身疼痛，项强不舒者偏于卫分；症见但热不寒，烦躁口渴，恶心呕吐者偏于气分。本病传变迅速，见卫分证则当知其必传气分，须早用清气，以截断病势。

治法　疏风解表，清热解毒。

方药　银翘散合白虎汤加减。常用金银花、连翘、淡竹叶清热解毒；薄荷辛凉解表；葛根解肌通经；牛蒡子、桔梗宣肺利咽；石膏、知母清气泄热。

恶心呕吐者，加紫苏叶、竹茹清热和胃止呕；咽喉疼痛，加板蓝根、僵蚕清热解毒利咽；腹胀便秘，加大黄（后下）、全瓜蒌通腑泄热；项强抽搐，加蝉蜕、钩藤，另服羚珠散，祛风止痉。

②气营两燔

证候　高热持续，头痛剧烈，呕吐频繁，颈背强直，烦躁谵语，四肢抽搐，喉中痰鸣，唇干渴饮，溲赤便结，舌质红绛，苔黄厚，脉数有力，指纹紫滞。

辨证　本证为邪毒由卫表内传气营，或邪毒炽盛，直入气营，扰及心神，引动肝风,形成气营两燔之证,以高热、神昏、抽搐为特征。高热持续,汗出口渴,烦躁不安者偏于气分;身热夜甚,神昏抽搐,舌质红绛者偏于营分。若毒盛正虚,正不胜邪,则易出现内闭外脱证,表现为神昏抽搐而身热下降,四肢发凉,大汗不止,喘喝欲脱,脉微欲绝等。

治法 清气凉营,泻火解毒。

方药 清瘟败毒饮加减。常用石膏、水牛角清气凉营;黄芩、黄连、栀子清气泻火解毒;牡丹皮、赤芍、知母、生地黄凉营滋阴清热。

头痛剧烈者,加菊花、僵蚕、蔓荆子解热止痛;抽搐频繁,加羚羊角、钩藤、地龙平肝息风;高热、烦躁、谵语者,合用安宫牛黄丸清热镇惊开窍;喉间痰鸣、昏迷不醒者,加天竺黄、胆南星、石菖蒲、竹沥开窍涤痰;面白肢厥,呼吸不利者,加独参汤益气固脱;汗出如珠,脉微欲绝者,用参附龙牡救逆汤以回阳救逆固脱。

③邪陷心肝

证候 身热起伏,夜热早凉,四肢抽搐,两目上视,项强口噤,角弓反张,神识昏迷,手足躁扰,甚或神昏狂乱,肢端厥冷,呼吸深浅不匀,舌干绛无苔,脉弦数或细数。

辨证 本证由邪毒炽盛,引动肝风妄动所致,以身热烦躁、神识昏迷、项强口噤、四肢抽搐、角弓反张、舌干绛无苔、脉弦数或细数为特征。

治法 清热解毒,息风开窍。

方药 犀角地黄汤合羚角钩藤汤加减。常用水牛角、生地黄、玄参、牡丹皮清热凉血解毒;羚羊角、钩藤、菊花凉肝息风;浙贝母、竹茹、珍珠母清热化痰开窍;白芍、甘草柔肝缓急。

高热神昏谵语者,合用安宫牛黄丸清热开窍醒神;抽搐频繁者,合用紫雪清热镇痉安神;神昏痰多者,合用至宝丹清热涤痰开窍。本证发生时需中西医结合救治。

(2)恢复期、后遗症期

①阴虚内热

证候 低热不退,或呈不规则发热,两颧潮红,手足心热,虚烦不宁,时有惊惕,咽干口渴,大便干结,小便短少,舌红少苔或无苔,脉细数,指纹淡紫。

辨证 本症见于恢复期,由热病日久,阴液耗伤,余邪留恋所致,以低热不已、两颧潮红、手足心热、咽干口渴为辨证要点。

治法　养阴生津，清退虚热。

方药　青蒿鳖甲汤加减。常用青蒿、地骨皮、牡丹皮清退虚热；鳖甲、生地黄、知母养阴清热；芦根、天花粉清热生津除烦。

大便秘结者，加瓜蒌子、火麻仁润肠通便；虚烦不宁者，加百合、酸枣仁、夜交藤养心安神除烦；咽干口渴者，加北沙参、麦冬、玉竹养胃生津止渴；惊惕不安者，加天竺黄、珍珠母安神镇惊。

②痰浊蒙窍

证候　神识不清，或耳聋失语、痴呆，吞咽困难，口角流涎，喉间痰鸣，舌质淡，苔厚腻，脉濡滑。

辨证　本症见于恢复期、后遗症期，由痰浊留滞不去，阻于咽喉、蒙蔽清窍所致。以神识不清、吞咽困难、喉间痰鸣、舌苔厚腻为辨证要点。

治法　豁痰开窍，利咽醒神。

方药　涤痰汤加减。常用胆南星、半夏、天竺黄豁痰开窍；陈皮、枳实理气化痰；石菖蒲、郁金、远志开窍醒神。

喉间痰鸣者，加竹沥、玄明粉（冲服）泄浊化痰；四肢抽搐者，加全蝎、蜈蚣、僵蚕息风化痰止痉；神识不清者，合用苏合香丸芳香化浊，醒神开窍。

③风邪留络

证候　肢体强直瘫痪，或震颤拘挛，关节僵硬，或角弓反张，或癫痫发作，舌苔薄白，脉细弦。

辨证　本症见于恢复期、后遗症期，由余邪未尽，风邪内窜，留滞经脉，气血痹阻所致。以肢体强直、活动不利为辨证要点。

治法　搜风通络，养血舒筋。

方药　止痉散加味。常用蕲蛇、全蝎、蜈蚣、僵蚕、地龙搜风通络；当归、生地黄、白芍、红花、鸡血藤养血活血柔筋。

角弓反张者，加葛根、钩藤舒筋活络；癫痫发作者加羚羊角、胆南星、天麻、钩藤息风定痫；阴虚血燥，虚风内动者，改用大定风珠加减。

④气虚血瘀

证候 面色萎黄，神疲肢倦，肌肉痿软无力，肢体不用，舌质淡，苔薄白，脉细弱。

辨证 本症见于恢复期、后遗症期，由热病耗损，气血亏虚，气虚血瘀，筋脉肌肉失养所致。以面黄神疲、肌肉痿软、肢体不用为辨证要点。

治法 益气养阴，活血通络。

方药 补阳还五汤加减。常用黄芪、当归、鸡血藤益气养血；川芎、赤芍、桃仁、红花活血祛瘀；地龙、桑枝、木瓜通经活络。

神疲乏力者，重加党参、白术健脾益气；肌肉萎缩加党参、熟地黄、五加皮益气养血生肌。

【其他疗法】

1. 中药成药

（1）小儿羚羊散：每袋1.5g。每服1岁1/5袋、2岁1/4袋、3岁1/3袋，1日3次。用于气营两燔证。

（2）紫雪：每瓶1.5g。每服周岁0.3g、＜5岁每增1岁递增0.3g，1日1次；＞5岁1.5～3g，1日2次。用于邪陷心肝证。

（3）琥珀化痰镇惊丸：每丸重4.5g。每服1丸，1日2次，3岁以下小儿酌减。用于痰浊蒙窍证。

（4）牛黄抱龙丸：每丸1.5g。每服1丸，1日1～2次，周岁以内小儿酌减。用于邪陷心肝证。

（5）安宫牛黄丸（散）：丸剂：每丸3g。成人每服1丸，1日1次；小儿每服≤3岁1/4丸、4～6岁1/2丸，1日1次。散剂：每瓶1.6g。成人每服1瓶，1日1次；小儿≤3岁每服1/4瓶、4～6岁每服1/2瓶。或遵医嘱。温开水送服。用于邪陷心肝证。

（6）清开灵注射液：每支10mL。肌内注射，每次2mL，1日1～2次。静脉滴注，每次10～20mL，加入5%葡萄糖注射液100mL中，1日1次。新生儿，婴幼儿禁用。用于邪犯卫气证、气营两燔证、邪陷心肝证。

（7）痰热清注射液：每支 10mL。按体重 0.3 ～ 0.5mL/kg，最高剂量不超过 20mL，加入 5% 葡萄糖注射液或 0.9% 氯化钠注射液 100 ～ 200mL，静脉滴注，控制滴数在每分钟 30 ～ 60 滴，1 日 1 次。或遵医嘱。24 个月以下婴幼儿禁用。用于邪犯卫气证、气营两燔证、邪陷心肝证。

2. 推拿疗法

取部位：脊柱、腰、骶部、下肢患侧（单侧或双侧）、腹部（脾胃区）。

取经穴：主要以足阳明胃经、足太阳膀胱经等有关经穴为重点治疗，配合足少阳胆经、足少阴肾经及其他经穴为辅。足阳明胃经：气冲、髀关、伏兔、犊鼻、足三里、丰隆、解溪、内庭、厉兑。足太阳膀胱经：肾俞、次髎、承扶、委中、承筋、承山、膀胱俞、白环俞、跗阳、昆仑。足少阳胆经：居髎、环跳、风市、阳陵泉。足少阴肾经：太溪、照海、涌泉。经外奇穴：腰眼、膝眼、鹤顶。足太阴脾经：公孙、三阴交、阴陵泉。督脉经：长强、腰俞、命门。

时间：单侧瘫 20 ～ 30 分钟，双侧瘫 40 ～ 50 分钟。每日行推拿法 1 次，10 日为 1 疗程，休息 2 ～ 3 日再行第 2 疗程。一般治疗 5 疗程。

用于病毒性脑炎后遗症期气虚血瘀证、风邪留络证。

3. 针灸疗法

（1）体针：高热惊厥，取大椎、合谷、曲池。痰涎壅盛，取丰隆、中脘、膻中。呼吸衰竭，取会阴、膻中、中府、肺俞。吞咽困难，取天突、内庭、廉泉、合谷。失语，取哑门、廉泉、通里、合谷、涌泉。

（2）头针：取头部双侧运动刺激区，用 26 号针进针 1.5 ～ 2 寸，针柄接治疗机，通电治疗半小时（密波中强刺激）。

加体针，取穴分 3 组：①人中、合谷、关元、足三里。②风池、命门、曲池、内关、阳陵泉。③大椎、肾俞、三阴交、太冲。用于病毒性脑炎后遗症期气虚血瘀证、风邪留络证。

4. 西医疗法

主要是全面支持和对症治疗。

（1）高热：物理降温，药物降温如安乃近滴鼻。重症患儿采用亚冬眠疗法，以氯丙嗪和异丙嗪各 0.5 ～ 1mg/kg 肌内注射或静脉注射，每 4 ～ 6 小时 1 次。治疗时需严密观察呼吸情况。

（2）惊厥：地西泮（安定）每次 0.2 ～ 0.3mg/kg，1mg/ 分钟速度缓慢静脉注射，惊厥止则停用，注射过程中注意防止呼吸抑制。苯巴比妥钠每次 8 ～ 10mg/kg，肌肉注射；或用 10% 水合氯醛每次 50 ～ 60mg/kg，加 5 ～ 10 倍生理盐水保留灌肠。

（3）脱水疗法：有明显颅内压增高者及早使用脱水剂，如 20% 甘露醇溶液，按 2g/kg 剂量，在 30 分钟内快速静脉输入或注射。

（4）呼吸衰竭的治疗：积极的脱水疗法，对已经发生呼吸衰竭的患儿需要做气管插管、气管切开、使用人工呼吸机、使用呼吸兴奋剂等。

【防护康复】

1. 预防

（1）积极接种各种病毒减毒活疫苗（流行性乙型脑炎、脊髓灰质炎、风疹、麻疹、流行性腮腺炎等），保护易感儿童。

（2）加强体育锻炼，增强体质，减少疾病。

（3）注意卫生，积极灭杀或驱除蚊虫，保护饮食洁净。

（4）在流行季节少到人员密集的场所。

2. 护理

（1）严密观察病情变化，注意体温、脉搏、呼吸、血压，以及神志、瞳孔、肢体功能的改变，及时发现异常，抢救危重症。

（2）保持病室安静，空气新鲜，定时通风。

（3）饮食易消化，富含营养，保持水、电平衡。

（4）昏迷患儿通过鼻饲及静脉补充营养。随时吸痰，做好口腔护理。

（5）昏迷、瘫痪患儿每 2 ～ 4 小时翻身 1 次，并用 50% 红花乙醇按摩受压部位，每日用热水擦洗全身 1 次，防止发生褥疮。

（6）抽搐发作患儿，应平放、头置侧位，并用纱布包裹压舌板放于上、下磨牙之间，以防咬伤舌体。切勿强制按压，造成骨折。

（7）肢体瘫痪者应保持肢体良好的功能位，保持关节活动度，防止关节变形。

3. 康复

（1）积极采用药物、针灸、推拿等综合措施，促使恢复期症状康复。

（2）关爱患儿，保持患儿心情舒畅，以利于康复。

（3）病情稳定后尽早帮助患儿进行肢体的被动或主动锻炼，以促进康复。

【审思心得】

1. 循经论理

古代医籍关于温病、瘟疫、惊风等的记载中，有许多可用于认识本病病因、病机、证候的论述。如《素问·至真要大论》病机十九条中就有多条与本病相关："诸风掉眩，皆属于肝……诸热瞀瘛，皆属于火……诸痉项强，皆属于湿……诸躁狂越，皆属于火……诸暴强直，皆属于风。"《诸病源候论·小儿杂病诸候·惊候》说："小儿惊者，由血气不和，热实在内，心神不定，所以发惊，甚者掣缩变成痫……所以然者，亦由热气所为。"认为小儿由热实而血气不和生惊，重者可演变为癫痫。

宋代钱乙《小儿药证直诀·脉证治法·急惊》说："小儿急惊者，本因热生于心。身热面赤引饮，口中气热，大小便黄赤，剧则搐也。盖热盛则风生，风属肝，此阳盛阴虚也。故利惊丸主之，以除其痰热。不可与巴豆及温药大下之，恐蓄虚热不消也。小儿热痰客于心胃，因闻声非常，则动而惊搐矣。若热极，虽不因闻声及惊，亦自发搐。"其所论热盛则风生、热出心肝、痰热致搐符合病毒性脑炎急性期惊风的病因病机。《小儿药证直诀·附录阎氏小儿方论·治法》又说："急惊由有热，热即生风，又或因惊而发，则目上目劄，涎潮搐搦，身体与口中气皆热。"又论述了热、惊、风之间的关系，并采用至宝丹、紫雪等救治热病神昏惊厥，可指导本病应用。

宋代杨士瀛《仁斋小儿方论·惊》详述急惊四证八候及其病因病机："小儿急慢惊风，古所谓阴阳痫是尔。急者属阳，阳盛而阴亏；慢者属阴，阳亏而阴盛。阳动而躁疾，阴静而迟缓。其始也，皆因脏腑虚而得之。虚能发热，热则生风。是以风生于肝，痰生于脾，惊出于心，热出于肺，而心亦主热，惊、风、痰、热合为四证。四证已具，八候生焉，搐、搦、掣、颤、反、引、窜、视曰八候……盖由内有实热，外夹风邪。心家受热而积惊，肝家生风而发搐，肝风、心火二脏交争，血乱气并，痰涎壅塞，所以百脉凝滞，关窍不通，风气燔盛而无所泄，故暴烈也。"治疗原则：

"治搐先于截风，治风先于利惊，治惊先于豁痰，治痰先于解热。"这些论述为后世认识急惊风典型证候病因病机、证候特征、治疗原则提供了指导。

《临证指南医案·幼科要略·惊》说："小儿仓猝骤然惊搐，古曰阳痫，从热症治，古人用凉膈散为主方……肝病发惊骇，木强火炽，其病动不能静。且火内寄肝胆，火病来必迅速。后世龙、荟、芩、连，必加冰、麝、硝、黄，取其苦寒直降，咸苦走下，辛香通里窍之闭也，如牛黄丸、至宝丹、紫雪皆可选用。凡热邪塞窍，神迷昏愦者仿此。钩藤、丹皮之属，仅泄少阳胆热，与急惊暴热内闭之症无益。若火热劫烁血液，苦寒咸寒不中与也，宜用犀角地黄汤之属。"为病毒性脑炎病机演变与急症治疗指明了路径。

薛雪《湿热病篇》有多条详细阐释了"湿热证"的临床表现、病机及治疗用药，与夏季好发的乙脑等病毒性脑炎颇为相符，能够有效地用于临床。《温病条辨》记述的暑温、小儿暑痫、湿温等病证及清营汤、清宫汤、犀角地黄汤、至宝丹、犀地清络饮等方药的应用对本病具有重要的价值。

2. 证治有道

病毒性脑炎是近代随着微生物学的发展而认识的疾病，但我国古代关于惊风、温病（尤其是湿温病、暑温病和瘟疫）等的大量记载表明，类似于本病的病症应当在当时已经见到，尤其是在明清时期已引起医家们的高度重视，并积累了可贵的经验。20世纪50～60年代江育仁教授通过大量的临床实践，借鉴古代医家提出的卫气营血和惊风四证的辨证方法，创新性地提出了"流行性乙型脑炎从热、痰、风论治"的理论和实践体系，为现代认识和治疗病毒性脑炎建立了有效的辨证论治方法。

江育仁教授将本病分为急性期和恢复期、后遗症期论治。

（1）急性期：①"热"证分温、热、火三类。温证清暑解表，用新加香薷饮加减；热证清气解热，用白虎汤加味；火证泻火通腑，方如凉膈散合龙胆泻肝汤加减。②"痰"证分痰蒙清窍和痰阻气道。痰浊内蒙心窍者芳香开窍，用雄精：冰片：皂夹子 5：1：1，共研细末，每次 0.3～0.6g，1 日 3～4 次，用石菖蒲 15g 煎汤稀释鼻饲；痰火内扰心窍者泻心肝之火，用龙胆 15g、黄连 3g，煎汤，调入水飞朱砂 0.15～0.3g，分 1 日 3 次服；痰阻气道者豁痰降气，用鲜竹沥，并青礞石份：沉香份：玄明粉 5：2：3，共研为极细末，每次 1～3g，1 日 3～4 次。③"风"证分为外风和内风。外风宜祛暑解表，用新加香薷饮，使其暑风从汗外解而痉自止；内风为热极生风、邪陷肝经，宜泻其火则风自灭，常用凉膈散合龙胆泻肝汤加减。

（2）恢复期和后遗症期：①"热"证分两类。营卫不和证益气固表、调和营卫，用黄芪桂枝五物汤加减；阴虚发热证养阴清热生津，用青蒿鳖甲汤加减。②"痰"证分两类。痰浊证豁痰开窍泄浊，可选用鲜竹沥或鲜菖蒲汁，或者青礞石：硼砂：玄明粉 2：1：1，共为极细末服；痰火证泻火宁神，可选用龙胆煎水冲服水飞朱砂，或琥珀抱龙丸、牛黄清心丸。③"风证"分两类。风邪入络治宜搜风、通络、活血，用止痉散等虫类药为主佐养血润燥治疗；阴虚风动治宜养阴息风，用大定风珠或三甲复脉汤之类加减治疗。

笔者治疗病毒性脑炎，初期按暑温、湿温及原发病不同，取解表、清暑、化湿、解毒等法治疗。极期一般以清瘟败毒饮加减，石膏用大剂量，可达 30～120g。持续高热，头痛剧烈，呕吐频繁，颈背强直，烦闹谵语者，乃肝经邪火冲逆，需清肝泻火，加用龙胆，量可在 3～12g。神识昏迷或神昏谵语狂乱，项强抽搐者，治宜泻火解毒、息风止惊、开窍醒神，用犀角地黄汤合羚角钩藤汤加减，高热神昏谵语者合用安宫牛黄丸清热开窍醒神、抽搐频繁者合用紫雪清热镇痉安神、神昏痰多者合用至宝丹清热涤痰开窍。

本病西医虽然没有针对病毒的有效药物，但对症处理如降热、镇痉、脱水等治疗也十分重要，及时使用可降低死亡率及后遗症发生率，所以，极期的中西医结合治疗是必要的。恢复期、后遗症期随着时间的延长疗效越来越差，应当及早干预，采用中药内治、外治、针灸、推拿及康复的综合治疗，有助于提高疗效。

第十五章　艾滋病

【概述】

艾滋病（acquired immunodeficiency syndrome，AIDS）是由人类免疫缺陷病毒（human immunodeficiency virus，HIV）感染所致的一种传播迅速、病死率高的恶性传染病。又称获得性免疫缺陷综合征。本病多发于学龄前儿童，各年龄段发病均有报道。母婴传播感染者出生后即可有临床症状。临床症状无特异性。小儿无症状 HIV 感染者无任何症状、体征。艾滋病患儿可表现：不明原因的持续性全身淋巴结肿大，肝脾肿大，腮腺炎，不明原因的持续发热，慢性反复发作性腹泻，迁延难愈的间质性肺炎和口腔霉菌感染，常发生各种机会性感染、生长发育迟缓或停滞等。婴幼儿易发生脑病综合征，且发病早、进展快、预后差。与成人艾滋病人相比，小儿艾滋病人的特点为：潜伏期短，起病较急，进展快；偏离正常生长曲线的生长停滞；易发生反复的细菌感染，特别是对多糖夹膜细菌更易感染；慢性腮腺炎肿大和淋巴细胞性间质性肺炎常见。

本病在中外古代文献中无记载。根据其感受外邪并大多与生俱来，发病较急，进程迅速，病情严重，生长迟缓或停滞，病死率高等特点，中医学可将其归属为温病范畴，与伏气温病、温疫等较为相似，症状表现上与温病、胎怯、五迟、五软、疳证、泄泻、痄腮、鹅口疮、肺炎喘嗽、臀核肿大、积聚等有关。

自 1981 年在美国发现首例艾滋病人以来，联合国艾滋病规划署（UNAIDS）估计，截至 2017 年底，全球现存活 HIV/AIDS 患者 3690 万例，当年新发 HIV 感染者 180 万例。截至 2017 年底，我国报告的现存活 HIV/AIDS 患者 758610 例，当年新发现 HIV/AIDS 患者 134512 例（其中 95% 以上均是通过性途径感染），当年报告死亡 30718 例。全球 1/6 的艾滋病疾病相关死亡和 1/7 的新发感染 HIV 是 15 岁以下儿童，其中 90% 又是由母婴传播途径引起。据估计，每天有超过 1000 个艾滋病感染的婴儿出生，而其中绝大多数因未接受治疗在 2 岁以内就会死亡。每一天的每一分钟就有一个 15 岁以下儿童死于艾滋病相关疾病，每 15 秒就有一位 15～24 岁的青年人感染艾滋病病毒。近年我国青年学生艾滋病疫情上升明显，2015 年 1 至 10 月共报告学生感染者或病人 2662 例，比上年同期增长 27.8%。每年青年学生感染者数千人，他们结婚生子极有可能传染配偶和后代，对艾滋病流行造成较大影响。

目前应用中医药单独对小儿艾滋病进行干预治疗的报道还很少，但有部分中医药治疗艾滋病的研究中涉及儿童病例，如黄世敬等在坦桑尼亚运用中医药治疗 7～64 岁的病人 729 例，得出中医药治疗本病可改善症状，提高免疫功能，尤以 CD4$^+$ 细胞低于 200cell/mm^3 时疗效显著的结论。同时，在国内外已有不少中医药治疗本病成人患者的临床实践，内服外治相结合，显现出良好的临床疗效，也已出现多种具有一定效果的中成药，这给开展小儿艾滋病的中医药治疗打下了良好基础。

【病因病机】

本病小儿潜伏期短，发病进展快，病情重，具有强烈传染性。其外因是疫疠毒邪；内因主要是先天之精不足，冲任气血匮乏所致。病多虚实夹杂，病位涉及五脏六腑。

1. 疠毒侵袭

本病或由胎毒所染，或年幼受疫疠毒邪侵袭，精血不足，邪毒潜伏，属伏气温病。正气虚与邪毒盛为病机演变的关键。正气虚是导致邪气伏藏的主要因素，邪气潜藏在体内又常常损伤气血津液，故病多虚实夹杂。邪伏体内，正邪交争，如正邪相持而病状不显；如正不抵邪，邪毒肆虐，或重感时邪，则病症多端。

2. 毒淫肺脾

疫疠毒邪潜伏体内，脏腑受邪，邪毒伤正，肺脾为先。如肺脾气虚，肺脾不和，肺失宣肃，脾失健运者，重感风热湿毒，则风热湿毒交阻，浸淫口咽、肌肤，常见口咽白糜疼痛、皮肤瘙痒、红疹等。如脾肾虚弱，先天失充，后天脾胃失健，运化无力者，则湿邪阻滞，升降失常，常见慢性腹泻，食少纳差，日渐神疲乏力，面色无华或萎黄，毛发稀疏，皮弱肉薄，性急易怒，或表情呆滞，甚至形成疳证。或邪伏肺系，肺卫受袭，肺气失宣，则见反复发热恶寒，自汗盗汗。疠毒甚者，肺热壅盛，正邪剧争，闭郁肺气，炼液为痰，则见长期发热不退，咳喘不宁、胸痛、痰壅等。

3. 毒犯心肝

若疠毒郁阻少阳，肝胆失于疏泄，肝目胆经不利，可见耳际红肿热痛甚至脓肿，目翳、视物不清等。甚则邪伏心脑，耗血伤髓，毒犯心肝，心肝失养，可见头晕、头痛，甚则痴呆、幻觉、癫痫、抽搐、昏谵等。

4. 痰瘀互结

如疫疠伏邪深藏体内，正虚邪恋，阻气碍血，则常见颈部或全身瘰核肿大，胁下痞块，腹中癥瘕积聚。

5. 精血亏虚

邪毒久伏，脏腑日益受损，精血亏虚，则见神志萎靡，形瘦肉薄，身矮体轻，以至生长发育停滞。甚者阴阳俱虚，则见大肉形脱，发枯齿落，恶寒肢冷，阴阳离绝则至声低息微，脉弱细微欲绝等症。

【临床诊断】

1. 诊断要点

按《中国艾滋病诊疗指南》（2018版）提出的"诊断原则"。HIV/AIDS 的诊断需结合流行病学史（包括不安全性生活史、静脉注射毒品史、输入未经 HIV 抗体检测的血液或血液制品、HIV 抗体阳性者所生子女或职业暴露史等），临床表现和实验室检查等进行综合分析，慎重做出诊断。

成人、青少年及 18 月龄以上儿童，符合下列一项者即可诊断：①HIV 抗体筛查试验阳性和 HIV 补充试验阳性（抗体补充试验阳性或核酸定性检测阳性或核酸定量大于 5000 拷贝 /mL）。②HIV 分离试验阳性。

18 月龄及以下儿童，符合下列一项者即可诊断：①为 HIV 感染母亲所生和 HIV 分离试验结果阳性。②为 HIV 感染母亲所生和两次 HIV 核酸检测均为阳性（第二次检测需在出生 6 周后进行）。③有医源性暴露史，HIV 分离试验结果阳性或两次 HIV 核酸检测均为阳性。

（1）急性期的诊断标准：患者半年内有流行病学史或急性 HIV 感染综合征，HIV 抗体筛查试验阳性和 HIV 补充试验阳性。

（2）无症状期的诊断标准：有流行病学史，结合 HIV 抗体阳性即可诊断。对无明确流行病学史但符合实验室诊断标准的即可诊断。

（3）艾滋病期的诊断标准：成人及 15 岁（含 15 岁）以上青少年，HIV 感染加下述各项中的任何一项，即可诊为艾滋病或者 HIV 感染，而 CD_4^+T 淋巴细胞数＜200 个 /μl，也可诊断为艾滋病。

1）不明原因的持续不规则发热 38℃以上，＞1 个月；

2）腹泻（大便次数多于 3 次 /d），＞1 个月；

3）6 个月之内体重下降 10% 以上；

4）反复发作的口腔真菌感染；

5）反复发作的单纯疱疹病毒感染或带状疱疹病毒感染；

6）肺孢子菌肺炎（PCP）；

7）反复发生的细菌性肺炎；

8）活动性结核或非结核分枝杆菌病；

9）深部真菌感染；

10）中枢神经系统占位性病变；

11）中青年人出现痴呆；

12）活动性巨细胞病毒感染；

13）弓形虫脑病；

14）马尔尼菲篮状菌病；

15）反复发生的败血症；

16）皮肤黏膜或内脏的卡波西肉瘤、淋巴瘤。

15 岁以下儿童，符合下列一项者即可诊断：HIV 感染和 CD_4^+T 淋巴细胞百分比 ＜25%（＜12 月龄），或＜20%（12 ～ 36 月龄），或＜15%（37 ～ 60 月龄），或 CD_4^+T 淋巴细胞计数＜200 个 /μl（5 ～ 14 岁）；HIV 感染和伴有至少一种儿童艾滋病指征性疾病。

2. 鉴别诊断

首先应与原发性及继发性免疫缺陷病相鉴别。

（1）与原发性免疫缺陷病鉴别（表 15-1）

表 15-1 HIV/AIDS 与原发性免疫缺陷病鉴别表

鉴别点	HIV/AIDS	原发性免疫缺陷病
家族史	无	有
机会性感染	有	有
生长发育迟缓	有	有
合并恶性肿瘤	有	有
HIV 检测	阳性	阴性
免疫学检测	CD_4^+T 淋巴细胞总数及百分比减少等	血清 Ig 异常，T 和 B 细胞功能不全

（2）与继发性免疫缺陷病相鉴别（表 15-2）

表 15-2 HIV/AIDS 与继发性免疫缺陷病鉴别表

鉴别点	HIV/AIDS	继发性免疫缺陷病
病因	HIV 感染	全身病、营养障碍、手术、病毒感染、肿瘤等
反复感染	有	有
生长发育迟缓	有	病因为营养障碍者有，其余无
合并恶性肿瘤	有	有
HIV 检测	阳性	阴性
免疫学检测	CD_4^+T 淋巴细胞总数及百分比减少等	低蛋白血症 Ig 异常，淋巴细胞减少等
病程	长期或终身	暂时性

此外，本病所表现的发热、消瘦、疲乏、无力等须与其他感染性疾病如结核等相鉴别。淋巴结肿大、肝脾肿大等须与良性淋巴结综合征、肝炎、白血病等相鉴别。生长发育迟缓、停滞等须与营养不良、佝偻病、侏儒症等相鉴别。慢性腹泻、长期发热、鹅口疮、肺炎、中耳炎、腮腺炎等须与一般细菌、病毒感染所致者相鉴别。皮疹、瘀斑等须与白血病、传染性单核细胞增多症等相鉴别。头痛头晕、痴呆、抽搐、癫痫发作、运动失调等须与一般细菌、病毒所致脑膜炎、脑炎相鉴别。

【辨证论治】

1. 辨证要点

（1）辨邪气潜伏与发病：本病为伏气温病，邪毒隐匿，深伏体内，暗耗气血，常有邪毒潜伏和正邪剧争的病变过程。邪毒潜伏之时，小儿可无明显不适，或见瘰核肿大，或胁下痞块，或神疲乏力、生长发育迟缓等。正邪剧争之时，或见慢性腹泻，或长期发热，或见高热、咳喘、甚则喘憋、发绀，或头痛头晕，急躁易怒，甚或抽搐，幻觉，痴呆，或视物不清，或口咽白糜疼痛，食少纳呆，自汗盗汗，或肌肤斑疹、溃烂，或大便溏泻，水谷不化，或二便失禁，或有癥瘕、积聚等，则为邪自内发或新感引动伏疫，正邪剧争，脏腑皆损的病理改变。

（2）辨病情虚实与轻重：本病为伏气温病，又具有温疫的特征，既有正气损伤、又有疫毒鸱张，病程长，显示邪、正的不断消长，故需及时辨其病情虚实多少。正愈虚而邪愈盛者则病情较重，预后甚差；正气相对尚未虚羸而邪毒较轻者则病情较轻，预后较好。如时有腹泻，发热，咳嗽，自汗盗汗，神疲乏力或头痛头晕，急躁易怒，食少纳呆，或口咽白糜疼痛，或生长发育迟缓等，为正气尚存，尚可与病邪相争，脏腑功能紊乱，耗气伤阴，本虚标实证。如持续高热、咳喘、甚则喘憋、发绀，急躁易怒，甚或抽搐，幻觉，痴呆，或视物不清，肌肤斑疹、溃烂，或口咽白糜不愈，或二便失禁，或有癥瘕、积聚，或神志萎靡，形瘦肉薄，身矮体轻，生长发育停滞，甚或恶寒肢冷，声低息微，脉弱细微等，则为正邪剧争，疠毒伤正，正气严重耗损，旋即正不抵邪，邪毒肆虐，损精败血，耗气伤阳，直至阴阳虚竭，病情恶化，预后甚差。

2. 治疗原则

本病治疗，以扶正补虚，解毒除疠为主。邪毒潜伏之时，治宜补肾健脾，养血填精，行气活血，或行气散结，佐以解毒除疠。如非母婴垂直传播而感染期明显者，治以疏风清热解毒。正邪剧争之时，病症多端，如见肺热壅盛，治以宣肺利气，解毒活血；如为疠郁少阳，肝胆失于疏泄者，治以疏肝理气，解毒散结；若为风热湿毒，侵袭肺脾，肺失宣肃，脾失健运者，治以疏风清热，解毒化湿，宣肺健脾；如为邪伏心脑，耗血伤髓者，治以解毒除疠，清心开窍，益精填髓；甚者疠毒深伏，气阴虚衰，治宜益气养阴生髓，佐以清解疠毒；或至疠毒肆虐，阴阳虚竭者，当解毒除疠，阴阳并补，或至亡阴亡阳者，则须益气敛津，回阳救逆，开闭固脱，以图挽救危亡。

3. 证治分类

（1）风热湿毒，浸淫肺脾

证候 全身皮肤丘疹、风团，痛痒明显，搔抓后皮疹增多、破溃或结痂。舌边尖红，苔白或薄腻，脉浮数或滑数。或口咽白糜疼痛，纳差厌食，口咽干燥，或发热，舌质红，苔黄厚或黄腻，脉浮数或濡数、滑数，指纹紫。

辨证 本病常见皮疹病变，以皮肤丘疹、风团、痛痒明显为特点，因痒而抓挠，常见皮疹破溃或结痂，或兼见口咽白糜疼痛，纳差厌食，口咽干燥，或有发热，舌质红，苔黄厚或黄腻，脉浮数或濡数、滑数，指纹紫为特征。

治法 疏风清热，解毒化湿，透疹散邪。

方药 皮疹为主者用消风散加减。常用荆芥、防风、牛蒡子、金银花、蝉蜕疏风透邪；石膏、知母清气泄热；苦参、徐长卿、白鲜皮燥湿清热，疏风止痒；浮萍散邪透疹；生地黄、生甘草润燥生津。口疮糜烂为主者用清热泻脾散加减。常用黄芩、栀子清热燥湿；黄连、石膏泻脾胃积热；生地黄清热养阴；淡竹叶、灯心草清热泻火，导热下行。

日久全身皮肤粗糙，干燥肥厚，散在抓痕、血痂，痛痒明显，舌质淡，苔薄白或白腻，脉沉细者，用当归饮子合全虫汤加减养血消风。常用丹参、当归、鸡血藤、赤芍、全蝎、威灵仙、地肤子、蛇床子、防风、苦参、薏苡仁、桑枝、蒺藜、甘草。

（2）脾肾亏虚，湿邪阻滞

证候 慢性腹泻，大便溏烂，1日数次，甚者泻下如水注，完谷不化，时发时止，日久不愈，食少纳差，日渐神疲乏力，夜寐不安，面色无华或萎黄，毛发稀疏，皮弱肉薄，性急易怒，或表情呆滞，日渐消瘦至于羸弱，舌淡红，苔白或腻，脉细弱或濡缓，指纹淡。

辨证 本证以大便溏烂，1日数次，甚者泻下如水注，完谷不化，日久不愈，食少纳差，日渐神疲乏力，面色无华或萎黄，毛发稀疏，皮弱肉薄，性急易怒，或表情呆滞，舌淡红，苔白或腻，脉细弱或濡缓，渐至全身虚弱日渐羸瘦为特征。

治法 健脾益气，利湿止泻，补肾助阳。

方药 参苓白术散加减。常用党参、白术、茯苓、白扁豆健脾益气，燥湿止泻；山药、莲子补肾养心，益气扶正；薏苡仁、砂仁、桔梗行气化湿，健脾和胃。

若纳呆食少，舌苔厚腻者，加藿香、苍术、陈皮、焦山楂化湿助运；泻下如水注者，加猪苓、泽泻、车前子利湿止泻。如见大便溏烂色黄、臭秽，舌质红，苔黄腻者，改用葛根黄芩黄连汤加味治疗，清热燥湿，升清止泻。如为五更泄泻，畏寒肢冷，脉象迟缓者，可改用附子理中汤合四神丸加减治疗，温肾暖中，运脾止泻。形成疳气者用资生健脾丸加减、疳积者用肥儿丸加减、干疳者用十全大补汤加减。

（3）正虚邪恋，痰瘀互结

证候 神疲乏力，面色无华，颈部甚至全身髻核肿大，胁下痞块，压之疼痛，痛处不移，甚或腹中癥瘕积聚。或大便溏烂，或发热不退，舌淡或暗红、瘀斑瘀点，指纹紫涩，脉弦或细涩。

辨证 本证以颈部髻核肿大，甚至全身髻核，胁下痞块，甚或腹中癥瘕积聚，舌淡或暗红、瘀斑瘀点等症为特征。

治法 扶正益气，解毒化瘀，软坚散结。

方药 消瘰丸合血府逐瘀汤加减。常用桃仁、红花、赤芍、川芎行气活血；玄参、当归滋阴养血；煅牡蛎、浙贝母、昆布、夏枯草软坚散结；僵蚕、半夏、白花蛇舌草解毒散邪，疏泄透达。

如肿块较大，加穿山甲、三棱、莪术化瘀消癥；如疼痛甚，加乳香、没药、延胡索活血止痛；如发热不退加薄荷、淡豆豉、栀子、胡黄连解毒清热。

（4）疠毒壅肺，气郁血瘀

证候 高热，咳嗽，气喘，痰多，甚则喘憋、发绀，神疲乏力，纳食减少，大便干结，小便短赤，舌质红绛或紫，苔黄厚，脉弦数或滑数，指纹紫滞。

辨证 本证为疾病发病期，疠毒发于肺经肺脏，或兼新邪外感，以高热、咳喘、吐痰或喘憋、发绀，舌紫，舌质红绛，苔黄厚，脉弦数为特征。

治法 清热解毒，宣肺开闭，理气活血。

方药 麻黄杏仁甘草石膏汤合黄连解毒汤加减。常用炙麻黄宣肺平喘；石膏、知母清泄肺胃之热以生津；杏仁、桑白皮、葶苈子宣泻肺气，止咳平喘；黄芩、黄连、栀子清肺解毒；牡丹皮、虎杖解毒活血。

热毒甚者加大青叶、蒲公英、败酱草清热解毒；吐痰量多黄稠者，加黛蛤散、天竺黄、浙贝母、胆南星清化痰热；大便秘结者，加全瓜蒌、大黄（后下）、玄明粉（冲服）通腑泄热；喘憋，发绀，舌紫暗者，加丹参、赤芍、马鞭草凉血活血。

（5）疠犯心肝，闭窍动风

证候　发热，头痛头晕，或视物不清或目翳，急躁易怒，耳际红肿疼痛，重者溃烂流脓，甚或四肢抽搐，或神识痴呆、幻觉，舌质红，舌苔黄或厚腻，脉象弦数或滑数，指纹紫滞。

辨证　此为疾病发病期，疠毒潜藏于肝胆脏腑经络，并及心脑精髓，或兼新邪外感，以发热，头痛头晕，急躁易怒，甚或神识痴呆、幻觉，或见耳际红肿疼痛，甚或溃烂流脓，或见四肢抽搐，舌质红，苔黄或厚腻，脉象弦数或滑数为特征。

治法　清疠解毒，凉血消肿，清心平肝。

方药　清瘟败毒饮加减。常用黄连、栀子、连翘、石膏清疠解毒；水牛角、牡丹皮、生地黄、赤芍清营凉血；淡竹叶、玄参、芦根清心除烦；钩藤、僵蚕平肝息风。

视物不清或目翳，加大青叶、板蓝根、蒺藜、青葙子、密蒙花、木贼清肝降火；耳际红肿疼痛，甚或溃烂流脓，可改用普济消毒饮加减清热解毒，疏风散邪；烦躁面赤，四肢抽搐，可改用羚角钩藤汤加减凉肝息风，增液舒筋；神识痴呆、幻觉，舌苔厚腻者，加黄精、山茱萸、金狗脊、何首乌补肾益精，郁金、石菖蒲、远志、珍珠母开窍辟浊。如病久精神委顿，面色无华，目眶深陷，形瘦肉薄，呼吸急促，喘促欲脱，舌红少苔，脉虚散大，或面色苍白、畏寒、四肢厥冷、冷汗淋漓、脉微欲绝者，用生脉散、参附龙牡救逆汤加减益气生津，回阳固脱。

（6）疫毒潜伏，精血亏虚

证候　神疲纳少，面色萎黄，形体消瘦，肌肉薄弱，体轻身矮，生长迟缓或停滞，或有反复呼吸道感染，舌质淡红，舌苔薄白或少，脉细弱，指纹淡红。

辨证　本证以神疲纳少，面色萎黄，形体消瘦，肌肉薄弱，体轻身矮，生长发育迟缓或停滞为特征。

治法　补肾益精，养血生髓，清解疠毒。

方药 补肾地黄丸加减。常用紫河车、杜仲、金狗脊、续断、肉苁蓉温肾补阳，益精生髓；熟地黄、黄精、茯苓、山药补肾填精；菟丝子、桑寄生、刺五加强肾壮骨；防风、牛蒡子清解散邪。

若五迟五软，加龙骨、牡蛎、鹿茸、巴戟天补肾壮骨；如反复发热寒战，头身疼痛，无汗少汗者，用银翘散或柴葛解肌汤加减清热解肌；形瘦肌肉薄弱者，用资生健脾丸加减健脾益气助运。

【其他疗法】

1. 中药成药

（1）湿毒清胶囊：每粒0.5g。每服2～3粒，1日2～3次。用于风热湿毒，浸淫肺脾证。

（2）小儿化毒散：每袋0.6g。每服0.6g，1日1～2次；3岁以内小儿酌减。外用，敷于患处。用于风热湿毒，浸淫肺脾证。

（3）参苓白术颗粒：每袋3g。每服1.5～3g，1日2～3次。用于脾肾亏虚，湿邪阻滞证。

（4）健脾八珍糕：每块8.3g。每次1～3块，开水调成糊状服用，1日2～3次。用于脾肾亏虚，湿邪阻滞证。

（5）小儿肺热咳喘口服液：每支10mL。每服1～3岁10mL，1日3次；4～7岁10mL，1日4次；8～12岁20mL，1日3次。用于疠毒壅肺，气郁血瘀证。

（6）痰热清注射液：每支10mL。按体重0.3～0.5mL/kg，最高剂量不超过20mL，加入5%葡萄糖注射液或0.9%氯化钠注射液100～200mL，静脉滴注，控制滴数在每分钟30～60滴，1日1次。或遵医嘱。24个月以下婴幼儿禁用。用于疠毒壅肺，气郁血瘀证。

（7）清开灵注射液：每支10mL。肌内注射，每次2mL，1日1～2次；静脉滴注，每次10～20mL，加入5%葡萄糖注射液100mL中，1日1次。新生儿、婴幼儿禁用。用于疠犯心肝，闭窍动风证。

（8）安宫牛黄丸：每丸3g。<3岁1/4丸，4～6岁1/2丸，1日1次。温开水化开送服。用于疠犯心肝，闭窍动风证。

（9）杞菊地黄口服液：每支 10mL。每服 5mL，1 日 2 ～ 3 次。用于疫毒潜伏，精血亏虚证。

（10）河车大造丸：每服水蜜丸 6g、小蜜丸 9g、大蜜丸 9g，1 日 1 ～ 2 次。用于疫毒潜伏，精血亏虚证。

2. 外治疗法

（1）冰硼散：每瓶 3g。每次少许，吹敷患处，1 日 2 ～ 3 次。用于口疮者。

（2）青黛散：每支 1.5g。每次少许，吹撒患处，1 日 2 ～ 3 次。用于口疮者。

（3）如意金黄散：每袋 3g。外用。局部红肿、疼痛、烦热，用清茶调敷；漫肿无头，用醋或葱酒调敷；亦可用植物油或蜂蜜调敷。1 日 1 ～ 2 次。用于体表皮疹、红肿者。

（4）小儿化毒散：每袋 0.6g。外用，敷于患处。用于皮疹、红肿者。

（5）三黄二香散：初用细茶汁调敷，干则易之，继则用香油调敷。外敷于肿大的臀核（淋巴结）处，1 日 2 次。用于臀核肿大者。

3. 针灸疗法

（1）针刺足三里、中脘、天枢、脾俞，用补法或平补平泻法，不留针，1 日 1 ～ 2 次。用于脾肾亏虚，湿邪阻滞证。

（2）灸足三里、中脘、神阙，艾灸或隔姜灸，1 日 1 ～ 2 次。用于脾肾亏虚，湿邪阻滞证。

（3）针刺尺泽、孔最、列缺、合谷、肺俞、足三里，用泻法，留针时间 5 分钟或不留针，1 日 1 次。用于疠毒壅肺，气郁血瘀证。

（4）针刺大椎、百会、足三里、肾俞、脾俞、关元、中脘、气海、长强、合谷等穴，用补法或平补平泻法，不留针，1 日 1 ～ 2 次，1 个月为 1 疗程。用于疫毒潜伏，精血亏虚证。

（5）艾灸或隔姜灸命门、心俞、脾俞、肾俞、足三里、关元、百会、神阙、血海、三阴交等穴，1 日 1 ～ 2 次，1 个月为 1 疗程。用于疫毒潜伏，精血亏虚证。

4. 推拿疗法

（1）推三关 200 ～ 400 次，补脾土 200 ～ 300 次，清大肠 200 ～ 300 次，推板门 200 ～ 400 次，摩腹 200 ～ 400 次，按肺俞、脾俞、胃俞、大肠俞各 50 ～ 100 次。

用于脾肾亏虚，湿邪阻滞证。

（2）补脾经 200～300 次，补肾经 300～400 次，补大肠 200～300 次，运八卦 150～300 次，揉板门、足三里 200～300 次，揉中脘、胃俞 200～300 次。用于疫毒潜伏，精血亏虚证。

【防护康复】

1. 预防

（1）预防垂直传播：患有 HIV／AIDS 的妇女应慎重选择生育，原则上建议在怀孕早期终止妊娠。为了预防经产道感染，建议患有 HIV／AIDS 的母亲采用剖宫术生产，以减少母血、产道分泌物的接触。为防止母乳传播，对患有 HIV／AIDS 母亲娩出的婴儿应单纯人工喂养。对患有 HIV／AIDS 的孕妇采用母婴阻断疗法。

（2）儿童尽量减少输血及使用血制品，必须时要使用经 HIV 检测的血液和血制品。杜绝小儿吸毒和对小儿实施性侵犯。

（3）HIV 感染儿童应该跟未感染 HIV 儿童一样进行预防接种，但是建议 AIDS 儿童不接种卡介苗。

2. 调护

（1）加强对患儿的心理疏导和关怀，帮助孩子逐渐了解 HIV／AIDS 的有关知识，树立战胜疾病的信心，消除屈辱、失望、焦虑、悲伤、恐惧等情绪，积极配合治疗。同时，允许孩子有权不告诉任何人自己患有 HIV／AIDS。

（2）补充营养，加强锻炼，增强抗病能力。

（3）密切观察病情变化，积极预防和治疗各种机会性感染，并在发生各种感染时按各种感染的特殊需要采取相应的护理措施。

（4）对患儿定期随访，加强对疫情和病情的监测。

3. 康复

（1）坚持长期服药，保持心情舒畅。

（2）适当运动，增强抵抗力，减少外感。

（3）加强营养，不过食辛辣刺激和肥甘厚腻之品。

【审思心得】

1. 循经论理

艾滋病是现代新发现的传染病，但中医古籍中的一些论述对于我们认识和处理本病具有借鉴价值。

清代钱一桂《医略·伏气第八》论伏邪致病与人的体质强弱有关，其病机演变不同，攻邪、辅正祛邪、扶正三种治法的应用必须得当。其谓："伏邪所从来远矣，然人之强弱不同，攻守有异。大法有三：攻邪为上策，辅正祛邪为中策，养阴固守为下策。盖邪伏于中，犹祸起萧墙之内，邪正交争，势不两立，正气无亏，直攻其邪，邪退而正自复也。若正气有亏，不任攻邪，权宜辅正，且战且守，胜负未可知也。若正气大亏，不能敌邪，唯有养阴一法，悉力固守，冀其邪气自解，不已危乎。是以正气不虚，伏邪虽重，治得其宜，可奏全捷。惟正虚可畏。不知者反以攻邪太峻，乐用平稳之方，致使邪气日进，正气日亏，正不胜邪，则轻者重，重者危，卒至不起，乃引为天数，岂不谬哉。"

《温疫论·小儿时疫》提出疫毒流行之时小儿不能幸免，但小儿气血筋骨柔脆，出现的证候与成人有所区别，治疗用药与成人相比也要减量使用。书中说："今凡遇疫毒流行，大人皆染，小儿岂独不染耶？但所受之邪则一，因其气血筋骨柔脆，故所现之证为异耳，务宜祛邪以治，故用药与大人仿佛。凡五六岁以上者，药当减半；二三岁者，四分之一可也。又胃肠柔脆，少有差误，为祸更速，临证尤宜加慎。"

《活幼心书·五软》记载出生之后便见到的五软病证，在艾滋病患儿中可以见到。如："爰自降生之后，精髓不充，筋骨痿弱，肌肉虚瘦，神色昏慢，才为六淫所侵，便致头项手足身软，是名五软。"

根据我们的临床调查分析，结合中医学病因病机理论认识，本病源于感受疫疠毒邪，受之于胎元、血脉、乳汁，大多与生俱来，在胎儿期即潜伏体内，出生后随着体内正邪交争而发病；发病内因主要是先天之精不足，气血匮乏。病多虚实夹杂，病位涉于五脏六腑。其基本病机可归纳为疠、郁、瘀、虚。其疠毒之性，概之以"疠"；疠毒潜伏，直中胎元，伤精损元，阻气碍血，脏腑功能紊乱，潜伏期长短不一，概之以"郁"；潜伏期或发病期，脏腑功能障碍，气血津液运行紊乱，化生多种有形病理产物，如水湿、痰饮、积滞、瘀血等，概之以"瘀"；然而，伏气温病的根本原因和病情演变始终不离虚损病机，小儿本为稚阴稚阳之体，艾滋病患儿的虚损病机更为突出，可概之以"虚"。

2. 证治有道

关于小儿艾滋病的辨证论治原则，《温疫论·妊娠时疫》所说可供参考。该书说："凡孕娠时疫，万一有四损者，不可正治，当从其损而调之，产后同法，非其损而误补，必死。"小儿艾滋病多来自其母，本段认为孕妇妊娠期及分娩后感染时疫，即使是"四损"（"或日久失下形神几脱，或久病先亏，或先受大劳，或老人枯竭"）者，"皆当补泻兼施。"说明孕娠时疫多为虚实夹杂证，补泻兼施是常用治法，这段论述适用于小儿艾滋病，且在患病母亲孕期及分娩后用药时必须顾及药自母传对于小儿的影响。

我们承担了国家中医药管理局中医药标准化项目"小儿艾滋病中医临床诊疗指南研究"，采用了本团队开发的循证性中医临床诊疗指南研制技术方法，对于本病的范围、术语和定义、诊断、辨证、治疗等进行研究。该项目研究我们在古今中外文献研究的基础上，按照高级职称、从事中医工作15年以上的儿科、艾滋病专家、对本病有一定专长者等要求遴选调查专家。邀请问卷专家40名，共收到31位专家答卷，专家积极系数为77.5%。第一轮问卷在文献研究的基础上，结合临床认识设计；第二轮问卷在统计第一轮问卷结果和进一步参照文献和临床认识的基础上设计形成。两轮问卷辨证论治部分主要包括证候分类、各证症状体征、各证治法、各证主方及用药等内容。统计分析运用 Excel 表格录入数据，采用 Delphi 法对问卷调查结果进行统计分析，即使用专家意见集中程度指标、专家意见协调指标对问卷中各条目进行统计分析。两轮专家意见集中程度的观察指标，均采用均数（X）、等级和（S）及不重要百分比（R）进行评价。X、S 的分值越大则提示条目在相应部分中的地位越重要，专家意见越集中；R 值越大则提示该条目在相应部分中的不必要性越大，重要性越小，可作为条目删除的依据。专家意见协调程度的观察指标，两轮问卷均采用了变异系数（CV）进行评价，CV 值越小则提示专家对该条目重要性评价的一致性越高，专家协调程度越高。经过两轮专家问卷调查后，再召开两次专家论证会，邀请了国内外专家10多位，就前期研究形成一致性高的意见给予确认、分歧意见较大的提供参会专家进一步讨论确定。本课题组整理全部研究成果，经全国中医标准化专家委员会审议通过，2021 年 7 月形成了《中医儿科常见病诊疗指南·小儿艾滋病》，颁布全国实施。

《中医儿科常见病诊疗指南·小儿艾滋病》提出的辨证论治方法如下：①风热湿毒，浸淫肺脾证：发热，恶风寒，头身痛，面色红赤。皮肤斑丘疹，荨麻疹样皮疹，脓疱疮，瘙痒，或溃烂。咽红肿、口咽白糜、疼痛，纳呆，恶心呕吐，口渴少饮，便溏，小便黄少，舌红，苔薄黄，苔腻，脉浮数。治法：疏风清热，解毒化湿。主方甘露消毒丹加减：金银花、连翘、薄荷、黄芩、藿香、茵陈、滑石、板蓝根、射干、浙贝母。②脾肾亏虚，湿邪阻滞证：身热不扬，畏寒肢冷，面白无华或萎黄，纳差食少，神疲乏力，表情呆滞，少气懒言，夜卧不安，皮弱肉薄，毛发稀疏，身体消瘦，口渴少饮，脘痞，腹泻时发时止或日久不愈，小便清长，舌淡或胖，苔滑或厚腻，脉濡缓，指纹淡。治法：益肾运脾，燥湿止泻。主方参苓白术散加减：党参、苍术、白术、茯苓、白扁豆、山药、莲子、薏苡仁、砂仁、厚朴。③正虚邪恋，痰瘀互结证：持续低热，少气懒言，神疲乏力，面色萎黄，夜卧不安，胸闷，咯痰，颈项或全身臖核，胁下痞块，局部刺痛、痛处不移，或癥瘕，积聚，脘痞，纳差食少，消瘦，大便不调，舌暗红，或有瘀斑、瘀点，苔腻，脉细涩，指纹紫滞。治法：益气解毒，化痰活血。主方消瘰丸合血府逐瘀汤加减：桃仁、红花、赤芍、川芎、玄参、当归、煅牡蛎、浙贝母、昆布、夏枯草、僵蚕、半夏、白花蛇舌草。④疠毒壅肺，气郁血瘀证：壮热不退，咳嗽气促，咳痰，喘憋，口唇发绀，鼻翼扇动，呼吸困难，张口抬肩，痰多，痰稠黄难咯，胸痛，胸膈满闷，神疲乏力，烦躁不安，口渴少饮，纳差，脘痞，消瘦，大便不调，小便短赤，舌红绛，苔厚，脉弦数，指纹紫滞。治法：宣肺开闭，解毒活血。主方麻黄杏仁甘草石膏汤合黄连解毒汤加减：麻黄、石膏、知母、杏仁、桑白皮、葶苈子、黄芩、黄连、栀子、牡丹皮、虎杖。⑤疠犯心肝，闭窍动风证：高热，头痛头晕，目眩目翳，视物不清，目赤，耳际红肿，恶心呕吐，面色红赤，胸膈满闷，神昏谵语，烦躁或嗜睡，肢厥，抽搐，消瘦，舌红绛，苔黄燥或厚腻，脉弦数，指纹紫滞。治法：清疠解毒，开窍息风。主方清瘟败毒饮加减：水牛角、石膏、黄连、栀子、连翘、牡丹皮、生地黄、赤芍、玄参、淡竹叶、钩藤、僵蚕、芦根。⑥疫毒潜伏，精血亏虚证：持续低热，五心烦热，两颧潮红，疲乏少力，自汗，盗汗，身体消瘦，心悸，面色少华或萎黄，毛发稀疏，神疲懒言，脚软无力，皮弱肉薄，纳差食少，腹胀。反复感冒，病程迁延，或便溏，或疳积。舌淡或舌红少津，苔花剥，脉细弱。生长发育迟缓或停滞。治法：补肾益精，清热解毒。主方补肾地黄丸加减：紫河车、杜仲、狗脊、续断、肉苁蓉、熟地黄、黄精、茯苓、山药、菟丝子、桑寄生、刺五加、防风、牛蒡子。

由于本病 HIV 感染后主要引起辅助性 T 淋巴细胞即 CD_4^+T 淋巴细胞的损伤和减少，同时导致其他免疫功能的损伤，从而引起各种机会性感染及肿瘤，最终导致死亡，其预后不良，病死率高，所以需要积极治疗。基本治疗原则为：抗 HIV 治疗；预防和治疗机会性感染；调节机体免疫功能；支持疗法和心理关怀等。虽然有报道中药治疗有提高 CD_4^+T 淋巴细胞的作用，但作为此种目前尚无特效根治方法的疾病，抗反转录病毒西药是在临床常规使用的，包括儿童病例。抗 HIV 治疗提倡两种以上药物联合治疗，即高效抗反转录病毒疗法（high active anti2re troviraltherapy，HAART）。HIV 感染儿童应尽早开始 HAART，如果没有及时 HAART，艾滋病相关病死率在出生后第 1 年达到 20% ～ 30%，第 2 年可以超过 50%。启动 HAART 后，需终身治疗。

目前使用抗病毒药物的指征为：①具有 HIV 感染的临床症状。② CD_4^+T 细胞绝对数或百分率下降，达到中度或严重免疫抑制。③年龄在 1 岁以内的患儿，无论其临床、免疫学或病毒负荷状况。④年龄大于 1 岁患儿，应严密监测其临床、免疫学和病毒负荷状况。一旦发现以下情况即开始治疗：HIV RNA 复制物数量极高（血浆 HIV RNA ＞ 50000 拷贝 /mL）或进行性增高；CD_4^+T 细胞绝对数或百分率很快下降，达到中度免疫学抑制；出现临床症状。抗 HIV 药物可分为 3 类：①核苷酸类逆转录酶抑制剂（NRTI），如齐多夫定（zidovudine，AZT 或 ZDZ）、拉米夫定（lamivudine，3TC）等。②非核苷酸类逆转酶抑制剂（NNRTI），如维乐命（nevi2rapine，NVP）等。此类药物易产生耐药性，但与核苷酸类药联合应用可增强抗病毒作用。③蛋白酶抑制剂，如佳息患（indinavir，IDV）及利托那韦（rifonavir）等。单用 1 种药物治疗效果差，目前提倡 2 种以上药物联合治疗，即 HAART。当治疗效果不好时可改变治疗方案，但药物的最佳搭配并无定论。已确诊 AIDS 患儿，应转入指定医院接受治疗。

第十六章 传染性单核细胞增多症

【概述】

传染性单核细胞增多症，是指感受疫疠毒邪引起，临床以发热、咽峡炎、淋巴结肿大和肝脾肿大、周围血象淋巴细胞总数及异形淋巴细胞增多为主要特征的急性外感热病。好发于 10 岁以上儿童，2～10 岁亦不少见，6 个月以下小儿较少发病。四季均可发病，春秋季节多发，可见散发或流行，分布广泛。中医无完全对应病名，从症状表现看，属于中医温疫范畴，与"温毒""喉痹""瘰核""积聚"等有相似之处。

本病是由 EB 病毒（epstein-barrvirus，EBV）原发感染所致的一种单核-巨细胞系统急性增生性传染病，EBV 在正常人群中感染非常普遍，约 90% 以上的成人血清 EBV 抗体阳性。我国 20 世纪 80 年代的流行病学研究显示，3～5 岁时 80.7%～100% 儿童血清 EBV 阳性，10 岁时 100% 的儿童血清 EBV 阳性。随着经济和生活水平的提高，我国儿童原发性 EBV 感染的年龄有所延迟。

【病因病机】

本病由感受疫疠毒邪引起，病变主要表现在卫气营血，病位涉及五脏，基本病理为热毒痰瘀。疫疠毒邪具有强烈的传染性和致病力，易于攻窜流走、蕴结壅滞。疫疠毒邪由口鼻而入，侵袭肺卫，蕴结咽喉，肺卫失宣，咽喉不利，故见发热恶寒、咽喉肿痛。若兼湿邪，还可见困倦乏力、脘腹痞闷、面黄肢重等症。疠毒邪盛，内传脏腑，入气伤津，表现壮热烦渴，咽喉红赤、糜烂。甚则化火化毒，深入营血，流走经络，一方面耗伤营阴，损伤血络，表现发热持续、咽喉肿痛溃烂、发斑出疹；另一方面热盛气郁，血脉瘀滞，热瘀互结，或伴热炼痰生，痰瘀互结，则见瘰核、积聚痞块等。疠毒极盛者，或可内陷心肝，闭窍动风，表现高热烦躁、抽搐昏迷；或可痰热闭阻肺脏，瘀热蕴结肝胆，痰火流窜脑络等，出现咳嗽痰喘，气促发绀，或黄疸，或失语瘫痪等。后期常见余毒未清，气阴受伤，表现低热延绵，乏力口干，咽痛减轻、瘰核、积聚痞块逐渐缩小等。

1. 疫毒犯肺

肺为华盖，肺主皮毛，上通于咽喉。本病初起，疫疠毒邪由口鼻而入，犯于肺卫，结于咽喉，肺咽不利，故见发热恶寒，咽红肿痛，全身不适，舌边尖红，舌苔薄黄，脉浮数等。

2. 气营两燔

疾病发展期，疫邪毒盛，入里化热，传变迅速，以致热壅气盛，从气入营，热盛气郁血阻，而现壮热烦渴，咽喉红肿疼痛，乳蛾肿大甚则溃烂，口疮口臭，面红唇赤，皮疹显露，颈部等处瘰核肿大压痛，舌质红，苔黄燥，脉洪数等。

3. 湿热蕴滞

若为疫邪兼夹湿热秽浊致病，因湿热黏滞，阻遏阳气，升降失常，常见发热持续，缠绵不退，呕恶纳呆，胸腹痞闷，面色苍黄，肌肤红疹白㾦，大便黏滞不爽，小便短赤不利，舌质红，苔黄腻，脉濡数或滑数等。

4. 痰热瘀结

疫疠毒邪侵袭入里，热毒可以炼液为痰、炼血为瘀，疫毒易于阻气碍血，容易形成痰热瘀结。肺主气，司呼吸，肺为贮痰之器，肺朝百脉；肝主疏泄，藏血，主筋；脾主运化，统血；经络为气血运行的通道。若痰热瘀结闭阻于肺，则壮热不退，咳嗽气急，痰多、黄稠，咽喉肿痛，口唇发绀等；闭阻于肝、脾，则身热目黄，皮肤发黄，小便短赤不利，肝脾肿大明显，胸胁胀痛，恶心呕吐，食欲不振或厌食，大便或溏烂或干结；若痰热流注经络，甚则阻滞肝脉，引动肝风，则见不规则发热，颈、腋、腹股沟处浅表瘰核肿大，甚者颈项强直、神昏抽搐、角弓反张。

5. 正虚邪恋

病程日久，邪渐退而正亦虚，常见余邪留恋，气阴受伤，而现低热连绵，咽部稍红，淋巴结、肝脾肿大逐渐缩小，口干唇红，大便或干或稀，小便短赤，舌红绛或淡红，苔少或剥苔，脉细弱等。

【临床诊断】

1. 诊断要点

（1）当地流行本病，有与患者接触史。

（2）病情轻重不同，年幼儿症状较轻。病初有轻重不同的前驱症状，如全身不适、畏寒发热、乏力、食欲不振、恶心呕吐等。继而出现不规则发热，体温38℃～40℃，热程1～3周，咽痛，扁桃体肿大，或有白色伪膜，腭及咽弓处有小出血点及溃疡，颈后及全身淋巴结肿大（臖核），肝脾肿大，脾大为主。病后一周可见皮肤上充血性斑丘疹，或红斑样皮疹，或荨麻疹样皮疹，以躯干为主，数日内消退。另外，本病常可累及肝、肾、肺、脑等受损，出现黄疸、血尿、咳喘、惊厥、失语、瘫痪等。

（3）恢复期全身症状消退，但精神疲惫，淋巴结和脾肿大消退缓慢。

（4）外周血淋巴细胞和单核细胞渐增多，可占白细胞总数的60%以上，异形淋巴细胞＞10%。

（5）血清嗜异性凝集试验：比值＞1∶64，豚鼠肾吸附后＞1∶40，牛红细胞吸附后为阴性。

（6）EB病毒特异性抗体（VCA-IgM、EA-IgG）和EBV-DNA检测阳性。

2. 鉴别诊断

（1）与巨细胞病毒感染鉴别：巨细胞病毒感染症状与传染性单核细胞增多症极为相似，但血清嗜异性凝集试验阴性，双份血清补体结合试验抗体效价增高4倍以上，间接荧光抗体试验EB病毒特异性抗体IgM阴性，病毒分离可获巨细胞病毒。

（2）与弓形虫病鉴别：弓形虫病症状与传染性单核细胞增多症极为相似，但EB病毒血清嗜异性凝集试验阴性，病原学检查可获弓形虫滋养体。

（3）与溶血性链球菌感染引起的咽峡炎、扁桃体炎鉴别：溶血性链球菌感染引起的咽峡炎、扁桃体炎症状与传染性单核细胞增多症早期症状咽部表现相似，但血象中性粒细胞增多，咽拭子细菌培养阳性。

【辨证论治】

1. 辨证要点

（1）辨卫气营血：本病兼具温疫与温毒特点，大体符合卫气营血传变规律。初起见发热，微恶风寒，咽红疼痛，咳嗽，颈项淋巴结肿大，舌边尖红，舌苔薄白而干或薄黄，脉浮数等为邪郁肺卫之卫分证。中期若见壮热烦渴，咽喉红肿疼痛，乳蛾肿大甚则溃烂，皮疹显露，淋巴结肿大，大便干结，小便短赤，舌质红，苔黄燥，脉洪数等为热毒炽盛之气分证；若见发热持续，缠绵不退，头身重痛，双眼睑水肿，呕恶纳呆，胸腹痞闷，肌肤红疹、白痦，胁下痞块，大便黏滞不爽，小便短赤不利，舌质红，苔黄腻，脉濡数或滑数等为湿热蕴滞之气分证；若见壮热，咳嗽，气急，痰多黄稠，烦躁不安，咽喉肿痛，臀核肿大，肝脾肿大，口唇发绀，舌红苔黄腻，脉滑数等为痰热闭肺之气分证；如见身热目黄，皮肤发黄，胁下痞块，胸胁胀痛，恶心呕吐，食欲不振或厌食，大便或溏烂或干结，小便短赤不利，舌质红，苔黄腻，脉弦数等为热瘀肝胆之气分证。重者见高热谵妄、咽喉肿痛溃烂，臀核肿大，胁下痞块，口眼㖞斜，颈项强直，神昏抽搐，角弓反张等，舌红绛，苔黄腻或黄燥，脉数或滑数等为毒瘀内阻之营血分证。

（2）辨病症分型：本病表现具有多样性。若发热咳嗽，咽喉肿痛溃烂，甚则咽喉痹阻，伴颈项臀核者为咽喉炎型；若见发热不退，双眼睑水肿，颈部及全身臀核肿大，肝脾肿大者为腺肿型；若见壮热烦躁，咳喘多痰，鼻翼扇动，胸腹胀满者为肺炎型；若见发热不退，皮下出疹者为热型；若见发热不退，身目发黄，肝脾肿大，腹胀纳呆者为肝炎型；若见壮热谵妄，神昏抽搐，或口眼歪斜，吞咽困难，失语痴呆者为脑型。

2. 治疗原则

疫疠毒邪是本病的主要致病因素，热毒痰瘀是基本病理特征，因此，清热解毒、化痰祛瘀是本病的基本治则。根据病变表里浅深的不同，又有所侧重，在卫则辛凉疏散；在气则清气泄热；在营血分则清营凉血，滋养阴津；后期气阴耗伤则益气养阴，兼清余邪。若兼夹湿邪，则应结合化湿利湿，通络达邪。

3. 证治分类

（1）邪郁肺卫

证候 发热，微恶风寒，少汗，鼻塞流涕，头身疼痛，咽红肿痛，咳嗽，口微渴，颈项淋巴结肿大，舌边尖红，舌苔薄白而干或薄黄，脉浮数。

辨证 本证为起病初期，发病较急，发热与恶寒同时并见，以伴见咽喉红肿疼痛、淋巴结肿大为特征。

治法 疏风泄热，清肺利咽。

方药　银翘散加减。常用金银花、连翘、薄荷、牛蒡子辛凉清解，疏风泄热；淡竹叶、芦根清热除烦，泄热生津；桔梗、甘草、马勃清热利咽，消肿止痛；荆芥、淡豆豉疏风散邪，解郁散热。

高热者，加贯众、金荞麦、大青叶清气泄热；咽红肿痛明显者，加射干、僵蚕、山豆根清热解毒，利咽止痛；淋巴结肿大者，加蒲公英、夏枯草、蚤休清热消肿；咳嗽痰多者，加桑叶、桑白皮、黄芩、前胡、浙贝母、胆南星泻肺化痰。

（2）热毒炽盛

证候　壮热烦渴，咽喉红肿疼痛，乳蛾肿大，甚则溃烂，口疮口臭，面红唇赤，皮疹显露，淋巴结肿大、有压痛，大便干结，小便短赤，舌质红，苔黄燥，脉洪数。

辨证　本证相当于咽峡炎型，为肺胃热盛的气营两燔证。以咽喉红肿疼痛，乳蛾肿大，甚则溃烂及皮疹显露为特征，伴见壮热烦渴，口疮口臭，皮疹显露，大便干结，小便短赤，舌质红，苔黄燥，脉洪数。

治法　清热泻火，解毒利咽。

方药　普济消毒饮加减。常用黄芩、黄连、石膏、知母清泄肺胃气热；连翘、牛蒡子、升麻、柴胡、僵蚕疏风泄热，宣肺散邪；板蓝根、马勃、玄参、桔梗、甘草解毒消肿、清热利咽。

壮热烦渴，口疮口臭者，加茵陈、栀子、淡竹叶、白茅根清热泻火；咽峡肿痛、溃烂者，加蒲公英、金银花、山豆根解毒化腐；淋巴结肿大、疼痛者，加前胡、浙贝母、夏枯草、郁金、蒲公英或合用六神丸消肿止痛；大便干结者，加大黄（后下）、玄明粉（冲服）通腑泄热；皮疹稠密、色紫、显露者，加丹参、赤芍、大青叶凉营解毒透疹；烦躁抽搐者，加羚羊角粉（另冲服）、钩藤、珍珠母或合用紫雪凉肝息风止痉。

（3）湿热蕴滞

证候　发热持续，缠绵不退，身热不扬，汗出不透，头身重痛，精神困倦，呕恶纳呆，口渴不欲饮，胸腹痞闷，面色苍黄，肌肤红疹、白痦，大便黏滞不爽，小便短赤不利，舌质红，苔黄腻，脉濡数或滑数。

辨证　本证多见于热型，以发热与皮疹为特征。湿多热少者，以身热不扬，汗出不透，头身重痛，精神困倦，呕恶纳呆，口渴不欲饮，胸腹痞闷，大便溏泻为主；

热多湿少者，以发热口渴，或口苦，呕吐酸苦水，大便溏烂臭秽，红疹白痦显露，舌红苔黄，脉数为主。湿热并重则以上症状体征俱现。

治法 清热解毒，行气化湿。

方药 甘露消毒丹加减。常用茵陈、藿香、黄芩、薄荷、石菖蒲、豆蔻化湿清热；射干、桔梗、浙贝母、连翘消肿利咽；滑石、淡竹叶、木通清利湿热。

咽喉肿痛明显者，加马勃、僵蚕、板蓝根、山豆根散结利咽；恶心呕吐者，加紫苏叶、法半夏、陈皮、旋覆花、竹茹化湿和中，降逆止呕；皮疹显露者，加升麻、紫草、牡丹皮、赤芍凉营透疹；淋巴结肿大者，加夏枯草、浙贝母、蒲公英解毒化痰散结；高热烦渴汗出者，加石膏、知母、栀子清泄气热；湿盛身重饮少便溏尿少者，加藿香、苍术、厚朴、薏苡仁、通草化湿除邪。

（4）痰热流注

证候 不规则发热，颈、腋、腹股沟处浅表淋巴结肿大，以颈部为著，脾脏肿大，烦躁口渴，舌质红，苔黄腻，脉滑数。

辨证 本症见于腺肿型，以颈、腋、腹股沟处浅表淋巴结及脾脏肿大为特征，伴见发热、烦躁、口渴、舌红、苔黄、脉数等症。

治法 清热化痰，通络散瘀。

方药 清肝化痰丸合黛蛤散加减。常用柴胡、栀子、连翘、僵蚕、青黛清泻肝热，发散热结；生地黄、赤芍、牡丹皮凉营泄热，活血消肿；海藻、昆布、夏枯草、白花蛇舌草解毒消肿，化痰散结。

发热高者，去海藻、昆布，加蒲公英、板蓝根、石膏、知母清热解毒；肝脾肿大，胁肋胀痛者，加三棱、莪术、丹参、郁金、丝瓜络活血止痛；淋巴结肿硬不消，热势不甚者，加桃仁、红花、煅牡蛎、皂角刺，或用仙方活命饮消肿散结；肝脾肿大不消者，用血府逐瘀汤加穿山甲、皂角刺化瘀消肿。

（5）痰热闭肺

证候 壮热不退，咳嗽气急，痰多、黄稠，烦躁不安，咽喉肿痛，淋巴结肿大，肝脾肿大，口唇发绀，舌质红，苔黄腻，脉滑数。

辨证 本证多见于肺炎型，以发热与咳嗽气急为特征，伴见痰多、黄稠，烦躁不安，甚者口唇发绀，舌质红，苔黄腻，脉滑数。

治法　清热解毒，宣肺涤痰。

方药　麻黄杏仁甘草石膏汤合清宁散加减。常用麻黄、杏仁、石膏、甘草、黄芩、连翘清泄肺热，止咳平喘；桑白皮、葶苈子、紫苏子降逆止咳，利气化痰；浙贝母、鱼腥草清化痰热；桃仁活血化瘀。

高热烦渴者，重用石膏、黄芩，加知母、芦根、大青叶清泄气热；气急难平者，加地龙、僵蚕、白果解痉平喘；咽喉肿痛者，加射干、马勃、僵蚕、金银花清热利咽；痰涎壅盛者，加天竺黄、胆南星、竹沥清热化痰；痰黏稠者，加黛蛤散、浙贝母、皂角刺清化痰热；腹胀便秘者，加大黄（后下）、玄明粉（冲服）、枳实、厚朴通腑泄热；口唇发绀者，加红花、丹参、赤芍活血化瘀；淋巴结肿大者，加蚤休、夏枯草、蒲公英解毒散结。

（6）热瘀肝胆

证候　身热目黄，皮肤发黄，小便短赤不利，肝脾肿大明显，胸胁胀痛，恶心呕吐，食欲不振或厌食，大便或溏烂或干结，肝功能异常，舌红，苔黄腻，脉弦数。

辨证　本证相当于肝炎型。以身热黄疸，肝脏肿痛，肝功能异常为特征。湿重者，黄疸色晦滞，困倦纳呆，痞闷不舒，小便不利，大便溏稀，舌苔厚腻或滑腻；热重者，黄疸色鲜明，壮热烦渴，便干溺赤，舌红苔黄；血瘀者，肝脾肿大，刺痛胀痛，面暗，舌上瘀斑瘀点。

治法　清热解毒，利湿化瘀。

方药　茵陈蒿汤加减。常用茵陈为清热利湿退黄要药，无论湿偏重、热偏重，均可应用；郁金、丹参活血化瘀，宜重用；大黄、栀子清热退黄利胆。

大便泄利者，可去大黄，加黄芩、车前子清热；热重者，加龙胆、蒲公英、田基黄、虎杖、败酱草清热化湿退黄；湿重者，加泽泻、滑石、金钱草、苍术、厚朴利湿健脾；呕吐加广藿香、竹茹、法半夏、生姜和胃降逆；腹胀加厚朴、枳壳、槟榔降气导滞；纳呆者加谷芽、麦芽、山楂、神曲消食开胃；胁下痞块疼痛，以血府逐瘀汤软坚化痞，加柴胡、枳壳、桃仁、赤芍、乳香活血理气；黄疸已退，肝脾肿大长期不消者，可用鳖甲煎丸加减。

（7）瘀毒阻络

证候　症状表现多样，除发热、咽喉肿痛、淋巴结及脾肿大外，主要表现有肢体瘫痪，口眼㖞斜，吞咽困难，失语，痴呆。发病急重者见壮热谵妄、颈项强直、神昏抽搐、角弓反张等，舌红绛，苔黄腻或黄燥，脉数或滑数。

辨证 本证相当于脑型。发病急者，以壮热、神昏、抽搐为特征；发病缓者，以肢体瘫痪、口眼歪斜、半身不遂，或失语、痴呆为特征。

治法 急性期以清热解毒，化痰开窍，疏通经络为主；日久者，以清利湿热，活血通络为主；气血亏虚者，以益气活血，化瘀通络为主。

方药 急性期用犀地清络饮加减。常用水牛角（先煎）、牡丹皮、赤芍、生地黄清热凉血；黄连、连翘清热泻火；竹沥、石菖蒲、郁金清热化痰开窍。神昏抽搐者，加羚羊角、钩藤、石决明，或合用安宫牛黄丸、紫雪，镇惊息风开窍。病程日久，肢体瘫痪，余毒未清者，用加味四妙丸加减。常用黄柏、苍术、薏苡仁、通草清热利湿；当归、牛膝、赤芍、木瓜、蚕沙、忍冬藤活血通络。上肢不利加桑枝、羌活、姜黄；下肢不利加独活、桑寄生化湿通络；口眼歪斜加僵蚕、全蝎、白附子祛风化痰；肢体震颤抽搐或筋脉拘急，合用大定风珠滋阴养液，息风通络。

病程日久，气血亏虚，肢体瘫痪，肌肉萎缩者，用补阳还五汤加减。常重用黄芪补气通络；当归、川芎、赤芍、桃仁、红花活血祛瘀；地龙通经活络。失语痴呆者，可用菖蒲丸化痰开窍。

（8）正虚邪恋

证候 病程日久，发热渐退或低热延绵，精神萎软，疲乏气弱，口干唇红，大便或干或稀，小便短赤，咽部稍红，淋巴结、肝脾肿大逐渐缩小，舌红绛或淡红，苔少或剥苔，脉细弱。

辨证 本证相当于疾病后期或恢复期，以发热渐退或低热不退，咽部稍红，口干唇红，淋巴结、肝脾肿大逐渐回缩，舌红绛苔少，脉细弱为特征。

治法 益气生津，兼清余热，佐以通络化瘀。

方药 气虚邪恋者，方用竹叶石膏汤加减。常用淡竹叶、石膏、连翘、夏枯草清解余邪；人参、茯苓、甘草、六神曲益气健脾；麦冬、牡蛎（先煎）、玄参滋阴养液。

阴虚邪恋者，常用青蒿鳖甲汤加减。常用鳖甲滋阴退热，入络搜邪；青蒿清热透络，引邪外出；生地黄、牡丹皮滋阴凉血；知母滋阴降火；连翘、栀子清透余热；

玄参、麦冬滋阴养液。

气虚甚、大汗出者，加黄芪补气敛汗；心悸加龙骨、五味子镇惊安神；大便干结加火麻仁、瓜蒌子润肠通便；食欲不振加焦山楂、炒谷芽、炒麦芽消食开胃；淋巴结肿大加夏枯草、海藻、昆布软坚散结；肝大加桃仁、红花、丹参活血化瘀；血尿加白茅根、大蓟、小蓟、蒲黄凉血止血。

【其他疗法】

1. 中药成药

（1）抗病毒冲剂：每包 12g。每服 6～12g，1 日 2～3 次。用于邪郁肺卫证、热毒炽盛证。

（2）连花清瘟颗粒：每袋 6g。每服 3～6 岁 3g、7～9 岁 4.5g、≥10 岁 6g，1 日 3 次。用于邪郁肺卫证、热毒炽盛证。

（3）蒲地蓝消炎口服液：每支 10mL。每服＜1 岁 1/3 支、1～3 岁 1/2 支、3～5 岁 2/3 支、＞5 岁 1 支，1 日 3 次。用于热毒炽盛证。

（4）小儿化毒散：每袋 0.6g。每服 0.2～0.6g，1 日 1～2 次，＜3 岁酌减。用于痰热流注证。

（5）安宫牛黄丸：每丸 3g。＜3 岁 1/4 丸、4～6 岁 1/2 丸，1 日 1 次。温开水化开送服。用于瘀毒阻络证神昏抽搐者。

（6）痰热清注射液：每支 10mL。按体重 0.3～0.5mL/kg，最高剂量不超过 20mL，加入 5% 葡萄糖注射液或 0.9% 氯化钠注射液 100～200mL，静脉滴注，控制滴数在每分钟 30～60 滴，1 日 1 次。或遵医嘱。24 个月以下婴幼儿禁用。用于热毒炽盛证、痰热闭肺证。

（7）生脉饮口服液：每支 10mL。每服 5～10mL，1 日 2～3 次。用于正虚邪恋证。

2. 药物外治

（1）锡类散或冰硼散适量，喷吹于咽喉部位。适用于咽喉红肿溃烂者。

（2）三黄二香散：黄连、黄柏、生大黄、乳香、没药各适量，共研末。先用浓茶汁调匀湿敷肿大的淋巴结，干后换贴，后用香油调敷，1 日 2 次。用于淋巴结肿大。

【防护康复】

1. 预防

（1）对急性期患儿应予隔离，口腔分泌物及其污染物要严格消毒。

（2）集体机构发生本病流行时应就地隔离检疫。

2. 护理

（1）急性期患儿应卧床休息 2～3 周。恢复期忌剧烈运动，尤忌碰撞腹部。

（2）高热期间多饮水，饮食应清淡、易消化，保证营养和热量。

（3）保持口腔卫生，防止口咽部感染。

（4）对于重症患儿要密切观察病情变化。若有并发症，如肺炎、肝炎、心包炎、心肌炎、神经系统疾病，按各疾病常规进行护理。

3. 康复

（1）适当休息，保持情绪平和，增强抵抗力。

（2）饮食清淡，进食易消化食物，渐次增加食量，促进身体复原。

【审思心得】

1. 循经论理

传染性单核细胞增多症是现代新被认识的疾病，在 20 世纪 60 年代始有报道。传染性单核细胞增多症主要是由 EBV 感染引起的急性自限性传染病。典型临床三联征为发热、咽峡炎和淋巴结肿大，可合并肝脾肿大，外周淋巴细胞及异型淋巴细胞增高。病程常呈自限性。多数预后良好，少数可出现噬血综合征等严重并发症。经口密切接触是本病的主要的传播途径，如亲吻、共用餐具或咀嚼食物喂食婴儿，也可能经飞沫传播。

从本病的发病和流行病学情况及临床特征分析，兼有温疫与温毒的特点。病由感受疫疠毒邪引起，《温疫论·原病》说："邪自口鼻而入，则其所客，内不在脏腑，外不在经络，舍于夹脊之内，去表不远，附近于胃，乃表里之分界，是为半表半里，即《针经》所谓横连膜原是也。胃为十二经脉之海，十二经脉皆都会于胃，故胃气能敷布于十二经中，而荣养百骸、毫毛之间，靡所不贯。凡邪在经为表，在胃为里，今邪在膜原者，正当经胃交关之所，故为半表半里。"提出疫疬病邪侵袭膜原"正当经胃交关之所"，即邪从胃经而散，流走十二经脉，使五脏受累，对于认识本病的病因、病机有一定价值。

万全《保命歌括·温疫》又说："大抵疫病，专属火湿。"火即为毒，疫疬毒邪由口鼻而入，侵袭肺胃，蕴结咽喉，故发热恶寒、咽喉肿痛、溃烂；甚者毒邪攻窜营血，损伤血络，则现猩红热样、麻疹样、荨麻疹样斑丘疹；热毒极盛者，可内陷心肝，闭窍动风，表现高热烦躁、抽搐昏迷；或可痰热闭阻肺脏，瘀热蕴结肝胆，痰火流窜脑络等，出现咳嗽痰喘，气促发绀，或黄疸，或失语瘫痪等。本病湿的特征也较为明显，如发病较缓，潜伏期约4～15天，较长可达30～50天；约有半数可见双目浮肿，或有水疱样皮疹，或有湿热发黄等。另一方面热盛气郁，血脉瘀滞，热瘀互结，或伴热炼痰生，痰瘀互结，则见臖核肿大、积聚痞块等。故本病又与阳毒、痰核、斑疹、黄疸、积聚等有关，古代医籍中的相关论述均可资借鉴。

孙思邈《备急千金要方·痈疽瘰疬第八》说："连翘丸，治小儿无故寒热，强健如故，而身体颈项结核瘰疬，及心胁腹背里有坚核不痛，名为结风气肿方：连翘、桑白皮、白头翁、牡丹、防风、黄檗、桂心、香豉、独活、秦艽各一两，海藻半两，右十一味，末之，蜜丸如小豆。三岁儿饮服五丸，加至十丸，五岁以上者以意加之。"提出连翘丸可以用于治疗小儿恶寒发热，颈项等多处出现不痛之结核坚核，全身状况尚好的病证。

万全《片玉心书·斑疹瘾疹门》说："斑疹若自吐泻者，慎勿乱治。因其毒气上下皆出，宜调中气。若吐泻之后，遍身发斑如锦纹者，此热即乘虚入胃，其症多得于夏天，化斑汤主之。"记录了小儿夏季斑疹、吐泻。因毒气由胃而上下攻窜的病证。他在《保命歌括·温疫》中又说："病疫之人，所出之汗，所出之便溺，无非恶毒之气。或有触犯者，从鼻而入，上至脑中，流入诸经之中，令人染病矣。""大抵疫病，专属火湿，虽似伤寒，不可作伤寒正治而大汗大下也。误汗之，则为斑为黄；误下之，则为痞满、泄痢脓血之症。宜从少阳、阳明二经之药，以为主治之法。少阳属火，阳明属湿，所谓治其本也。少阳小柴胡汤，阳明升麻葛根汤是也。""疫病发黄，此危症也，宜五苓散去桂加茵陈合栀子豉汤主之；如不退者，河间凉膈散去朴硝，加茵陈合天水散，以小便如皂角汁佳。疫病发斑，此危症也，宜升麻葛根汤和人参白虎汤主之；如不退，人参白虎汤和黄连解毒汤，加玄参、大青主之。""如时行喉痹，此火疫为邪也，宜加味甘桔汤主之，外以杨氏一字散搐其鼻，更刺少商二穴。"谈到疫病中类似于本病的多种证候及其治法。

吴又可《温疫论》中多处论述到疫邪引起发热、头疼、身痛、发斑、黄疸、恶心、呕吐、谵语，以及"温疫下后，脉证俱平，腹中有块，按之则疼，自觉有气所阻而膨闷，或时有升降之气，往来不利，常作蛙声，此邪气已尽，其宿结尚未除也。"（《温疫论·病愈结存》）等证候，认为其病机与经气郁滞，疫邪传里，邪留血分，里气壅闭等有关。

2. 证治有道

由前可见，传染性单核细胞增多症既属温疫，也属温毒，并具火热与湿热之性。辨证治疗方法：邪犯肺卫者，可疏解卫表、清肺利咽；热毒内蕴，火郁可发之；湿滞脾胃，可清化燥湿；湿热黄疸，需清热利湿；痰凝瘰核，宜化痰散结；胁下痞块，当化瘀消痞；斑疹布露，需凉营消斑。如此等等，对此类变化多端的病症，也需要以症识证，随机应变，不可执一法而统治之。

本病起病初期以火热为主者，发病较急，如见发热，微恶风寒，少汗，鼻塞流涕，咽红疼痛，咳嗽，口微渴，颈项淋巴结肿大，舌边尖红，舌苔薄白而干或薄黄，脉浮数者，治宜疏风泄热，清肺利咽，用银翘散加减。以湿热为主者，如见身热不扬，身重肢痛，咽肿微痛，恶心呕吐，或大便溏泻，小便短少，舌淡红，苔白腻，脉濡滑者，治宜芳香化湿，表里双解，用三仁汤加减。或有甚者寒热如疟，头身疼痛，呕逆腹胀，舌苔白厚垢腻如积粉者，也可用达原饮加减治疗。

病变中期，如火毒炽盛，见壮热烦渴，咽喉红肿疼痛，乳蛾肿大甚则溃烂，口疮口臭，面红唇赤，皮疹显露，多处淋巴结肿大，大便干结，小便短赤，舌质红，苔黄燥，脉洪数者，治宜清热泻火，解毒利咽，用普济消毒饮加减。若火毒炼液为痰，痰热闭肺，见壮热不退，咳嗽气急，痰多、黄稠，烦躁不安，咽喉肿痛，淋巴结肿大，肝脾肿大，口唇发绀，舌质红，苔黄腻，脉滑数者，治宜清热解毒，宣肺涤痰，用麻黄杏仁甘草石膏汤合清宁散加减。若火毒攻窜，入营动血，见高热汗出，面赤气促，烦躁不安，或时有谵语，咽痛溃烂，皮疹显露，色红或紫，或有衄血、尿血，舌红绛，苔黄，脉数或细数者，治宜气营两清，化瘀消斑，用清瘟败毒饮加减。若为湿热蕴滞，见发热持续，缠绵不退，身热不扬，汗出不透，头身重痛，精神困倦，呕恶纳呆，口渴不欲饮，胸腹痞闷，面色苍黄，肌肤红疹、白痦，大便黏滞不爽，小便短赤不利，舌质红，苔黄腻，脉濡数或滑数者，治宜清热解毒，行气化湿，用甘露消毒丹加减。若为湿热瘀阻，肝胆不利，见身热目黄，皮肤发黄，小便短赤不利，肝脾肿大明显，胸胁胀痛，恶心呕吐，食欲不振或厌食，大便或溏烂或干结，肝功能异常，舌质红，苔黄腻，脉弦数者，治宜清热解毒，利湿活血，用茵陈蒿汤合柴胡疏肝散加减治疗。

因疫疠与温毒同病，火热与湿热交作，病理复杂，病变多样。疫疠毒邪，可致阳气怫郁，化生有形，则痰热瘀血内生，并邪热不除。若为痰热流注经络，见不规则发热，颈、腋、腹股沟处浅表淋巴结肿大，以颈部为著，脾脏肿大，烦躁口渴，舌质红，苔黄腻，脉滑数者，治宜清热化痰，通络散瘀，用清肝化痰丸合黛蛤散加减。若瘀毒阻窍流络，症状表现除发热、咽喉肿痛、淋巴结及脾肿大外，可以表现有肢体瘫痪，口眼㖞斜，吞咽困难，失语，痴呆；发病急重症见壮热谵妄，颈项强直，神昏抽搐，角弓反张，舌红绛，苔黄腻或黄燥，脉数或滑数者，治宜清热解毒，化痰开窍，疏通经络，用犀地清络饮加减；日久气虚血瘀者，治以补气活血通络，用补阳还五汤加减。

本病后期，多表现病情减轻而迁延，或有低热绵延，胁下痞块、瘰核肿大未消，兼有气虚、阴伤证候。其气虚邪恋者取竹叶石膏汤加减；阴虚邪恋者取青蒿鳖甲汤加减。但勿忘加用化痰、活血之品，有助疾病康复。

第十七章 皮肤黏膜淋巴结综合征

【概述】

皮肤黏膜淋巴结综合征又称川崎病，是感受温热毒邪引起，临床以持续发热、多形红斑、球结膜充血、手足硬肿、颈淋巴结肿大和草莓舌为特征的急性外感热病。本病是一种以全身血管炎为主要病变的急性发热出疹性疾病。可能发生严重心血管并发症，如冠状动脉扩张、心肌损害、心力衰竭等，未经治疗的患儿发病率可达20%～25%，已取代风湿热成为儿科最常见的后天性心脏病。

皮肤黏膜淋巴结综合征在婴幼儿多发，80%在5岁以下，发病高峰在1～2岁。男多于女，男女比例约为（1.3～1.5）：1。1岁以下特别是6个月以下和8岁以上的患儿，冠状动脉损害的发生率明显高于其他年龄组。

本病有明显季节发病规律，在美国和日本等地区以冬、春为发病高峰，而我国北京、上海、台湾等地均以春、夏为发病高峰。

自1976年日本川崎富作先生报道全球首例川崎病以来，目前在亚洲、中东、美洲、非洲和欧洲范围内超过60个国家报道过川崎病的发生。在中国不同省份及地区报告的发病率＜5岁儿童在（1.39～55.1）/100000，近10～20年发病率呈明显上升趋势。

按照其临床表现，可将本病归属于中医学温病范畴，与疫疹、斑疹等关系密切。

【病因病机】

1. 毒侵肺胃

本病为感受温热毒邪致病，邪从口鼻而入，初犯肺卫，正邪交争，邪蕴肺胃，肺胃热炽，上熏口咽，而见高热、咽红、咳嗽、手掌足底潮红，面部、躯干皮疹渐显等症。

2. 毒燔气营

中期热毒炽盛，气分淫热深入营血，气营两燔，走窜流注，内陷心血，或留滞于筋脉、关节、肌肉，或影响三焦气化，而致心、肝、肾等脏腑发生病变。出现高热，烦渴，发斑出疹，手足硬肿，并热炼痰凝致颈部臀核肿痛，热灼血分，血液凝滞，运行不畅，而见胸闷、心痛、草莓舌等症。

3.气阴两伤

疾病后期，邪势衰退，而正气亦伤。本病邪热炽盛，故阴津耗伤尤甚。肺阴伤，则咽干唇裂，指趾端皮肤蜕皮；胃阴伤，则口渴喜饮，舌红苔少。热毒为实火，火热亦可伤害阳气。气虚血脉瘀滞，故疲乏少力，或见心悸胸闷。自汗盗汗，咽干唇裂，心悸食少，指趾端脱屑，脉细数或虚弱或结代等，均为气阴不足的表现。

【临床诊断】

1.诊断要点

本病分典型与不典型两类。

（1）典型：①发热≥5天。②以下5项中有4项：双眼结膜充血；唇及口腔黏膜发红；肢端改变（急性期肿胀，恢复期脱屑）；皮疹；非化脓性颈淋巴结肿大。如具备除发热以外3项表现并证实有冠状动脉瘤或冠状动脉扩张者也可诊断为本病。

（2）不典型：①发热持续不退，排除其他疾病，实验室检查有炎症反应证据存在（红细胞沉降率和C反应蛋白明显增高），虽无典型临床表现，但明确有冠状动脉病变者。②年龄＜6个月患儿，除发热5天或5天以上，应具有至少2项典型临床表现，并具有炎症反应指标明显增高，在除外其他疾病时可诊为本病：典型面容，如发热，唇红皲裂，草莓舌，眼球结膜无痛性、无分泌物性充血；手足改变，急性期为手和足疼痛、强直、弥漫性红斑与硬性水肿，恢复期为指、趾端和甲床皮膜移行处出现特征性的膜状脱屑；皮疹，遍布全身的荨麻疹样皮疹和多形性红斑，以躯干为多，无疱疹和结痂，约一周消退，不留色素沉着，在原卡介苗接种处可重新出现红斑、疱疹、溃疡或结痂；淋巴结肿大，发热同时或3天后，单侧、少数双侧一过性颈部淋巴结急性非化脓性肿胀，或枕后、耳后淋巴结亦可累及，直径＞1.5cm，质硬，不化脓，有触痛；肛周皮肤急性期潮红，恢复期膜状脱屑；辅助检查：血象中白细胞数、血小板数明显增多，C反应蛋白、红细胞沉降率明显增加，低蛋白血症，低钠血症，尿蛋白阳性，心脏收缩期杂音和心包摩擦音，超声心动图显示冠状动脉病变。

2. 鉴别诊断

（1）与麻疹鉴别：麻疹可见渗出性结膜炎、麻疹黏膜斑、严重咳嗽等，皮疹始于耳后面部，皮疹可见融合，留有棕褐色色素沉着，麻疹病毒 IgM 明显增高。皮肤黏膜淋巴结综合征唇及口腔黏膜发红，肢端急性期肿胀、恢复期脱屑，无麻疹黏膜斑，有草莓舌，皮疹退后无明显色素沉着，病毒病原学检测阴性。

（2）与传染性单核细胞增多症鉴别：传染性单核细胞增多症同样可持续发热、淋巴结肿大，但无球结膜充血及口腔黏膜改变，无手足硬肿和冠状动脉病变，外周血白细胞分类以单核细胞及淋巴细胞为主，异形淋巴细胞＞10%。皮肤黏膜淋巴结综合征有球结膜充血，唇及口腔黏膜发红，肢端急性期肿胀、恢复期脱屑，有草莓舌，可有冠状动脉病变，外周血白细胞分类单核细胞、淋巴细胞无明显增高，异形淋巴细胞不高。

【辨证论治】

1. 辨证要点

（1）辨卫气营血：本病为感受温热邪毒，从口鼻而入所致，常见卫气营血证候传变。如初起见发热恶风，口渴喜饮，目赤咽红，手掌足底潮红，躯干皮疹显现，颈部瘰核肿大，或伴咳嗽，舌质红，舌苔薄黄，脉浮数，为邪热较甚，从卫入气，卫气同病；进而见高热持续，或昼轻夜重，咽红目赤，唇干赤裂，烦躁不宁或有嗜睡，肌肤斑疹，或颈部瘰核肿痛，手足硬肿，舌红绛，状如草莓，苔黄燥，脉数有力，为热毒炽盛，气营两燔。

（2）辨病情轻重：主要根据病程及临床表现辨识。轻者：发热不超过 2 周，无并发症发生；重者：持续发热超过 2 周，伴面色苍白、乏力、胸闷、心悸、心痛、唇指青紫，或喘促、汗出、脉虚数等。

2. 治疗原则

本病治疗，以清热解毒，活血化瘀为主。初起卫气同病，治宜疏风清热，解毒透邪；极期气营两燔，热盛迫血，治宜解毒泻火，凉营透邪，凉血化瘀；后期余毒未净，气阴两伤，治宜清解余毒，益气养阴。在病变过程中，需时刻注意气血的运行与热毒耗伤气阴的情况，可在治疗的全过程适当选加活血化瘀之品，并注意顾护心营，勿过戕害。

3. 证治分类

（1）卫气同病

证候 发病急骤，持续高热，微恶风，口渴喜饮，目赤咽红，手掌足底潮红，躯干皮疹显现，颈部臀核肿大，或伴咳嗽，轻度腹泻，舌质红，舌苔薄黄，脉浮数。

辨证 本证为疾病初期，以起病急，发热高，口烦渴，目红赤，躯干皮疹，手掌足底潮红，伴微恶风，咽红为特征。

治法 辛凉透散，清热解毒。

方药 银翘散加减。常用金银花、连翘、青黛清热解毒；薄荷、牛蒡子疏风泄热；玄参解毒利咽；芦根、甘草清热生津。

热势较高者加石膏、知母清气泄热；手掌足底潮红者，加生地黄、黄芩、牡丹皮凉血活血；口渴唇干者加麦冬、玉竹清热护津；颈部臀核肿大者，加浙贝母、僵蚕化痰散结；骨节肿痛者，加桑枝、虎杖通经活血。

（2）气营两燔

证候 壮热不退，昼轻夜重，咽红目赤，唇干赤裂，烦躁不宁或有嗜睡，肌肤斑疹，骨节疼痛，或颈部臀核肿痛，手足硬肿，随后蜕皮，舌红绛，状如草莓，苔黄燥，脉数有力。

辨证 此时是本病的极期，以壮热不退，咽红目赤，唇干赤裂，伴身热夜甚，肌肤斑疹，手足硬肿，舌红绛，草莓舌为特征。

治法 清气凉营，解毒化瘀。

方药 清瘟败毒饮加减。常用水牛角、玄参、牡丹皮、赤芍清营泄热，凉血散血；石膏、知母大清气热，清热生津；黄芩、栀子清热泻火；生地黄养阴清热。

大便秘结者，加用大黄（后下）泻下救阴；热重伤阴酌加麦冬、石斛、淡竹叶甘寒清热，养阴生津；颈部臀核肿痛明显者，加用夏枯草、紫花地丁清热解毒，软坚散结；肌肤斑疹显露者，加紫草、丹参凉血化斑。

（3）气阴两伤

证候 身热减退，倦怠乏力，动辄汗出，咽干唇裂，口渴喜饮，指趾端蜕皮，或潮红脱屑，心悸，纳少，舌质红，舌苔少，脉细弱或结代。

辨证　本证为疾病恢复期，以身热渐退，倦怠乏力，动辄汗出，咽干，口渴，唇裂，纳少，指趾蜕皮，舌红苔少，脉细弱或结代为特征。

治法　益气养阴，清解余热。

方药　沙参麦冬汤加减。常用沙参、麦冬、玉竹清润滋养；天花粉生津止渴；生地黄、玄参、牡丹皮清热凉血化瘀；太子参补益气阴；白术、白扁豆补气健脾。

食少纳呆者，加焦山楂、焦六神曲开胃消食；低热不退者，加地骨皮、银柴胡清解虚热；大便秘结者，加瓜蒌子、火麻仁清肠润燥；心悸、脉结代者，加郁金、丹参、黄芪、川芎益气活血化瘀。

【其他疗法】

中药成药

（1）金莲清热泡腾片：每片 4g。每服＜1 岁 1 片，1 日 3 次，高热时每日 4 次；每服 1 ～ 15 岁 1 ～ 2 片，1 日 4 次，高热时每 4 小时 1 次，或遵医嘱。用于卫气同病证。

（2）生脉饮口服液：每支 10mL。每服 5 ～ 10mL，1 日 2 ～ 3 次。用于气阴两伤证。

（3）复方丹参片：每片重 0.32g（相当于饮片 0.6g）。每服 1 ～ 2 片，1 日 2 ～ 3 次。用于各证型伴血瘀者。

（4）热毒宁注射液：每支 10mL。静脉滴注：3 ～ 5 岁最高剂量不超过 10mL，加入 5% 葡萄糖注射液或 0.9% 氯化钠注射液 50 ～ 100mL 稀释后使用，滴速为每分钟 30 ～ 40 滴。6 ～ 10 岁 10mL，以 5% 葡萄糖注射液或 0.9% 氯化钠注射液 100 ～ 200mL 稀释，滴速为每分钟 30 ～ 60 滴。11 ～ 13 岁 15mL，以 5% 葡萄糖注射液或 0.9% 氯化钠注射液 200 ～ 250mL 稀释，滴速为每分钟 30 ～ 60 滴。14 ～ 17 岁 20mL，以 5% 葡萄糖注射液或 0.9% 氯化钠注射液 250mL 稀释，滴速为每分钟 30 ～ 60 滴。均为 1 日 1 次。或遵医嘱。用于卫气同病证、气血两燔证。

【防护康复】

1. 预防

（1）合理喂养，适当户外活动，增强体质。

（2）积极防治各种感染性疾病。

2. 护理

（1）急性期住院，卧床休息。

（2）饮食宜清淡新鲜，补充足够水分。保持口腔清洁。

（3）密切观察病情变化，特别是并发症的出现。

（4）本病患儿后期应每隔3～6个月追踪观察一次，2年后应每半年复查一次，有冠状动脉扩张者需长期随访，每半年至少做一次超声心动图检查，直至冠状动脉扩张消失为止。

3. 康复

（1）注意休息和避免剧烈运动，减少并发症的出现和逐渐恢复健康。

（2）适当加强营养或药食补充气阴。

【审思心得】

1. 循经论理

古代无皮肤黏膜淋巴结综合征病名记载，但中医古籍关于温病的若干论述与本病相似。如隋代《诸病源候论·小儿杂病诸候·患斑毒病候》说："斑毒之病，是热气入胃。而胃主肌肉，其热夹毒蕴积于胃，毒气熏发于肌肉，状如蚊蚤所啮，赤斑起，周匝遍体。此病或是伤寒，或时气，或温病，皆由热不时歇，故热入胃，变成毒，乃发斑也。"记述了热毒蕴胃，引起发热、发斑的疾病。唐代《备急千金要方·辟温第二》论"温病阴阳毒"说："治脾腑脏温病阴阳毒，头重颈直，皮肉痹，结核隐起方……"同时提及发热、皮肤病变、结核肿大等症状，与本病的主要症状相似。清代《疫疹一得》对疫疹的记载有在发热、出疹的同时"嘴唇焮肿"和"红丝绕目"，与本病临床特征相似，见《疫疹一得·疫疹之症·嘴唇焮肿》《疫疹一得·疫疹之症·红丝绕目》。

古籍描述的以上病证均认为其发病与外感温热毒邪，蕴积脾胃，发于体表有关。现代病原学研究尚未能明确本病病因，但临床和流行病学研究支持该病的病因可能与感染因素有关，主要表现在临床特征为发热、皮疹、手掌红肿、球结膜充血、口腔炎等类似感染性疾病表现，发病和流行有明显的季节性。中医学现代临床研究总结认为本病符合温病基本特点：病因主要是感受温热邪毒，从口鼻而入，初犯肺卫，蕴于肌腠，内侵入气及营扰血而传变，病变脏腑以肺胃为主，可累及心肝肾诸脏。初起邪犯肺卫，正邪交争，迅即入气，邪蕴肺胃，气热炽盛，上熏口咽，继而深入营血，气营两燔，内陷心血，或留滞于筋脉、关节、肌肉，或影响三焦气化，后期邪势衰减之后，可现胃阴耗伤、血脉瘀滞等证候。

2. 证治有道

皮肤黏膜淋巴结综合征在我国自 1978 年首次病例报告以来，各地屡有发现，近年来发病有增多趋势，不典型病例增多（占 20% ～ 30%）。患儿 80% 在 5 岁以下，发病高峰在 1 ～ 2 岁，1 岁以下特别是 6 个月以下和 8 岁以上的患儿冠状动脉损害的发生率明显高于其他年龄组，成为小儿时期后天性心脏病的主要病因之一。绝大多数患儿经积极治疗可以康复，但尚有 1% ～ 2% 的死亡率。死亡原因多为动脉瘤破裂、心肌炎及心肌梗死。有些患儿的心血管症状可持续数月至数年。现代应用卫气营血辨证论治加活血化瘀治疗，取得良好的效果。

本病初期邪犯肺卫，治宜辛凉透散，用银翘散加减，但多迅速入气而卫气同病，则当加重清气解毒，可用银翘白虎汤加减。本期也可仿雷氏清凉透斑法，如《时病论·拟用诸法》："清凉透斑法：治阳明温毒发斑。石膏五钱（煨用）、生甘草五分、银花三钱、连翘三钱（去心）、鲜芦根四钱、豆卷三钱（井水发），加新荷钱一枚，煎服，如无，用干荷叶三钱亦可。凡温热发斑者，治宜清胃解毒为主，膏、甘治之以清胃，银、翘治之以解毒，更以芦根、豆卷，透发阳明之热；荷钱者即初发之小荷叶也，亦取其轻升透发之意。热势一透，则斑自得化矣。"此法方药轻清灵动，透散化解，非解毒凉血而现清热化斑之效，可用于卫气同病，毒热发斑者。

病情发展，气分淫热，熏灼营血，气营两燔，热炽三焦，动血耗血，是为本病主要阶段。治宜清气凉营，解毒化瘀，用治疫疹名方清瘟败毒饮加减。《疫疹一得·疫疹诸方》载："清瘟败毒饮，治一切火热，表里俱盛，狂躁烦心。口干咽痛，大热干呕，错语不眠，吐血衄血，热盛发斑。不论始终，以此为主。后附加减。生石膏（大剂六两至八两，中剂二两至四两，小剂八钱至一两二钱），小生地（大剂六钱至一两，中剂三钱至五钱，小剂二钱至四钱），乌犀角（大剂六钱至八钱，中剂三钱至四钱，小剂二钱至四钱），真川连（大剂六钱至四钱，中剂二钱至四钱，小剂一钱至一钱半），生栀子、桔梗、黄芩、知母、赤芍、玄参、连翘、竹叶、甘草、丹皮。疫证初起，恶寒发热，头痛如劈，烦躁谵妄，身热肢冷，舌赤唇焦，上呕下泄。六脉沉细而数，即用大剂；沉而数者，用中剂；浮大而数者，用小剂。如斑一出，即用大青叶，量加升麻四、五分引毒外透。此内外化解、浊降清升之法，治一得一，治十得十。以视升提发表而愈剧者，何不俯取刍荛之一得也。此十二经泻火之药也。斑疹虽出于胃，亦诸经之火有以助之。重用石膏直入胃经，使其敷布于十二经，退其淫热；佐以黄连、犀角、黄芩泄心、肺火于上焦，丹皮、栀子、赤芍泄肝经之火，连翘、玄参解散浮游之火，生地、知母抑阳扶阴，泄其亢甚之火，而救欲绝之水，桔梗、竹叶载药上行；使以甘草和胃也。此皆大寒解毒之剂，故重用石膏，先平甚者，而诸经之火自无不安矣。"并对其中见"嘴唇焮肿者，本方加石膏、川连、连翘、天花粉""红丝绕目者，本方加菊花、红花、蝉衣、谷精草、归尾。"在本病中有重要应用价值。

本病后期，邪势衰退，而正气亦伤，以气阴两伤为多。本病邪热炽盛，故阴津耗伤明显，如肺阴伤，则咽干唇裂，指趾端皮肤蜕皮；胃阴伤，则口渴喜饮，大便干，舌红苔少；气不足，则疲乏少力，脉弱。治宜清解余毒，养阴益气。用沙参麦冬汤加减。沙参麦冬汤出自《温病条辨》，由沙参、玉竹、生甘草、冬桑叶、麦冬、扁豆、天花粉组成，偏重生津养液，益气和清解余邪之力不足。如低热不退者，加金银花、地骨皮、胡黄连清解余热；五心烦热，加青蒿、牡丹皮、生地黄、知母清热除烦；唇裂、皮肤脱屑较甚，加石斛、生地黄、百合滋阴养液；乏力纳少者，加党参、黄芪、茯苓、山药健脾益气。

本病病变过程中，伴有胸闷、心悸、汗多、乏力，与血常规血小板数明显增多、超声心动图查及冠状动脉并发症者，多为气阴受伤，毒邪损心，血脉瘀阻。在辨治中需要注意：不过用发汗，注重宽胸理气活血，常在辨治方中选择加用瓜蒌皮、枳壳、丝瓜络、郁金、丹参、红花、桃仁、红景天等；或加用补益气阴之品如西洋参、生晒参、茯苓、五味子、沙参、麦冬、柏子仁、煅牡蛎等。作为预防和减轻冠状动脉病变发生，可配合使用丙种球蛋白；已有冠状动脉病变者，使用抗凝疗法如阿司匹林；如有心源性休克、心力衰竭及心律失常，应予相应抢救治疗。

第十八章

丹痧

【概述】

丹痧是感受猩红热时邪引起，临床以发热，咽喉肿痛腐烂，全身布满鲜红色皮疹，疹退皮肤脱屑为特征的急性外感热病。丹：指色赤鲜红；痧：指全身满布鲜红色细小如沙的皮疹。本病四季可以发病，冬春季节较多。北方发病率高于南方。各年龄都可发病，3～8 岁发病率较高，6 个月以内婴儿少发。本病发病率曾经下降，近年又有所增长，区域性小流行时有发生，局部有较大流行，临床轻型和不典型病例仍较多。如诊断治疗及时，预后良好，有少数病例可合并心悸、水肿、痹证等。

丹痧具有强烈的传染性，亦称为"疫痧""疫疹""疫喉痧"等，又因咽喉肿痛腐烂，皮肤色赤猩红，皮疹细小如沙，故又称"痧喉""烂喉痧""烂喉丹痧"。病名最早见于清代顾玉峰《痧喉经验阐解》。清代以前对本病鲜有记载。《金匮要略》中"阳毒"与本病类似，但其描述的"面赤斑斑如锦文，咽喉痛，唾脓血"与丹痧证候尚不尽相符。清代叶天士《临证指南医案·疫门》中描述了丹痧的临床特点，并提出了治疗大法，如："今喉痛丹痧，舌如朱，神躁暮昏。上受秽邪，逆走膻中，当清血络，以防结闭，然必大用解毒，以驱其秽。"清代有关本病的专著较多，如夏春农的《疫喉浅论》、陈耕道的《疫痧草》等皆对本病的发生发展机理、论治理论和防治经验等有详细论述。

西医学猩红热可参照本病证治。

【病因病机】

本病病因为感受猩红热时邪。病位主要在肺胃、营血。时邪首犯肺卫，继而由卫入气，炽盛于肺胃。若热毒鸱张，深入营血，则气营（血）两燔，甚者内陷厥阴。后期邪毒渐去，肺胃阴津耗损。

1. 邪袭肺卫

猩红热时邪自口鼻而入，首犯肺胃。咽喉为肺胃之门户，皮毛与肌肉分别为肺胃所主。热毒充斥肺胃，肺气不宣，卫受邪郁，则见发热恶寒；肺胃热毒上攻，肺窍不利，蕴结咽喉，故咽喉红肿疼痛；热毒窜络，外溢肌肤，则皮肤潮红，丹痧隐现。

2. 毒炽气营

时邪从卫入气，毒侵肺胃，蕴结咽喉，血腐肉败，故咽喉肿痛腐烂。若热毒鸱张，深入营血，则气营（血）两燔，出现壮热，烦渴，皮疹如丹、成片成斑。舌为心之苗，邪毒内炽，心火上炎，并邪热耗津伤阴，故见舌光无苔、芒刺肿大、状如草莓，形成"草莓舌"。若邪毒炽盛，内陷厥阴，闭阻心窍则神昏谵语；引动肝风则壮热抽搐。

3. 余毒阴伤

若正能胜邪，病至后期，邪毒渐去，阴津耗损，多表现为肺胃阴伤证候，如低热，咽痛，唇口干燥，痧疹消退，皮肤脱屑，干咳，纳呆，便干等。

在病变过程中或恢复期，若是邪毒炽盛，遇体虚多病，或失治误治、调护不当者，可致脏腑经络受损，变生他症。如邪毒伤于心络，耗损气阴，心失所养，则多汗、乏力、脉结代，发生心悸；或余邪热毒流窜经络筋肉，关节不利，可致关节红肿疼痛，屈伸不利，发生痹病；或热毒内传，留滞三焦，水气不化，开阖失调，水湿内停，肾络损伤，发生水肿、尿血等。

【临床诊断】

1. 诊断要点

（1）有与丹痧患者接触史。

（2）临床表现：典型病例的临床表现可分为3期。

①前驱期：一般不超过24小时。起病急骤，高热，畏寒，咽痛，吞咽时加剧，可有呕吐。咽及乳蛾红肿，可迅见化脓，软腭充血，有细小红疹或出血点。舌苔白，芒刺肿大如草莓。颈项、颌下臀核肿大、压痛。

②出疹期：多在发病第1～2天高热出疹，皮疹最早见于耳后、颈部、腋下和腹股沟处，于24小时内很快由上而下遍及全身，为红色细小丘疹，呈鸡皮样，抚摸时似砂纸感，皮疹密集，疹间皮肤潮红，皮疹压之褪色。颜面潮红，不见皮疹，口唇周围相对苍白，形成"环口苍白圈"。皮肤皱褶处如腋窝、肘窝、腹股沟等处，皮

疹更密，可夹出血点，形成明显的横纹线，称为"帕氏线"。起病 4～5 天时，舌苔脱落，舌面光滑鲜红，芒刺肿大如草莓。颈项臖核肿大、压痛。少数可见逆传心包、闭窍动风证。

③恢复期：皮疹多在 1 周内消退，身热渐退，1 周末至第 2 周开始皮肤脱屑，躯干常呈糠样脱屑，皮疹严重者四肢、手掌、足底可引起片状脱皮。脱皮后无色素沉着。部分患儿在病后 1～4 周可产生风湿热、肾小球肾炎等变态反应性并发症。

2. 鉴别诊断

（1）与麻疹鉴别：麻疹以发热，咳嗽，鼻塞流涕，泪水汪汪，口腔两颊近臼齿处可见麻疹黏膜斑，3 天后周身皮肤按序泛发麻粒样大小的红色斑丘疹，疹退时皮肤有糠麸样脱屑和色素沉着斑为特征。丹痧在起病发热 1 天左右便出疹，并可见草莓舌、环口苍白圈、帕氏线等特殊体征。

（2）与奶麻鉴别：奶麻表现为突然高热，但全身症状轻微，3～4 天后身热骤退、出现玫瑰红色皮疹，以躯干、腰部、臀部为主，面部及肘、膝关节等处较少，皮疹出现 1～2 天后即消退，疹退后无脱屑及色素沉着斑。丹痧在起病发热 1 天左右便出疹，高热出疹，皮疹最早见于耳后、颈部、腋下和腹股沟处，于 24 小时内很快遍及全身，并可见草莓舌、环口苍白圈、帕氏线等特殊体征。

（3）与风疹鉴别：风疹多表现为低热 1 天左右，皮肤出现淡红色斑丘疹，初见于头面部，迅速向下蔓延，1 天内布满躯干和四肢，出疹 2～3 天后发热渐退，皮疹逐渐隐没，皮疹消退后，可有皮肤脱屑，但无色素沉着，血常规白细胞总数减少，淋巴细胞相对增多。丹痧发热多较高，皮疹色鲜红而较密集，可见草莓舌、环口苍白圈、帕氏线等特殊体征，血常规白细胞总数及中性粒细胞分类计数较高。

（4）与皮肤黏膜淋巴结综合征鉴别：皮肤黏膜淋巴结综合征的典型症状发热 ≥ 5 天，并常有：双眼结膜充血、唇及口腔黏膜发红、肢端改变（急性期肿胀，恢复期脱屑）、皮疹，可有冠状动脉病变。丹痧 1 天左右出疹，皮疹色鲜红而较密集，可见草莓舌、环口苍白圈、帕氏线等特殊体征，一般眼、唇、肢端无特殊表现，少见冠状动脉病变。

【辨证论治】

1. 辨证要点

（1）辨卫气营血：本病热毒炽盛，传变迅速，甚时气营血俱燔，虽卫气营血各期界限不太清晰，但临床上可分初、中、后期。初期，以卫气（营）同病为主；中期，以气营两燔或气营血俱燔为特征；后期，主要为热毒伤阴。其中中期热毒炽盛，病情最重，可出现热毒内陷心肝，甚至内闭外脱等险恶证候。

（2）辨顺证逆证：由于本病起病急、传变快、病情较重，须结合辨顺证、逆证。如痧疹红润，咽喉浅表糜烂，随着疹子的出齐而脉静身凉者，系正气不衰，能使热毒透达，属于顺证；若痧疹稠密重叠，颜色紫赤，或急现急隐，咽喉严重糜烂，或大片糜烂，神昏谵语，呼吸不利，体温骤降，脉数无力者，则为正不胜邪，邪毒内陷，属于逆证。

2. 治疗原则

本病以清热解毒，清肺利咽为基本治疗原则。病初时邪侵肺卫，治宜辛凉宣透，清热利咽。出疹期毒炽气营，气营（血）两燔，宜清气凉营，泻火解毒，甚则凉血解毒，如有毒闭心包者当清心开窍，如有内闭外脱者须开闭固脱，如有内陷厥阴肝风妄动者则凉肝息风。恢复期疹后阴伤者，宜清解余毒，养阴生津。若发生心悸、水肿、痹病，则参照相关病证论治。

3. 证治分类

（1）邪郁肺卫

证候 发热恶寒，继之高热头痛，无汗面赤，咽喉红肿疼痛，或伴呕吐腹痛，皮肤潮红，丹痧隐现，点如锦纹，舌边尖红，苔薄白而干或薄黄，脉浮数，指纹淡紫。

辨证 见于本病初起，为时较短。以发热恶寒，咽喉红肿疼痛，丹痧隐现为特征，与其他出疹性疾患比较，发热后咽喉肿痛明显，1天内可见肌肤潮红，痧点隐隐。

治法 辛凉宣透，清热利咽。

方药 解肌透痧汤加减。常用桔梗、甘草、射干、牛蒡子清热利咽；荆芥、蝉蜕、浮萍、葛根疏风解肌散邪；金银花、连翘、蒲公英、紫花地丁清热解毒。

乳蛾肿痛者，加板蓝根、玄参、土牛膝清咽解毒；汗出不畅者，加防风、薄荷疏风散邪；颈项臀核肿大者，加夏枯草、浙贝母、牡丹皮清热解毒散结。

（2）毒炽气营

证候 壮热烦躁，口渴引饮，汗出面赤，咽喉红肿疼痛，甚则糜烂，皮疹密布，色红如丹，红晕如斑，见疹1、2天舌质红有芒刺，3、4天后舌绛芒刺肿大，如草莓样，舌苔黄，脉洪数，指纹紫。

辨证 本症见于本病的出疹期，由邪侵肺卫证很快转化而成，以壮热烦躁口渴、咽喉肿痛糜烂、痧疹密布色红如丹、草莓舌为特征。此时邪毒已盛，蕴结壅滞，攻窜流走，耗伤正气，需密切观察发热、疹色、神情、脉象等，慎防内闭外脱等变证发生。

治法 清气凉营，泻火解毒。

方药 凉营清气汤加减。常用石膏、水牛角、赤芍、牡丹皮清气凉营；黄连、黄芩、连翘、板蓝根泻火解毒；生地黄、石斛、玄参、芦根清热生津。

丹痧布而不透，壮热无汗者，加淡豆豉、浮萍发表透邪；咽喉肿痛，乳蛾脓腐者，加金银花、皂角刺、蒲公英、败酱草消痈排脓；舌苔糙老，大便秘结，咽喉腐烂者，加大黄（后下）、玄明粉（冲服）通腑泻火。若邪毒内陷心肝，出现神昏、抽搐等症，可选加用安宫牛黄丸、紫雪清心开窍，息风镇惊；若热毒耗伤心阳，出现面色灰白，气息微弱，多汗肢冷，脉微欲绝者，当以参附龙牡救逆汤回阳固脱。

（3）痧后阴伤

证候 午后低热，咽部糜烂疼痛减轻，唇口干燥，痧疹消退，皮肤脱屑，干咳无痰，纳食呆滞，大便秘结，舌红少津，脉细数。

辨证 本症见于痧毒外透之后，身热减退，肺胃阴津耗伤。以口干唇燥，皮肤干燥脱屑，干咳，便干，舌红少津为特征。热毒未清者有低热、咽部疼痛等症。

治法 养阴生津，清热利咽。

方药 清咽养营汤加减。常用南沙参、天冬、麦冬、生地黄、玄参甘寒养阴；白芍、甘草酸甘化阴；知母、天花粉清泄余热兼以生津养液；茯神宁心安神。

低热咽痛者，加水牛角、赤芍、土牛膝、紫花地丁、芦根清热凉血解毒；午后潮热者，加地骨皮、银柴胡、鳖甲清解虚热；食欲不振者，加白扁豆、炒麦芽、佛手健脾醒胃；大便秘结者，加瓜蒌子、火麻仁清肠润燥。

若后期合并心悸、水肿、痹病等，可参考相关病证论治。

【其他疗法】

1. 中药成药

（1）蒲地蓝消炎口服液：每支 10mL。每服 < 1 岁 3mL、1 ～ 3 岁 5mL、3 ～ 5 岁 7mL、> 5 岁 10mL，1 日 3 次。用于邪郁肺卫证。

（2）五福化毒片：每片 0.1g。每服 3 ～ 6 岁 5 片、7 ～ 14 岁 7 片，1 日 3 次。用于毒炽气营证。

（3）热毒宁注射液：每支 10mL。静脉滴注：3 ～ 5 岁最高剂量不超过 10mL，加入 5% 葡萄糖注射液或 0.9% 氯化钠注射液 50 ～ 100mL 稀释后使用，滴速为每分钟 30 ～ 40 滴。6 ～ 10 岁 10mL，以 5% 葡萄糖注射液或 0.9% 氯化钠注射液 100 ～ 200mL 稀释，滴速为每分钟 30 ～ 60 滴。11 ～ 13 岁 15mL，以 5% 葡萄糖注射液或 0.9% 氯化钠注射液 200 ～ 250mL 稀释，滴速为每分钟 30 ～ 60 滴。14 ～ 17 岁 20mL，以 5% 葡萄糖注射液或 0.9% 氯化钠注射液 250mL 稀释，滴速为每分钟 30 ～ 60 滴。均为 1 日 1 次。或遵医嘱。用于毒炽气营证。

2. 外治疗法

（1）西瓜霜：取药少许吹咽部。用于咽喉肿痛。

（2）锡类散：取药少许吹咽部。用于咽喉肿痛。

3. 针刺疗法

取穴风池、天柱、合谷、曲池、少商、膈俞、血海、三阴交。每次选穴 2 ～ 3 个，用泻法。1 日 1 次。用于发热，咽痛。

【防护康复】

1. 预防

（1）流行季节流行地区勿到公共场所活动，提倡戴口罩。

（2）在流行期间，对易感儿可用小檗碱液喷咽喉。

（3）已接触患儿的健康者，需检疫观察 12 天。密切接触的带菌者应隔离。

患儿及疑似病人应隔离治疗不少于 7 天，至症状消退，咽拭子培养连续 3 次阴性，无并发症时方解除隔离。

2. 护理

（1）对患者分泌物及卧具、玩具等严格消毒处理。

（2）急性发热期间，应卧床休息 3 周，热降时也不宜过多活动，以减少并发症发生。

（3）对病室进行空气消毒。居室应安静，保持空气流通。

（4）饮食宜清淡，进食易消化食物，禁食辛辣刺激之品。咽部肿痛甚者，可用温盐水漱口，保持口腔黏膜清洁。

（5）出现皮疹和脱屑时避免搔抓。

3. 康复

（1）注意休息，饮食渐次增加营养，帮助补益气阴。

（2）少食刺激性食物，注意保护咽喉。

（3）皮肤脱屑时不搔抓，保护皮肤，促其自然复原。

【**审思心得**】

1. 循经论理

关于丹痧何时传入我国，目前尚无确切资料考证，清代以前无丹痧、烂喉痧之类病名记载，清代有关本病的专著较多。清代顾玉峰《痧喉经验阐解》《丹痧经验阐解》较先提出本病病名，并对病因病机、辨证论治及治疗禁忌和调护均有所述。如认识本病为温疫、病因为戾气，《丹痧经验阐解·总论》说："近年喉痧一证日甚一日，且多殒命者，其故何也。只缘舍本求末，重于咽喉，忽于痧子，早进寒凉遏伏厉邪之故耳。盖天有六气俱能生杀成物，凡疾风暴雨酷暑严寒四时不正之气即为厉气，人若感之便能为害。迩年天道南行，冬不藏阳，每多温暖，及至春令，反有暴寒折伏，皆为非时不正之厉气。感触者蕴酿成病。所以其证发必一方，长幼男女相似，互为传染，与厉疫同。禀气旺者虽感重邪其发亦轻，禀质弱者即感微邪其发亦重。"《丹痧经验阐解·总论》论述病因病机又说："夫人肺主一身之气，肺主皮毛，脾主肌肉，肺开窍于喉鼻。鼻气通于天气，受邪之时从口鼻而入于肺脾，发必由肺脾而出于肌表。当厉毒发作之时，热淫之气浮越于肺之经隧，所以必现咽喉肿痛、鼻塞喷嚏、咳嗽胸闷、呕恶、浑身酸痛等形，此非厉邪痧子为本，咽喉咳嗽等形为末乎？"说明戾气病因从口鼻而入，侵袭肺脾，疠气为患，易伏于半表半里，疠毒壅滞，脏腑经络气机不利，邪热郁于手太阴，则肺窍不利，现咽喉肿痛、鼻塞喷嚏；邪郁上焦，肺失宣肃，故咳嗽胸闷；疠郁于脾，升降失常，经气不舒，故呕恶、身痛。

清代叶桂也确认丹痧为瘟疫，记述了丹痧的临床特点，并提出了治疗大法。其在《临证指南医案·疫门》中说："疫疠秽气，从口鼻吸受，分布三焦，弥漫神识。不是风寒客邪，亦非停滞里证。故发散消导，即犯劫津之戒，与伤寒六经大不相同。今喉痛丹痧，舌如朱，神躁暮昏。上受秽邪，逆走膻中，当清血络，以防结闭，然必大用解毒，以驱其秽。必九日外不致昏愦，冀其邪去正复。"余如金保三《烂喉丹痧辑要》较为真实地记录了本病在我国的流行情况及临床特征；夏春农《疫喉浅论》、陈耕道《疫痧草》等皆对本病的发生发展机理、证治理论和防治经验详细论述，启发和指导了本病的临床治疗。

2. 证治有道

丹痧起病急骤，传变迅速，可致流行，属温疫范畴，临床以咽喉肿痛糜烂，肌肤丹痧密布等为特征。因其兼具温疫与温毒之性，故致病力强，流行性广，且易于蕴结壅滞和攻窜流走，故卫气营血传变迅速，并现咽喉红肿溃烂和肌肤丹痧。

小儿诊病，以望为主，望皮疹为重要内容。其中斑、疹、丹、痧为常见皮疹，各自表现不同。斑：点大成片，平展于皮肤，有触目之形，而无碍手之质，或稠如绵纹，或稀如蚊迹，压之色不退，斑消不脱屑。疹：为琐碎小粒，形如粟米，突出于皮肤之上，视之有形，抚之碍手，压之色退，消退后常有脱屑。丹：全身皮肤潮红。痧：全身满布鲜红色细小如沙的皮疹。小儿感受热毒侵袭泛发皮疹的疾患常见于麻疹、风疹、奶麻、丹痧、风温、春温、暑温、传染性单核细胞增多症、皮肤黏膜淋巴结综合征、艾滋病等，其中，麻疹、风疹、奶麻、风温易见疹；春温、暑温、传染性单核细胞增多症、皮肤黏膜淋巴结综合征、艾滋病易见斑或斑疹；丹痧见丹与痧。并且麻疹、风疹、奶麻、丹痧易于混淆，需注意鉴别。虽然均为出疹，而麻疹以口腔两颊近臼齿处可见麻疹黏膜斑，周身皮肤按序泛发麻粒样大小的红色斑丘疹，疹退时皮肤有糠麸样脱屑和色素沉着斑为特征；奶麻则身热始退或热退稍后出现玫瑰红色皮疹，以躯干、腰部、臀部为主，面部及肘、膝较少，疹退后无脱屑及色素沉着斑；风疹以皮肤出现淡红色斑丘疹，初见于头面部，迅速向下蔓延，1 天内布满躯干和四肢，皮疹消退后，可有皮肤脱屑，但无色素沉着；丹痧以全身皮肤潮红，并布满鲜红色皮疹，疹退皮肤脱屑为特征。

本病以发热、咽喉肿痛、糜烂，伴发全身皮色潮红及满布鲜红色皮疹为特点，系温热时毒从口鼻而入，壅滞于肺脾，充斥于表里。因疫疠热盛，致病力强，迅速侵犯卫气营血；继而热毒攻窜，内燔营血，甚则毒陷心肝，或内闭外脱。末期常见余毒伤阴。若发热 1～2 天，热不太高，泛发红疹，痧疹颗粒分明、颜色红活，咽喉表浅糜烂，神清气平，随着疹子的出齐而身热渐退，脉息平静者为顺证，可知正气较盛，能够抵邪，使热毒透达，邪退正安。若痧疹稠密重叠、颜色紫赤或紫暗，或急现急隐，咽喉糜烂较甚或大片糜烂，神昏谵语，呼吸不利，二便不通，则为热毒固结，正不胜邪，甚则体温骤降，汗出不止，喘喝欲脱，脉虚散大，则为正不抵邪，津气外泄，阳气虚脱，为逆证。顺证者，邪渐去，正受伤，现余毒损伤气阴，须清解余毒，补益气阴，合理调护，预后良好；逆证者，须开闭固脱，收敛气津，回阳救逆，必要时应中西医结合治疗。

关于本病治疗，作为温疫，祛邪为首要原则，但如何具体应用，古代医家自有指点。陈耕道《疫痧草·卷中·发热》云："发热邪欲达也，宜疏达之。以有汗为吉，无汗为凶。"《疫痧草·卷中·得汗》说："得汗虽吉，然汗后必得痧点渐足，喉痧渐退为吉。若不得汗，疫毒内郁，痧点自无可达。若一味疏达，则更无汗，痧隐，喉烂甚，而神机呆，往往不治。"近代名医丁甘仁也提出治疗烂喉丹痧"以畅汗为第一要义"，以汗出通畅作为卫气已畅、营卫调和的标志。实际上，疫病发汗祛邪虽为要务，但绝非采用辛温发汗，而是以辛凉清解为主，因辛可散邪，凉可泄热。辛散开宣，解郁透邪；凉泄热毒，邪去热达。同时，本病兼具温毒特点，更重"火郁发之"原则，需时时注意清热与散热并举，祛邪与解郁同用，可参《疫喉浅论·喉痧论治》所述："首当辛凉透表，继用苦寒泄热，终宜甘寒救液。"即初期邪在肺卫，治以辛凉透邪，兼清气营；中期注重苦寒泻火解毒，气营（血）两清，若见毒陷心肝或内闭外脱，则急予清心开窍、凉肝息风或开闭固脱；后期治宜清泄余毒，甘寒生津养液。

关于本病辨证论治,《丹痧经验阐解》的论述有指导价值。《丹痧经验阐解·论证治》说:"凡形寒壮热,咽喉肿痛,头痛咳嗽,胸闷鼻塞,呕恶,两目汪汪,手足指冷,脉来濡数或现浮数,此即厉邪痧证"者,进荆防葛根汤:煨葛根、牛蒡子、炒荆芥、炒防风、桔梗、枳壳、甘草、光杏仁、象贝母、浮萍。"凡形寒发热面若妆朱,痧疹不出肌肤即现上吐下泻,腹痛如绞,甚至发厥、口噤、目闭、神昏,此乃内夹湿滞痧秽,外感戾毒,暴寒折伏,表里为病,阴阳不通,最属危候。"用藿香正气散加煨葛根、牛蒡子、蝉蜕、焦六神曲等治疗。"热邪壅于肺,逆传心胞络,痧疹不得出或已出而复没者,乃风寒所遏而然,若不早治毒必内攻,以致喘急音哑而死。"治以升麻葛根汤加荆芥、牛蒡子、蝉蜕、桔梗、樱桃核、浮萍、枇杷叶等煎服,外用芫荽酒、苎麻蘸酒戛之。论述用药宜忌:"凡痧疹欲出未出之时,宜早为发散,以解其毒,则无余患。若不预解使之尽出,或早投寒凉遏伏,多致毒蓄于中,或为壮热日久枯悴、或成惊痫、或为泻痢、或为咽喉腐烂咳血喘促、或作浮肿疳蚀而死,此虽一时戾气之染,然未始不由于人事之未尽也。"

我们推荐治法:如冬春季节,疫疠盛行之时,年幼者肺脾常虚,若调摄不当,疫疠之邪乘虚而入,邪郁肺卫,肺卫失宣,毒热上壅。治宜驱逐疫疠,辛凉宣透,清热利咽,用解肌透痧汤或清咽栀豉汤加减治疗。解肌透痧汤出自《喉痧症治概要》,由荆芥穗、蝉蜕、射干、甘草、葛根、牛蒡子、马勃、桔梗、前胡、连翘、僵蚕、淡豆豉、竹茹、浮萍组成,具有解肌透痧,宣利咽喉之功。清咽栀豉汤出自《疫喉浅论》,由栀子、淡豆豉、金银花、薄荷、牛蒡子、甘草、蝉蜕、僵蚕、犀角、连翘、桔梗、马勃、芦根、灯心草、淡竹叶组成,具有透表泄热,清咽解毒之功。两方组成和功用相近,均用淡豆豉、连翘、蝉蜕、僵蚕宣热透邪;桔梗、甘草、马勃、牛蒡子清热利咽。另外,在此基础上,解肌透痧汤再加用荆芥、浮萍解肌透痧;葛根、前胡、竹茹清热生津,宣肺化痰;射干解毒利咽。清咽栀豉汤则再加用薄荷、金银花、栀子、芦根泄热透邪;犀角(水牛角代)、淡竹叶、灯心草清心凉血泄热。由此可见,解肌透痧汤的解肌透痧力更强;清咽栀豉汤的清热凉血力更甚,均可用于治疗发热恶寒,头痛面赤,咽喉肿痛,皮肤潮红,丹痧隐现,舌边尖红,苔薄白而干或薄黄,脉浮数,指纹淡紫者。若伴无汗,头身疼痛,或痧出不畅者选用解肌透痧汤加减;若伴高热口渴,心烦躁扰,舌尖鲜赤者用清咽栀豉汤加减。

疫疠之邪致病力强，传变迅速，极易从卫入气，从气入营，甚则动血耗血，疾病从初期较快进入中期，热毒炽盛，入里化火，气营两燔，可见壮热烦躁，口渴汗出，咽喉红肿疼痛甚则糜烂脓腐，全身皮肤潮红，皮疹密布，色红如丹，红晕如斑，舌绛芒刺肿大如草莓，舌苔黄，脉洪数，指纹紫。治以清气凉营，泻火解毒，用凉营清气汤加减。该方出于《丁甘仁医案》，由玉女煎、凉膈散、犀角地黄汤等加减组合而成。常用石膏、水牛角、赤芍、牡丹皮清气凉营；黄连、黄芩、连翘、板蓝根泻火解毒；生地黄、石斛、芦根、玄参清热生津。

若在病变过程中未发生逆证，诊治合理，正气抗邪，邪热渐退，出疹2～3天后进入后期，发热渐退，皮疹逐渐隐没，皮疹消退后，可有皮肤脱屑，但无色素沉着。此时余邪未净，气阴受伤，常见午后低热，咽部糜烂疼痛减轻，唇口干燥，痧疹消退，皮肤脱屑，干咳无痰，纳呆便秘，舌红少津，脉细数。治宜养阴生津，清热利咽，用清咽养营汤加减。此方出于《疫喉浅论》，常用南沙参或西洋参、天冬、麦冬、生地黄、玄参甘寒养阴；白芍、甘草酸甘化阴；知母、天花粉清泄余热兼以生津养液；茯神宁心安神。

若现逆证，毒陷心肝或内闭外脱，则急予清心开窍、凉肝息风或开闭固脱。清心开窍用安宫牛黄丸；凉肝息风用羚角钩藤汤加减，或合用紫雪；开闭凉血用犀角地黄汤和安宫牛黄丸；益气固脱用生脉散或四逆汤、参附龙牡救逆汤。

在病变过程中，因邪毒炽盛，入营动血，脏腑受损，如遇体虚多病，或失治误治，或调护不当者，可致邪毒伤于心络，耗损气阴，心失所养，表现低热不退，心悸胸闷，神疲乏力，多汗，肢节疼痛，大便偏干或微溏，舌淡红，苔薄白或少，脉细数或细弱或结代者，治宜益气养阴，宁心安神，用炙甘草汤加减，常选用炙甘草、人参、西洋参、当归、丹参、生地黄、麦冬、柏子仁、煅龙骨、桂枝、五味子、淡竹叶、知母等。若低热不退，加青蒿、银柴胡、地骨皮、鳖甲；胸闷，加瓜蒌皮、郁金、丝瓜络、枳壳；肢节疼痛，加桑枝、丝瓜络、木瓜、鸡血藤、伸筋草等。或余邪热毒流窜经络筋肉，关节不利，可致关节红肿疼痛，治宜解毒通络，消肿止痛；或热毒内传，留滞三焦，水气不化，开阖失调，水湿内停，肾络损伤，则见水肿、尿血者，治宜清热利湿，凉血止血。

第十九章

顿咳

【概述】

顿咳是感受疫疠之邪，以阵发性痉挛性咳嗽和痉咳后伴有吸气时特殊的鸡鸣样回声为特征的急性外感热病。因其咳声连连，阵发性发作，故称"顿嗽"；咳时颈项伸引，状如鹭鸶，又称鹭鸶咳；因具有很强的传染性，又称天哮、天哮呛、疫咳。明代沈时誉《治验·顿嗽》称其为"顿嗽"，其云："顿嗽一症，古无是名，由《金镜录》捷法歌中有'连声咳嗽黏痰至之'一语，俗从而呼为顿嗽。其嗽亦能传染，感之则发作无时，面赤腰曲，涕泪交流，每顿嗽至百声，必咳出大痰乃住，或所食乳食尽皆吐出乃止；咳之至久，面目浮肿，或目如拳伤，或咯血，或鼻衄……此症最难速愈，必待百日后可痊。"清代《张氏医通》《类证治裁》等书则提出了与此类似的"顿咳"病名。西医学百日咳、百日咳综合征的临床表现与本病相似。

本病5岁以下儿童好发，10岁以上很少发病。年龄越小，病情越重，可因并发肺炎、脑病而死亡。四季均可发病，冬春季节多发。多数为散发，在幼儿园等集体机构、居住条件差的地区可发生局部流行。

近30多年来，由于广泛开展百日咳菌苗的预防接种，百日咳发病率已显著降低，但小龄婴儿未接种疫苗者仍易于发病，少数地区仍见流行。同时，临床上由副百日咳杆菌、腺病毒等病原引起的百日咳综合征仍较多。

【病因病机】

本病病因为外感顿咳时邪，好发于痰浊久宿之体，内外相感，痰浊、疫毒交阻黏滞，发作剧烈，病程缠绵。病变以肺为主，涉及其他脏腑。顿咳时邪侵袭肺系，痰火交结气道，导致肺失肃降，肺气上逆为其主要病因病机。体弱或低龄儿，如遇时邪较甚，重者可内陷心肝，发生变证。后期因邪热化火，耗伤气阴，常见肺脾气阴两虚。

1. 时邪上受

顿咳时邪为疫疠兼夹时令之邪，首伤肺卫，进而与伏痰相搏结，阻于气道，令肺气郁阻。初起肺气失宣，继而宣肃失司，出现恶寒发热，喷嚏流涕，咳嗽声浊，日渐增剧等。

2. 痰火胶结

中期疫疠痰浊相搏，交阻于肺，肺气郁闭，而见痉咳阵作，连咳不已，必待吐出痰涎方得气道稍畅而暂止。病程日久，郁而化火，痰火胶结，内扰影响他脏，犯胃则致胃气上逆而见呕吐；犯肝则肝气横逆，甚则肝郁化火而见胁痛胁胀、目睛出血；化火灼伤血络可见衄血、痰中带血；引动心火上炎，则舌系带溃疡；肺为水之上源，肺逆则治节失司，膀胱、大肠失约，故痉咳时可见二便失禁，面目浮肿。

若患儿年幼体弱，肺脏娇弱，痰热蕴肺不解，易致痰热闭肺，症见咳嗽气急、痰鸣鼻扇、憋气窒息、面唇青紫等。肺属金，肝属木，肺热壅盛，痰火相乘，邪陷心肝，则见神昏谵语、四肢抽搐、口吐涎沫等症。

3. 耗伤气阴

病变中痰热化火，灼伤气阴，痉咳日久，或因肺阴亏虚而干咳少痰或无痰，咳声嘶哑，虚烦盗汗，手足心热，舌红少苔；或因脾肺气虚而咳声无力，少痰或痰液稀薄，面白气弱，神疲自汗，食少腹胀，便溏，舌淡等。

【临床诊断】

1. 诊断要点

（1）在百日咳流行地区，有与百日咳患者密切接触史，无预防接种史。或其他相关外感疫邪史。

（2）临床表现：潜伏期2～21天，多数7～10天。病程长，一般分三期。前驱期：1～2周，低热，流涕，眼结膜充血，流泪，轻咳，继而咳嗽日渐加重。痉咳期：2～6周，骤然阵发性、痉挛性咳嗽，每咳连续十至数十声为呼气状态，直至咳出黏稠痰或将胃内容物吐出为止，紧接着急骤深长吸气、发出鸡鸣样吸气性吼声，日轻夜重。咳剧时面部、眼睑肿胀，目赤鼻衄，舌系带溃疡。婴儿无典型痉咳，只有咳嗽、呼吸暂停、发绀、窒息、惊厥，或间歇的阵发性咳嗽。恢复期：2～3周，痉咳减少、减轻，渐至消失。

典型病例：阵发性、痉挛性咳嗽，持续咳嗽≥2周者。不典型病例：婴儿有反复发作的呼吸暂停、窒息、青紫和心动过缓症状，或有间歇的阵发性咳嗽；青少年具有不典型较轻症状，前驱期、痉咳期、恢复期三期症状都缩短或无明显的阶段性，可只表现为持续两周以上的长期咳嗽。

（3）血常规：百日咳患儿白细胞总数及淋巴细胞分类计数明显升高。

（4）从痰或鼻咽部分泌物分离到百日咳鲍特菌，恢复期血清凝集抗体比急性期抗体呈≥4倍升高。或检查到腺病毒、呼吸道合胞病毒等病毒。

2. 鉴别诊断

（1）与肺门淋巴结核鉴别：肺门淋巴结核当肿大的肺门淋巴结压迫气管时，可引起阵发性痉挛性咳嗽，但一般无鸡鸣样回声，有结核病接触史，结核菌素试验阳性，还可结合肺部 X 线检查鉴别。

（2）与气管内异物鉴别：气管内异物起病突然，有异物吸入史，发生阵发性痉挛性咳嗽，必要时需进行支气管镜检查加以鉴别。

（3）百日咳与百日咳综合征鉴别：副百日咳杆菌、肺炎支原体、腺病毒、呼吸道合胞病毒、副流感病毒等均可引起类似百日咳的痉挛性咳嗽，称为百日咳综合征。但其症状及病程可较轻，血常规中淋巴细胞增高不如百日咳明显，必要时需依靠病原体或血清学检查进行鉴别。

【辨证论治】

1. 辨证要点

（1）辨识常证：本病通常分为初咳期、痉咳期、恢复期，以此分阶段辨证。初咳期：顿咳时邪犯于肺卫，应辨风寒、风热。若咳嗽痰稀色清，鼻流清涕者为风寒；咳嗽痰黄稠黏，鼻流浊涕者为风热。痉咳期：痰阻肺络，应辨痰火、痰浊。痉咳痰黄稠难咯、目赤鼻衄舌红为痰火灼肺；痉咳痰清稀易咳，舌淡质润苔白为痰浊阻肺。痰火者往往内扰肝、胃等脏腑，严重者可致痰热闭肺、内陷厥阴。恢复期：邪去正伤，应辨阴虚、气虚。干咳痰少、音哑、低热、口干、舌红苔少者为阴虚；咳而无力、痰稀、自汗、神疲、食少、舌淡红、脉弱者为气虚。

（2）辨别轻重：轻者，痉咳不甚，发作次数较少，痉咳时痛苦表情较轻，痉咳期的持续时间较短，易于恢复；重者，痉咳剧烈，发作频繁，伴见面赤目赤，目睛出血，面目水肿，两胁胀痛。严重者，痰热闭肺，见高热、气促、痰壅、发绀等症；或邪毒内陷厥阴，肝风内动，热闭心包，见神昏、抽搐等症。

2. 治疗原则

本病治疗原则重在涤痰清火，泻肺降逆。一般分期论治，初咳期以温散祛寒宣肺、疏风清热宣肺为主；痉咳期以涤痰降气、泻肺清热为主；恢复期以养阴润肺、益气健脾为主。如有变证，痰热闭肺者，治以清热解毒、开肺化痰；痰热内陷心肝者，则清热化痰、开窍息风。本病主症虽呛咳不已，但不可妄用止涩之药，以防留邪为患。痉咳期痰火证居多，不可早用滋阴润肺之品，以防痰火不清，病程迁延难愈。

3. 证治分类

（1）邪犯肺卫（初咳期）

证候　本病初起，一般均有咳嗽，喷嚏，鼻塞流涕，或有发热，2～3天后咳嗽日渐加剧，日轻夜重，痰稀白、量不多，或痰稠不易咯出，咳声不畅，但尚未出现典型痉咳，舌苔薄白或薄黄，脉浮。

辨证　本症见于起病后1周以内，有外感咳嗽的一般症状，数天后外感症状减而咳嗽加重，连声咳嗽，日轻夜重，应考虑为本病。辨其寒热，风寒犯肺者鼻流清涕，咳痰清稀；风热犯肺者鼻流浊涕，咳嗽痰黄稠黏。本证以风热犯肺或风寒化热者居多。

治法　疏风祛邪，宣肺止咳。

方药　三拗汤加味。常用炙麻黄辛温宣肺；杏仁辅麻黄宣肺化痰；甘草佐麻黄辛甘发散肺卫之邪；黛蛤散、瓜蒌皮、浙贝母化痰止咳；桑叶、百部、紫菀、枇杷叶宣肺止咳。

偏风寒者，加紫苏叶、白前、陈皮辛温宣肺化痰；痰多色白者，加法半夏、茯苓、枳壳燥湿化痰止咳。偏风热者，加菊花、连翘、黄芩祛风清热；痰黄而黏稠者，加胆南星、竹沥清化痰热。

（2）痰火阻肺（痉咳期）

证候　咳嗽连声，持续难止，日轻夜重，咳剧时咳后伴有深吸气样鸡鸣声，咯吐出痰涎及食物后咳方止，而不久又咳。轻者昼夜咳5～6次；重者多达40～50

次。每咳多出于自发，也可因进食或用力活动或闻到刺激性气味或情绪波动等诱发。一般痉咳 2～3 周后，可伴见目睛红赤，两胁作痛，舌系带溃疡，二便失禁，面目浮肿，舌红，苔黄，脉数有力。

年幼及体弱婴幼儿，此期易发生变证，如痰热闭肺，见咳嗽气急、痰鸣鼻扇、憋气窒息、面唇青紫等；邪陷心肝者，见神昏谵语、四肢抽搐、口吐涎沫等。

辨证　本证为病变极期，以连续痉挛性咳嗽、咳剧时咳后伴有深吸气样鸡鸣声、吐出痰涎及食物后咳方止、日轻夜重、伴痰稠色黄难咯、目赤鼻衄为特征。若患儿年幼体弱，肺脏娇弱，痰热蕴肺不解，易致痰热闭肺，症见咳嗽气急、痰鸣鼻扇，口唇发绀等；邪陷心肝，窍蒙风动，则见抽搐、神昏。

治法　泻肺清热，涤痰镇咳。

方药　桑白皮汤合葶苈大枣泻肺汤加减。常用桑白皮、黄芩、鱼腥草、黛蛤散清泄肺热，化痰止咳；葶苈子、紫苏子、胆南星降逆化痰；百部、杏仁、前胡肃肺止咳；黄连、栀子泻火清热。

痉咳频作者，加地龙、僵蚕、蜈蚣解痉镇咳；呕吐频频，影响进食者，加代赭石、枇杷叶、紫石英镇逆降气；两目红赤者，加龙胆清泄肝火；胁痛者，加柴胡、郁金、桃仁疏肝活血；咳血、衄血者加仙鹤草、白茅根、侧柏叶凉血止血；咳痰清稀者，加半夏、枳壳、莱菔子燥湿涤痰；呛咳少痰，舌红少苔者，加南沙参、麦冬润肺止咳。

邪盛正虚，发生变证时，应随证论治。痰热闭肺者，治宜宣肺清热、涤痰定喘，选用麻黄杏仁甘草石膏汤加味，窒息发绀时紧急予以吸痰、吸氧。邪陷心肝者，治宜泻火涤痰，息风开窍，选用羚角钩藤汤、安宫牛黄丸、紫雪等方药，待神清搐止再继续治疗顿咳。

（3）气阴耗伤（恢复期）

证候　痉咳缓解，咳嗽逐渐减轻，干咳无痰，或痰少而稠，声音嘶哑，或伴低热，午后颧红烦躁，夜寐不宁，盗汗，口干，舌红苔少或无苔，脉细数。或表现为咳声无力，痰白清稀，神倦乏力，气短懒言，纳差食少，自汗或盗汗，大便不实，舌质淡，苔薄白，脉细弱。

辨证　本症见于疾病恢复期，以干咳少痰或痰白清稀、咳嗽无力、声音嘶哑、神倦乏力、盗汗、烦躁、纳差、舌质淡、苔薄白或舌红苔少等气阴亏虚证候为特征。

治法 养阴润肺，益气健脾。

方药 肺阴亏虚证用沙参麦冬汤加减。常用南沙参、麦冬、玉竹、石斛润养肺阴；桑叶、天花粉、款冬花、川贝母润肺止咳；芦根、甘草生津利咽。肺气不足者用人参五味子汤加减。常用党参、茯苓、白术、甘草、陈皮、生姜、大枣健脾养胃；五味子敛肺纳气；白前、百部宣肺止咳。

咳嗽时作者，加桔梗、杏仁宣肺止咳；干咳无痰者，加百合、天冬、生地黄润肺止咳；痰液清稀者，加半夏、白前、莱菔子化痰止咳；盗汗者，加地骨皮、浮小麦、牡蛎清热敛汗；声音嘶哑者，加木蝴蝶、胖大海、凤凰衣清咽开音；大便干结者，加火麻仁、瓜蒌子润燥通便。

【其他疗法】

1. 中药成药

（1）小儿百部止咳糖浆：每瓶 100mL。每服 ＜ 2 岁 5mL、＞ 2 岁 10mL，1 日 3 次。用于邪犯肺卫证。

（2）百咳静糖浆：每瓶 100mL。每服 1 ～ 2 岁 5mL、3 ～ 5 岁 10mL，1 日 3 次。用于痰火阻肺证。

（3）二冬膏：每瓶 62g。每服 5g，1 日 2 次。用于肺阴不足证。

2. 单方验方

（1）胆汁疗法：新鲜鸡胆汁，加白糖适量，调成糊状，蒸熟服。每日每岁 1/2 只，最多不超过 3 只，分 2 次服，连服 5 ～ 7 日。用于痰火阻肺证。

（2）大蒜疗法：紫皮大蒜，制成 50% 糖浆。每服 ＜ 5 岁 5 ～ 10mL、＞ 5 岁 10 ～ 20mL，1 日 3 次，连服 7 日。用于痰火阻肺证。

（3）蜈蚣、甘草等份，为末。每服 1 ～ 2g，1 日 3 次，蜜水调服。用于痰火阻肺证。

3. 推拿疗法

逆运八卦，退六腑，清胃，揉小横纹。1 日 1 次，10 次为 1 疗程。用于痰火阻肺证。

4. 针灸疗法

（1）刺四缝：常规消毒后点刺四缝，挤出黏液，左右手交替，治疗 7 ～ 14 日。用于痉咳期及恢复期。

（2）针刺：主穴取合谷、尺泽、肺俞，配穴取曲池、丰隆、内关。泻法，不留针。1 日 1 次，5 次为 1 个疗程。用于痉咳期。

【防护康复】

1. 预防

（1）按期接种百白破疫苗。与患儿有密切接触的易感儿，可口服大蒜，或用大蒜液滴鼻。

（2）隔离患儿，尤其在前驱期及痉咳期者。隔离期自发病之日起 40 日或痉咳出现后 30 日。有本病接触史的易感儿应隔离检疫观察 21 天，然后予以预防接种。

（3）百日咳流行期间，易感儿少去公共场所。

（4）平时注意锻炼身体，加强户外活动。

2. 护理

（1）居室应阳光充足，通风良好，环境安静，避免尘埃、烟尘和进食刺激食品而诱发痉咳。

（2）患儿要注意休息，避免外出。保持情绪稳定，避免精神刺激而诱发痉咳。

（3）患儿应保证充足睡眠，若因夜间咳嗽频作而影响睡眠者，可适当给予镇咳、镇静药物。

（4）饮食宜清淡、易消化，且富有营养，忌食生冷、辛辣、鱼腥、肥甘之品。

3. 康复

（1）适当休息，不做剧烈运动，渐次增强营养，以利复原。

（2）减少外出，注意保暖，避免复感。

【审思心得】

1. 循经论理

古代医籍中类似顿咳症状的记载，首见于《素问·咳论》："胃咳之状，咳而呕……久咳不已，则三焦受之……此皆聚于胃，关于肺，使人多涕唾而面浮肿气逆也。"宋代钱乙《小儿药证直诀·诸方》记述了本病主症，并创制百部丸"治肺寒壅嗽，微有痰。百部（三两炒）、麻黄（去节）、杏仁（四十个去皮尖，微炒，煮三五沸），上为末，炼蜜丸如芡实大，热水化下，加松子仁肉五十粒，糖丸之。含化大妙。"此方临床有效，后世沿用。元代曾世荣《活幼心书·咳嗽》中记录："有一症，咳嗽至极时，顿呕吐乳食与痰俱出，尽方少定，此名风痰壅成，肝木克脾土，宜以白附饮，投之即效。"提出此类咳嗽病机为风痰壅盛"肝木克脾土"。

明代医籍中开始提出顿嗽、天哮等命名，如沈时誉《治验·顿嗽》云："顿嗽一症，古无是名，由《金镜录》捷法歌中有'连声咳嗽黏痰至之'一语，俗从而呼为顿嗽。其嗽亦能传染，感之则发作无时，面赤腰曲，涕泪交流，每顿嗽至百声，必咳出大痰乃住，或所食乳食尽皆吐出乃止；咳之至久，面目浮肿，或目如拳伤，或咯血，或鼻衄……此症最难速愈，必待百日后可痊。"详尽说明了本病的临床表现、传染性以及病程较久的特点。

清代《张氏医通·卷四·咳嗽》说："然火嗽亦有鼻流清涕，语未竟而咳者，但风则一嗽便多稠痰，火则顿咳无痰，为明辨耳。"《类证治裁·咳嗽论治》说："顿咳至声不出者，痰郁火邪，桔梗汤加贝母、枇杷叶。""肺实嗽必顿咳抱首，面赤反食，当利膈化痰。"均提出了顿咳名称，认为病因病机在痰与火，治疗当利膈化痰，清利痰火。

民国吴克潜《儿科要略·痧痘论治·痧后证治》说："一曰痧后咳，痧后气喘息高，连声不止，甚至咳血或呛饮食，此毒归于肺也，名曰顿咳，宜清肺除热为主。"《儿科要略·咳嗽论治·外感咳嗽·流行咳嗽》说："保肺扶正汤（自制）治顿咳日久，气虚而咳不止者。"提出了本病清肺除热、保肺益气的两大治法，表明作者认为本病的主要证候为热毒归肺和肺气亏虚。

2. 证治有道

顿咳包括百日咳和百日咳综合征。百日咳是由百日咳鲍特菌引起的急性呼吸道传染病，其临床特征为阵发性痉挛性咳嗽伴有深长的"鸡鸣"样吸气性吼声，如未得到有效的治疗，病程可达 2～3 月甚至更长，故称"百日咳"。发病后分前驱期、痉咳期和恢复期。重症或体弱婴儿易发生肺炎、脑病。研究表明百日咳鲍特菌侵犯人体后，在呼吸道大量繁殖并释放内毒素，刺激呼吸道黏膜炎症反应，产生大量的黏稠性渗出物，影响黏膜纤毛运动并刺激末梢神经，导致反射性剧烈的痉挛性咳嗽。严重、频繁的痉咳可导致血液循环障碍，少数病例合并肺炎和脑病。

百日咳综合征是指一种在临床上难以与百日咳相区别的症候群，也称"类百日咳"，其病因不是百日咳鲍特菌，而是包括病毒在内的其他致病微生物，如腺病毒、呼吸道合胞病毒、肺炎支原体、副百日咳鲍特菌等。临床主要表现同样为痉咳，即阵发性痉挛性咳嗽，咳后目如拳伤，眼部瘀暗，鼻衄等，但一般较百日咳相对较轻。

本病好发于冬春季节，疫疬流行之时，病因为感受顿咳时邪，好发于痰浊久宿之体，因疫疬之气其性暴烈，传染性强，流行性广，并宿痰交作，内外合邪，痰浊、疫毒交阻黏滞，故发作剧烈，病程缠绵难愈。病变以肺为主，涉及其他脏腑。肺主气，司呼吸；肺主宣发、肃降，通调水道，下输膀胱；肺朝百脉。因顿咳时邪侵袭肺系，痰火交结气道，导致肺失清宣肃降，肺气郁阻甚则郁闭，而见痉咳阵作，连咳不已，必待吐出痰涎方得气道稍畅而暂止。病程日久，郁而化火，痰火胶结，内扰影响他脏，犯胃则致胃气上逆而见呕吐；犯肝则肝气横逆，甚则肝郁化火而见胁痛胁胀、目睛出血；化火灼伤血络可见衄血、痰中带血；引动心火上炎，则舌系带溃疡；肺为水之上源，肺逆则治节失司，膀胱、大肠失约，故痉咳时可见二便失禁，面目浮肿。病机病理改变呈现"火郁痰瘀"的改变，若正气未有衰败，经治正可抗邪，后期余邪未净，气阴两伤，常见肺脾气阴两虚。

若重症或体弱婴儿，肺脏特别娇弱，痰热蕴肺不解，易致痰热闭肺，症见咳嗽气急、痰鸣、鼻扇、憋气窒息、面唇青紫等。肺属金，肝属木，肺热壅盛，痰火相乘，邪陷心肝，则见神昏谵语、四肢抽搐、口吐涎沫等，甚至内闭外脱。

本病初起1、2周，常见症状类似感冒咳嗽，为疫疬病邪袭肺，引动素体伏痰所致。若时值冬季，严寒酷烈，症见发热恶寒，鼻塞清涕，咳嗽声浊，日渐剧，舌淡红，苔薄白或白滑，或白厚，脉浮紧者为寒疫外感而发；若时值冬春，气候异常，症见发热恶寒，鼻塞浊涕，咳嗽声响，日渐剧烈，舌质红，苔薄黄或黄滑或黄厚，脉浮数者为热疫外感而发。寒疫者治宜疏风散寒，宣肺化痰，用三拗汤或杏苏散加减治疗；热疫者治宜清宣肺卫，化痰降逆，轻者用桑菊饮加减治疗，重者用银翘散合清宁汤加减治疗。三拗汤出于《太平惠民和剂局方》，由麻黄、杏仁、甘草组成，具有宣肺解表，镇咳平喘化痰作用；杏苏散出自《温病条辨》，由紫苏叶、半夏、茯苓、前胡、杏仁、桔梗、枳壳、橘皮、甘草、大枣组成，具有轻宣凉燥，理肺化痰作用。三拗汤用于风寒束表较甚，恶寒无汗者；杏苏散用于痰湿显著，咳痰胸闷者。桑菊饮、银翘散均出于《温病条辨》，前者由桑叶、菊花、杏仁、连翘、桔梗、芦根、薄荷、甘草组成，具有清宣肺热，解毒利咽作用；后者由金银花、连翘、薄荷、牛蒡子、淡竹叶、荆芥、淡豆豉、芦根、甘草、桔梗组成，具有疏风泄热，清热解毒作用。两者均常用于治疗温邪侵袭肺卫证，而前者注重清宣肺热，兼有止咳化痰功用，治疗偏重肺气失宣者；后者重在辛凉清解，透热散邪，所治病证偏重肺卫热重者。清宁散出于《幼幼集成》，由桑白皮、葶苈子、茯苓、车前子、炙甘草、生姜、大枣组成，具有泻肺平喘，健脾化痰功效，与银翘散相合，既能清热散邪，又能泻肺平喘，化解痰湿，故重者用之，或加用黄芩、百部、蝉蜕等，以及酌用麻黄杏仁甘草石膏汤加味治疗。

小儿肺脾常虚，脾为生痰之源，肺为贮痰之器。若喂养不当或饮食不节，或反复呼吸道感染者，素体易于痰湿蓄积或伏痰不化，郁久酿热，化为痰火，如遇疫疬来袭，温邪从口鼻而入，首先犯肺，直攻肺经肺脏，肺气郁阻，疫疬与痰火胶结，气道痉挛，病程进入痉咳期，出现典型的阵发性痉挛性咳嗽伴有深长的"鸡鸣"样吸气性吼声，发作难止，必咳出大量痰涎或乳食尽吐方能自止。若此期由先前寒疫而来者，常见于平素痰湿较甚患儿，可见阵发性痉挛性咳嗽，发作难止，伴咳吐大量痰涎或乳食，痰液清稀，乳食不化，面色苍白或苍黄，目胞浮肿，胸闷腹胀，大便溏烂，舌质淡或淡红，苔白腻或白滑。此为痰浊阻肺，肺气郁闭，宣肃失常，治宜温肺涤痰，降逆止咳。用小青龙汤合三子养亲汤加减。小青龙汤出自《伤寒论》，由麻黄、桂枝、细辛、半夏、干姜、五味子、芍药、甘草组成，具有疏风散寒，温化痰饮的功效；三子养亲汤出自《韩氏医通》，由紫苏子、白芥子、莱菔子组成，具有温肺涤痰，降气消食的作用。两方合用温肺化痰，降气止咳作用加强，常可加用僵蚕、地龙、乌梢蛇祛风解痉止咳，若寒湿明显者加附子温阳散寒。若此期由先前热疫而来者，常见于平素体质壮实或胃肠积热小儿，可见阵发性痉挛性咳嗽，伴有深吸气样鸡鸣声，频繁发作，咳则难止，伴咳吐大量痰涎或乳食，痰液稠黏色黄，舌苔黄或灰，乳食不化或臭秽，每咳多出于自发，也可因进食或用力活动或闻到刺激性气味或情绪波动等诱发。可伴见心烦不寐，哭闹不安，目睛红赤，面目浮肿，或目如拳伤，眼部瘀暗，两胁作痛，或痰中带血，或齿鼻衄血，舌下系带红肿溃疡，大便干结，小便短赤，舌质红，苔黄厚或黄腻，脉滑数或弦数，指纹紫滞。肺主气，司呼吸；肝主疏泄，藏血；肺朝百脉；心主血脉。此为痰火郁肺，清肃失常，心肝火旺，气郁血瘀，气血同病，痰瘀互结。治宜开肺泻火，涤痰降逆，解毒活血。用桑白皮汤合清宁散、千金苇茎汤加减。桑白皮汤出于《古今医统大全》，由桑白皮、紫苏子、半夏、杏仁、贝母、栀子、黄芩、黄连组成，具有清肺泻火，宣肺化痰功效；清宁散如上述；千金苇茎汤出自《备急千金要方》，由苇茎、薏苡仁、冬瓜仁、桃仁组成，具有清肺化痰，逐瘀排脓功效。桑白皮汤与清宁散、千金苇茎汤3方合用，增强清宣肺热，泻火解毒，开郁肃肺，化痰逐瘀之功。痰火胶固，痰稠难咯者，宜加重泻火涤痰，加用石膏、青黛、海蛤壳、青礞石；目睛红赤、烦躁不宁、两胁作痛者，宜加重清泄肝火，可用龙胆、蒺藜、川楝子、郁金；痉咳严重者，宜加重祛风解痉，可选加蝉蜕、僵蚕、地龙、蜈蚣、全蝎等；咳甚呕吐剧烈者，可选加旋覆花、代赭石、竹茹、半夏等平肝降逆；目如拳伤，眼部瘀暗或咯血、衄血者，加重解毒活瘀，可加用赤芍、丹参、牡丹皮、仙鹤草、白茅根等。

痉咳期病邪尤甚，病情加重，反复难愈，火郁痰瘀俱现并相互转变，病机多端，治疗不易，需精准辨证，耐心施治。同时，若痰火较甚，或遇体弱婴儿，或失治、误治，此期须防肺炎、心衰、脑病等并发症的出现，若有发生，应相应参照有关病种辨证论治及必要时中西医结合救治。若未有并发症发生，本病后期常现肺阴不足或脾肺气虚的改变。肺阴不足者，用沙参麦冬汤加减治疗；脾肺气虚者，用六君子汤或黄芪六君子汤加减治疗。在补益气阴的基础上，可加用止咳化痰或温肺化痰药，如百部、百合、款冬花、紫菀、木蝴蝶、法半夏、陈皮、紫苏子等，并注重饮食调养，减少体内痰湿和胃肠积热的产生，以减少发病的内因和病情的反复。

第二十章

痢疾

【概述】

痢疾是感受时邪疫毒引起，以发热、大便次数增多、夹杂黏液脓血、腹痛、里急后重为主症的肠道传染病。重者起病急骤，高热，腹痛，下痢，口渴呕吐，烦躁谵妄；甚至反复惊厥，神志昏迷，或者面色苍白，肢厥冷汗，喘喝欲脱。本病曾称为肠澼、赤沃、下利、滞下等。如《素问·大奇论》说："脾脉外鼓，沉为肠澼，久自已。肝脉小缓为肠澼，易治。肾脉小搏沉，为肠澼下血，血温身热者死。"《素问·至真要大论》说："少阴之胜，心下热善饥，脐下反动，气游三焦，炎暑至，木乃津，草乃萎，呕逆躁烦，腹满痛溏泄，传为赤沃。"汉代张仲景《金匮要略》将痢疾与泄泻统称为下利。另因排便有脓血黏液，滞涩难下，称为滞下，如宋代严用和《重辑严氏济生方·大便门·痢疾论治》说："今之所谓痢疾者，即古方所谓滞下是也。"

本病主要指西医学细菌性痢疾，疫毒痢则相当于中毒性菌痢，阿米巴痢疾另作别论。任何年龄儿童均可患痢疾。疫毒痢主要见于 2～7 岁小儿，起病急，变化快，易导致病危甚至死亡，必须积极抢救。本病全年均有发生，但常于夏秋季节流行，一般在 7～9 月为高峰。

痢疾"病从口入"，20 世纪发病率高，且曾疫毒痢高发，严重危害儿童健康，21世纪以来发病率呈下降趋势，但儿科临床仍属常见，值得重视。

【病因病机】

痢疾外因为感受暑湿、暑疫、风寒等时邪疫毒；内因为饮食不洁及不节。病位主要在肠腑，病机重点是胃肠积滞。饮食不洁或不节，素蕴内热之体，湿滞热郁，蕴阻肠腑，或恣食生冷瓜果，损伤脾阳，致寒湿内阻；复感风寒、暑湿、暑疫邪毒，积滞于肠间，凝滞气血津液，津气不布，运化失常，蒸腐气血，故见发热、腹痛、里急后重、便下黏液脓血。如疫毒极盛，蕴结在里，内陷厥阴，其痢下反而后见，但见高热、腹痛、呕吐、口渴、烦躁、谵妄、惊厥、神志昏迷，继而热盛阴伤，邪胜正衰，阳气暴脱，而现面色苍白，肢厥冷汗，喘喝欲脱，是为疫毒痢危证。若病程迁延，邪恋正虚，脾虚不健，则久痢不愈，或时止时作，是为久痢、休息痢。脾气下陷，可见滑痢脱肛。日久可由脾及肾，导致肾气虚惫。暴痢久痢，伤气耗血，损阴伤阳，可致伤阴伤阳之证。

1. 疫疠侵袭

本病好发于夏秋之季，其时暑热、暑湿尤甚。小儿为稚阴稚阳之体，体弱难耐，且调摄不易，如遇饮食不洁、气候异常，小儿易被暑热、暑湿兼夹秽浊疫疠或风寒邪气侵袭，直驱肠道，凝滞津液、蒸腐气血，下痢为病。

2. 积滞内蕴

小儿脾肺常虚，夏秋之季暑热、暑湿更易困阻脾胃，若饮食不洁或不节，如恣食生冷瓜果，或暴饮暴食等，损伤肠胃，运化不及，内生积滞，或日久积滞生热，郁热形成，为本病重要的内因。

3. 疫伤气血

暑热、暑湿兼夹秽浊疫毒之气或风寒邪气侵袭内有积滞之体，内外合邪，邪阻肠腑，疫伤气血，气郁不行，津液不布，血脉瘀积，下痢赤白，里急后重。如感邪暑热为甚或湿热交蒸，或饮食腐败、夹秽浊毒气，下痢时以赤为多，里急后重，伴见身热、烦躁、腹痛拒按、舌红苔黄、脉数；如感邪湿重于热或兼夹秽浊之气，或恣食生冷瓜果，湿浊伤阳，寒湿并作，则下痢时以白为多，黏液较多，清稀而腥或纯下白沫，次数较多，伴恶寒肢冷、纳差、恶心呕吐、肛门后坠、舌质淡、苔白腻或白滑、脉沉缓。

4. 疫毒内陷

若中于疫疠毒邪，或年幼体弱者，邪毒鸱张、暴虐，传变迅速，邪毒可直犯心营，疫毒结于肠胃，内陷厥阴，闭阻心窍，引动肝风，甚则正不抵邪，正气衰败，阳气暴脱。以突起高热（少数体温不升），腹泻一般较轻、而痢下赤白之后方现，粪便或灌肠液检查方发现脓血或较多白细胞及红细胞，可迅速出现精神萎靡、嗜睡、躁动、谵妄、反复惊厥、神志不清、昏迷等，或面色苍白或灰白、四肢发凉、发绀、脉细数或微弱等危象。

5. 疫损阴阳

暑热、暑湿兼夹秽浊之气或风寒邪气侵袭内有积滞之体，若日久，或治疗不彻底，痢疾迁延，邪恋正虚，脾虚不健，则久痢不愈，或时止时作。脾气下陷，则滑痢脱肛。日久可由脾及肾，导致肾气虚惫。暴痢久痢，一则伤气耗血，二则损阴伤阳，而致伤阴伤阳之证。伤阴为主者，可见下痢迁延日久，或痢疾后期，午后低热如潮，下痢赤白黏稠，里急欲便，量少难下，或虚坐努责，或涩下黏稠，腹中热痛绵绵，心烦口干，手足心热，皮肤干燥，形体消瘦，小便短黄，舌质干红或干绛少苔，脉细数等；伤阳为主者，可见下痢日久，便多黏液白沫，或淡红，或紫晦，甚则滑泻不止，腹痛绵绵不绝，喜温喜按，面色苍白，身疲乏力，舌质淡，苔白滑，脉沉细而迟等。

【临床诊断】

1. 诊断要点

（1）病前 1 周内有不洁饮食史，或与菌痢患者接触史。多见于夏秋季。

（2）有发热、腹痛、腹泻、里急后重、脓血黏液便、左下腹压痛等症状体征。

（3）粪便镜检见多数成堆的白细胞或脓细胞，满视野分散的红细胞，有巨噬细胞。

（4）粪便或肛拭子培养生长致病菌。

（5）荧光抗体染色法检查粪便中致病菌抗原成分阳性结果。

（6）中毒型菌痢：多见于 2～7 岁儿童，发病急，病情发展快。突起高热（少数体温不升），腹泻一般较轻、起病时或尚未见到，粪便或灌肠液检查发现脓血或较多白细胞及红细胞，并迅速出现精神萎靡、嗜睡、躁动、谵妄、反复惊厥、神志不清、昏迷等，或面色苍白或灰白、四肢发凉、发绀、脉细数、脉压小、血压下降等（排除脱水因素），或以上症状同时出现。

（7）慢性菌痢：病程超过 2 个月者。急性发作型：病前 2～6 个月内有痢疾病史，本次发作前有受凉、进食生冷不洁饮食或劳累等诱因。有急性菌痢症状，并能排除再感染者。粪便检查符合痢疾改变。

（8）迁延型菌痢：过去有痢疾病史，多次发作，症状典型或不典型；或急性菌痢迁延不愈，病程超过 2 个月者。如能排除其他原因，或粪便培养生长致病菌，可以确诊。

（9）隐匿型菌痢：有菌痢病史，临床症状已消失 2 个月以上，但粪便培养阳性，或肠镜检查肠黏膜有病变者。

2. 鉴别诊断

（1）与消化不良所致泄泻鉴别：消化不良者，粪便镜检时可以看到少数脓细胞，但多次粪便镜检和培养，可资鉴别。

（2）与肠炎、结肠炎鉴别：主要在于与侵袭性细菌所致肠炎鉴别，如侵袭性大肠杆菌肠炎、空肠弯曲菌肠炎等，这类肠炎同样可有脓血便，虽症状与菌痢略有不同，但有时难以从临床鉴别诊断，则需借助大便细菌学检查才能鉴别。其他类型肠炎则从症状及大便常规检查较易鉴别。

（3）与急性出血性坏死性肠炎鉴别：急性出血性坏死性肠炎为急性发作，有呕吐、腹痛、腹胀，大便为典型的血水便，常合并休克等表现。必要时作 X 线检查：腹部平片可显示肠麻痹或轻、中度肠扩张；钡剂灌肠检查可见肠壁增厚，显著水肿，结肠袋消失；在部分病例尚可见到肠壁间有气体，此征象为部分肠壁坏死，结肠细菌侵入所引起，或可见到溃疡或息肉样病变和僵直。

（4）与阿米巴痢疾鉴别：阿米巴痢疾多见于大龄儿童，起病缓慢，不发热或低热，无里急后重，血、黏液常附着在成形或半成形粪便表面或在便后出现，镜检大便上的粘血，在便后 10 分钟内可见有伪足活动的滋养体。

【辨证论治】

1. 辨证要点

（1）八纲辨证：本病辨证重在辨别寒、热、虚、实。本病临床分为湿热痢、寒湿痢、疫毒痢、久痢。其中湿热痢、疫毒痢属热证，寒湿痢属寒证，三证均属实证；久痢属虚证。但若是疫毒痢暴伤阳气、内闭外脱则为虚实夹杂证。湿热痢、寒湿痢为其常证，起病较急，症状典型，见湿热蕴滞肠胃或寒湿困阻肠胃之证；疫毒痢起病暴急，迅即发生谵妄、惊厥、神昏，或四肢厥冷、发绀、脉细数甚至休克危象；久痢则病程迁延，痢下症状反复，常伤气耗血、损阴伤阳，而见阴虚内热或脾胃虚寒之证。

（2）辨别发热：发热为本病主症之一，为痢毒内结外蒸之候，但由于病情、体质等不同，故又有表里寒热虚实之分。初痢身热，脉浮为兼表，脉沉实为里。兼表证者，若发热恶寒，无汗，头痛身疼，舌淡红，苔白，脉紧者为风寒束表；若发热恶寒，有汗口渴，舌边尖红，苔薄黄，脉数者为风热犯表；若高热心烦，汗出不畅，口渴而不欲饮，脉浮而濡者，为暑湿困表。里证者，若发热而蒸蒸汗出，口渴舌红，苔黄，脉大者，为里热邪盛；若兼见胸腹胀满，拒按，甚则谵语神昏，为邪热里结。久痢身热者，脉虚为正气虚，脉大实为邪气盛，脉虚弱无根或细数，为危重之候。若午后潮热，五心烦热，舌红少津，脉细数为阴虚内热之证。

（3）辨痢下形色：痢下赤白为本病主症之一。一般认为白痢伤气分；赤痢伤血分。结合临床，痢色赤，属热、属血；痢色白，属寒、属气。痢下白冻黏液，亦多因湿热伤气，湿胜于热；湿热俱盛，则痢下赤白。痢下白冻如鱼脑，或夹杂完谷不化，多为冷积；痢下脓血腐臭，多为热滞。痢下清稀为寒；痢下脓稠多热。痢下血多为湿热伤于肠络。久痢滑脱不禁，多属脾肾两虚。久痢脓血，多致阴虚血损、湿热未清。休息痢时止时作，日久不愈，常常虚实夹杂。

（4）辨腹痛、里急后重：腹痛、里急后重为本病主症之一。里急者，窘迫急痛；后重者，肛坠欲便不爽，便后有未尽之意。常因内有积滞，气机不畅所致。其证多主实积，但也有虚证，还须注意审其寒热。腹痛胀满，甚则拒按，为实。若腹痛窘急欲便，不及登圊者，为实热，热而化火，火性急迫之故。若腹痛胀满，里急后重，得泄少宽，未几复作，兼见口中气臭，呕吐酸腐者，多为内有积滞。腹痛滑痢，不急迫，虽泄而后重反增，甚至滑痢脱肛者，为脾肾气虚下陷。腹痛绵绵，喜按喜温，多为肠胃虚寒。若久痢血痢虚坐努责，是阴血虚亏之证。

2. 治疗原则

痢疾初起，重在祛邪。祛邪又有解表、导滞、清解、温通、凉血、燥湿、解毒、开闭、通下之法。后期多调理脾胃和气血。久痢则应注意扶正，或以养阴止痢，或以温阳固涩。对虚中夹实，反复发作者，当斟酌病机，视其虚实缓急，以施攻补。然而，痢疾毕竟多由湿热疫毒兼夹积滞为患，故清热毒、消积滞最为常用。同时，痢疾又多伤气伤血、气滞血瘀之证，故不论何痢，均宜注意调气和血，所谓调气则后重自除、和血则便脓血自愈。在具体选方用药时，又要注意护养胃气，苦寒攻伐之品不可过用，注意寒温并用，痢非纯寒纯热，寒温相伍，既可寒热两解，又可防止苦寒败胃。注意慎用分利，《杂病源流犀烛·卷十五·痢疾源流》说："四曰忌分利，利小便者，治水泻之良法也，以之治痢，则大乖矣。痢因邪热胶滞，津液枯涩而成，若用五苓等剂，分利其水，则津液愈枯而滞涩更甚，遂至缠绵不已，则分利之为害也。"但若湿热壅盛，津液未伤，则可适当加清利之品，如六一散之类。另外，要注意多种疗法的选用。其中中药煎剂保留灌肠近年来得到较为广泛的应用。对疫毒痢、难治及重危患儿，应采取中西医结合治疗。

3. 证治分类

（1）湿热痢

证候 发热，下痢赤白黏冻或脓血，初起或为水泻，一二日后再便下赤白，腹痛，里急后重，肛门灼热或坠而不爽，舌质红，苔黄腻，脉滑数。

辨证 此证在小儿痢疾中最为多见，急性痢疾者大多属于此证，慢性痢疾中也有属于此证者。在临床上有热重于湿、湿重于热或湿热并重者，尤以热重于湿者为多。以痢下赤白，红赤较多，兼见里急下迫、烦渴躁扰、腹痛，肛门灼热，小便短赤，舌红苔黄，脉数者，为热重；以痢下赤白，白冻较多，或水泻，兼见胸闷脘痞，腹胀，呕恶，倦怠纳呆，滞下不爽，苔腻，脉滑者，为湿重。

治法 清热导滞，行气和血。

方药 根据湿与热的偏重选用白头翁汤，或葛根黄芩黄连汤、或黄连解毒汤加减。热重于湿：若热痢兼夹表证者，用葛根黄芩黄连汤加减。常用葛根、黄芩、黄连升清止泻，燥湿清热；金银花、连翘解毒透邪；淡竹叶、甘草利湿和中。热痢而无表证者，用白头翁汤加减。常用白头翁、黄柏、黄连、秦皮清肠燥湿；赤芍、马齿苋清热利湿和血；金银花清热透邪；木香行气止痛。热毒壅盛者，用黄连解毒汤加减，常用黄连、黄芩、黄柏、栀子、地锦草、甘草清热解毒，燥湿止痢。湿重于热者，选用白头翁汤加减，常用白头翁、黄连、黄柏、秦皮清肠燥湿止痢；厚朴、薏苡仁、苍术、滑石行气化湿。

暑湿在表者，加藿香、佩兰；热毒壅盛，扰动营血者，见壮热，躁扰谵语，腹痛拒按，痢下赤血或脓血，加赤芍、地榆、水牛角、大黄、枳实等凉血化瘀，行气导滞；热毒上攻，胃失和降者，见口噤不食，呕吐不止，可先用玉枢丹或竹沥灌服，加用代赭石、旋覆花、石菖蒲、紫苏梗、槟榔等降逆止呕。

（2）寒湿痢

证候　痢下多白，清稀而腥、或纯下白沫，次数较多，恶寒肢冷，纳差，恶心呕吐，肛门后坠，舌质淡，苔白腻或白滑，脉沉缓。

辨证　此证为伤于寒湿疫邪，以痢下多白、清稀而腥或纯下白沫，次数较多，恶寒肢冷，纳差，恶心呕吐，舌质淡，苔白腻或白滑，脉沉缓为特征。但应注意，痢白多主寒湿，但也有属湿热者；下痢暗红，也可为寒湿所致。辨其寒热，重点看其兼症、舌脉的情况等，如痢伴恶寒肢冷，舌质淡，苔白腻，脉沉缓者为寒湿；痢伴身热口渴，舌质红，苔黄腻、脉滑数者为湿热。

治法　温中散寒，化湿止痢。

方药　理中汤合平胃散加减。常用党参、白术、厚朴、苍术、陈皮健脾燥湿；干姜、炙甘草温中散寒。

风寒外束，见头身疼痛、恶寒发热、鼻塞流涕者，上方去党参，加荆芥、防风、羌活、紫苏叶疏风散寒。风寒表证较重者，重用解表散寒，祛风除湿，取荆防败毒散加减；表湿较重者，应芳香化湿，宣透表湿，取藿香正气散加减。兼夹积滞者，加莱菔子、六神曲、槟榔、枳壳、山楂等消积导滞，或用治痢保和丸；内有冷积，面色青灰、腹痛绵绵不绝、脓血滞下不爽、里急、苔白腻、脉沉弦者，可用大黄附子汤温通导下；寒气内盛，见腹痛恶寒、舌淡苔白、脉沉迟，可用桂附理中汤温阳益气；寒逆呕吐较剧者，加半夏、丁香、吴茱萸温中降逆；脾气下陷，脱肛者，加黄芪、升麻、煨诃子益气升举。

（3）疫毒痢

证候　突起高热，腹痛下痢，口渴呕吐，烦躁谵妄，反复惊厥，神志昏迷，继而面色苍白，肢厥冷汗，呼吸不匀。或初起即有高热惊厥而无大便脓血，应做肛拭或灌肠，可发现大便检出脓血便。舌质红，舌苔黄厚，脉滑数、重者脉象细数，指纹紫滞。

辨证　本证属中毒型菌痢，以高热，腹痛下痢，口渴呕吐，烦躁谵妄，反复惊厥，神志昏迷，继而面色苍白，肢厥冷汗，呼吸不匀为特征。若下痢脓血，是热毒下泄，毒邪尚有出路；无下痢，是热毒内闭，尤应重视。

治法 闭者宜开，宜泄、宜清，治以清肠解毒，清心开窍，凉肝息风。脱者，固脱救逆。待闭开脱回后，再继续治疗痢证。

方药 病情较轻者，用葛根黄芩黄连汤、大黄黄连泻心汤加减。常用葛根、石菖蒲化湿升清；黄芩、黄连、大黄、连翘、甘草燥湿导滞清热。

疾病初起，兼风寒表证者，加防风、羌活疏风散寒；暑湿表证较重者，加藿香、香薷、滑石清暑化湿。病情较重，已出现神昏谵语，反复惊厥，频频呕吐者，应根据不同见症予以加减用药。频频呕吐者，先用玉枢丹辟秽解毒、降逆止呕，或先灌服竹沥。高热、神昏、惊厥为主者，加水牛角、赤芍、牡丹皮清营凉血，同时可用紫雪、至宝丹等开窍息风，服药困难者，急以刮痧法刮前胸、后背及两手、腿弯，以宣其营卫，使邪气得以外越，并针刺少商、尺泽、委中放血，以泻经脉之中毒热；神昏痰鸣者，加竹沥、郁金、石菖蒲、胆南星豁痰开窍；抽搐不止者，加地龙、钩藤、石决明清肝息风；腹胀痛、拒按、窘急躁扰、大便不通者，加枳实、槟榔，并加重大黄（后下）用量，急下以存阴。若当下未下，可使内闭导致外脱。若病情进一步发展，出现元气外脱证，当急以四逆汤或独参汤回阳固脱救逆，待阳回厥复，再根据病情，用凉开醒神、泄热开闭法治之。此外，可结合采用以大黄、黄连、黄芩、黄柏、白头翁、苦参等药组成的中药煎剂直肠给药。

因本证病情较重，病死率高，针对休克、酸中毒、脑水肿等，在采用中医综合治疗的同时，应积极配合西药治疗。

（4）久痢

①虚热痢

证候 下痢迁延日久，或痢疾后期，午后低热如潮，下痢赤白黏稠，里急欲便，量少难下，或虚坐努责，或涩下黏稠，腹中热痛绵绵，心烦口干，手足心热，皮肤干燥，形体消瘦，小便短黄，舌质干红或干绛少苔，脉细数。

辨证 虚热痢多因于湿热痢迁延不愈所致，或过用温燥，以致阴伤血耗，阴血亏虚，同时余毒未尽。以痢下日久迁延，下痢赤白黏稠，里急欲便，量少难下，或虚坐努责，或涩下黏稠，腹中热痛绵绵，伴形体消瘦，心烦口干，手足心热，皮肤干燥，小便短黄，舌质干红或干绛少苔，脉细数为特征。

治法　养阴清热，和血止痢。

方药　驻车丸、连梅汤加减。常用黄连、黄芩清热燥湿；乌梅、阿胶（烊化）、当归、芍药养血和血。此时用药，一方面注意养阴和血，酸甘合用，因酸可收敛止痢，和血化阴；另一方面，也要注意排毒止痢，因余毒未尽常常贻害留连，黄连、苦参、马齿苋之类仍宜应用。在运用时应掌握主次轻重，攻不伤正，补不碍邪，即张璐所谓"切戒攻积之药"。

痢久胃气已伤，山药、陈皮、白扁豆、山楂、莲子等护养胃气之品可适当加入，同时也可避免苦寒、滋腻之弊。若阴虚血痢日久，可用地榆丸。

②虚寒痢

证候　下痢日久，便多黏液白沫，或淡红，或紫晦，甚则滑泻不止，腹痛绵绵不绝，喜温喜按，面色苍白，身疲乏力，舌质淡，苔白滑，脉沉细而迟。

辨证　此证多由寒湿痢迁延而致，或过用寒凉，或素体阳虚、脾胃虚弱而致。以下痢日久，便多黏液白沫，甚则滑泻不止，腹痛绵绵不绝，伴面色苍白，身疲乏力，舌质淡，苔白滑，脉沉细而迟为特征。

治法　温补脾胃，散寒止痢。

方药　真人养脏汤加减。常用人参、白术益气燥湿；白芍、当归和血养阴；肉豆蔻、肉桂、木香、诃子、甘草燥湿行气，温阳散寒。

阳虚气不化水，出现水肿者，加黄芪、茯苓、大腹皮、泽泻、薏苡仁益气利湿；滑痢日久，脱肛者，加升麻、黄芪、赤石脂升清涩肠。对虚寒下痢，应区分脾虚为主还是肾虚为主，一般轻证多属脾虚，重证多属肾虚。脾虚可以理中汤加减治之；肾虚则宜四逆汤类治疗，附子、肉桂、干姜等温肾散寒皆为必用之品。

【其他疗法】

1. 中药成药

（1）葛根芩连口服液：每支 10mL。每服 < 3 岁 2.5mL、3～6 岁 5mL、6⁺～18 岁 10mL，1 日 2 次。用于湿热痢或兼表证。

（2）藿香正气口服液：每支 10mL。每服 ≤ 3 岁 5mL、> 3 岁 10mL，1 日 2 次。用于寒湿痢兼表证。

（3）安宫牛黄丸：每丸 3g。每服＜ 4 岁 1/4 丸、4 ～ 6 岁 1/2 丸，1 日 1 次。用于疫毒痢邪毒内闭证。

（4）喜炎平注射液：每支装 5mL:125mg。静脉滴注：5 ～ 10mg/（kg·d），最高剂量不超过 100mg/d，以 5% 葡萄糖注射液或 0.9% 氯化钠注射液 100 ～ 250mL 稀释后静脉滴注，控制滴速每分钟 30 ～ 40 滴，1 日 1 次。用于湿热痢、疫毒痢。

（5）清开灵注射液：每支 10mL。肌内注射，每次 2mL，1 日 1 ～ 2 次；静脉滴注，每次 10 ～ 20mL，加入 5% 葡萄糖注射液 100mL 中，1 日 1 次。新生儿，婴幼儿禁用。用于湿热痢、疫毒痢。

2. 灌肠疗法

黄连 2 ～ 6g，黄芩 3 ～ 9g，黄柏 3 ～ 9g，马齿苋 6 ～ 15g，白头翁 3 ～ 9g，金银花 6 ～ 12g，葛根 6 ～ 9g，乌梅 6 ～ 9g，木香 3 ～ 9g，白芍 6 ～ 15g，当归 6 ～ 12g，甘草 3 ～ 6g。煎汤 100mL。1 ～ 3 岁 20mL、4 ～ 5 岁 30 ～ 50mL，保留灌肠，1 日 1 次，重症 1 日 2 次。用于湿热痢。

3. 针灸疗法

（1）主穴：天枢、上巨虚、足三里、合谷；配穴：气海、关元、中脘、大肠俞、脾俞。随证选 2 ～ 3 穴。发热加曲池、大椎；里急后重加阴陵泉；腹痛加气海、中脘；呕吐加内关。疫毒痢儿童反复惊厥，可针刺人中、合谷、涌泉穴。

（2）取下脘、神阙、关元、天枢、足三里。前三穴隔姜灸；后 2 穴针刺，紧按慢提，留针 30 分钟，隔 10 分钟行针 1 次，1 日 1 次。至细菌培养 3 次阴性为止。用于慢性菌痢。

（3）隔姜灸配合超短波治疗：取神阙、关元、足三里穴。隔姜灸，连灸 3 壮至局部皮肤潮红为度，然后再高频室行超短波治疗。1 日 1 次。用于慢性菌痢。

【防护康复】

1. 预防

（1）注意饮食的清洁卫生，尤其在夏秋季节。

（2）要注意对痢疾患儿的隔离、消毒。对痢疾接触者应医学观察 7 天。

（3）对一般患儿的食具要煮沸消毒 15 分钟，粪便要用 1% 漂白粉澄清液浸泡或沸水浸泡消毒，便后更换一次性尿布，衬裤也要煮过或用开水浸泡后再洗。

2. 调护

（1）患儿患病期间应予清淡易消化的食物，即使在痢疾好转、食欲恢复时，也要注意控制，不吃生冷瓜果、香甜油腻食物，更忌污染食品。

（2）必须密切观察患儿病情变化，如面色、呼吸、血压、瞳孔等，发现病情危重时及时抢救。

3. 康复

（1）适度休息，避免过度劳累以养正气来复。

（2）病后注重调理脾胃功能，清淡饮食，逐渐增加营养和饮食量，避免内生积滞，防止本病反复。

【审思心得】

1. 循经论理

中医对痢疾认识较早，《黄帝内经》称其为肠澼、赤沃，论述其病因与脉证及预后。如《素问·著至教论篇》说："帝曰：三阳者，至阳也，积并则为惊，病起疾风，至如霹砺，九窍结塞，阳气滂溢，干嗌喉塞。并于阴，则上下无常，薄为肠澼。"言病因病机为手足三阳气并于脏，在下为病，便数赤白。《素问·至真要大论》说："少阴之胜，心下热善饥，脐下反动，气游三焦，炎暑至，木乃津，草乃萎，呕逆躁烦，腹满痛溏泄，传为赤沃。"论述夏暑之季，暑热伤津耗气，气火上冲作呕，热扰心神躁烦，热郁于中，升降失常，灼伤血络，则见腹满胀痛，大便溏泄，兼夹赤白，发为赤沃。再如《素问·大奇论》说："脾脉外鼓，沉为肠澼，久自已。肝脉小缓为肠澼，易治。肾脉小搏沉，为肠澼下血，血温身热者死。"若脾脉鼓动于臂外而沉者，可发肠澼，日久可自愈；若肠澼见肝脉小而患，容易治疗；若肾脉小沉，见肠澼下血，量多色鲜伴身灼热者，预后不佳。

《金匮要略》将痢疾和泄泻统称为下利，提出了葛根黄芩黄连汤、白头翁汤、桃花汤、乌梅汤等用于不同证的效方，被沿用至今。《肘后备急方》首先以痢相称，与泄泻区分，并明确指出其传染性，为后世推崇。

隋代巢元方《诸病源候论》对本病的记载丰富，载有伤寒后下利候、赤白下利候、赤利候、热利候、冷利候、冷热利候、卒利候、久利候、重下利候、利如膏血候、蛊毒利候等多种证候,对认识本病病因病机及证候、辨证有较多启发。如《诸病源候论·小儿杂病诸候·伤寒后下利候》说:"伤寒,是寒气客于皮肤,搏于血气,使腠理闭密,气不宣泄,蕴积毒气,头痛,体疼而壮热也。其热歇后而利者,是热从表入里故也。表热虽得解,而里热犹停肠胃,与水谷相并,肠胃虚则泄利。其状,利色黄。若壮热不止,则变为血利。若重遇冷,则冷热相加,则变赤白泻利也。"《诸病源候论·小儿杂病诸候·赤白滞下候》说:"小儿体本夹热,忽为寒所折,气血不调,大肠虚弱者,则冷热俱乘之。热搏血,渗肠间,其利则赤;冷搏肠,津液凝,其利则白。冷热相交,血滞相杂,肠虚者泄,故为赤白滞下也。"进一步明确"滞下"色赤属热、色白属寒、赤白为"冷热相交,血滞相杂,肠虚"的病机属性。

宋代《太平惠民和剂局方》首先提出痢疾病名:"皆因饮食失调,动伤脾胃,水谷相拌,运化失宜,留而不利,冷热相搏,遂成痢疾。"明代王肯堂《证治准绳·幼科》提出有蛊毒痢、脾毒痢、风毒痢。清代沈金鳌《幼科释迷·痢疾·赤白痢原由症治》依据症状将小儿痢疾分为赤痢、蛊毒痢、脾毒痢、风毒痢、血痢、脓血痢、水谷痢、痢后羸瘦、痢后浮肿,并分别阐述其病机。雷丰《时病论·卷之三》将痢疾分为5种:寒痢、热痢、湿痢、休息痢、噤口痢,为后代多所引用。

在病因认识上,古代多认为外因感受时令之邪、内因饮食不节而发病。感邪性质有三:一为疫毒之邪,内侵胃肠,发病骤急,如王銮《幼科类萃·卷八·痢疾门》说:"故为此疾……又有一方一家之内,上下传染,长幼相似,是疫毒痢也。"二为夏令暑热之邪,热毒蕴结,蓄于肠胃,如张介宾《景岳全书·杂证谟·痢疾》说:"痢疾之病,多病于夏秋之交,古法相传,皆谓炎暑大行,相火司令,酷热之毒蓄积为痢。"三为夏暑感寒伤湿,寒湿伤中,胃肠不和,气血壅滞,鲁伯嗣《婴童百问·泻利第六十五问》说:"小儿……夏月初秋,忽有暴寒折于盛热,无可发散,客搏肌肤,发于外则为疟,发于内则为痢。"内因嗜食肥甘厚味,或误食馊腐不洁食物,酿生湿热,或夏月恣食生冷瓜果,损伤脾胃,中阳受困,脾气失运,气滞血瘀,与肠中腐浊相搏结,化为脓血而致本病。如万全《幼科发挥·原病论》说:"痢者,腹中食积也。"《万氏家传幼科指南心法》说:"痢者,《素》云肠澼,《难》云大瘕也,古云滞下。肠澼者,因于饱食也;大瘕泄者,食瘕也;滞下者,积滞之物下出也。故云:

无积不成利。"同时，多数古代医家认为，痢疾为夏令冒受风寒暑湿，加之饮食不节，内外二因合而致病。如王銮《幼科类萃·痢疾门》说："小儿八痢者，乃饥饱劳役，风、惊、暑、湿，因触冒天地八风之邪而得，故以命名也。大抵多由脾胃不和，饮食过度，积于脾胃，不能克化，又为风寒暑湿之气干之，故为此疾。"

关于痢疾病机，各家有诸多论述。宋代王怀隐等《太平圣惠方》指出脾胃虚弱，冷如入肠为痢；提出"鱼脑痢"为下利轻者白脓上有赤脉薄血，状如鱼脑；血痢因热入大肠；脓血痢因热毒在脏，与肠间津液相搏，血化为脓，肠虚则泄；久痢羸瘦主因脾胃虚弱，气血不荣。元代朱震亨《幼科全书》指出痢疾不论赤白，皆在湿热，赤者病在血分，白者病在气分。元代曾世荣《活幼心书·明本论·赤白痢》认为无积不成痢。明代鲁伯嗣《婴童百问·卷之七·泻利第六十五问》认为小儿痢疾皆由荣卫不和，肠胃虚弱，冷热之气乘虚客于肠胃，冷热不调，则脓血相杂，赤痢积热，白痢积冷，赤白相杂。明代薛铠、薛己《保婴撮要·诸痢》指出泻痢黄赤黑为热，清白、米谷不化为冷；泻痢白者为湿热伤于气分，赤者为湿热伤于血分，赤白相杂为气血俱伤。伴体重肢痛为湿热伤脾，小便不利为阴阳不分，湿热退而久痢不愈为脾气下陷，兼呕或腹中作痛为脾胃虚寒；积滞已去而痢不止为脾气虚。集诸家之说，对于小儿痢疾的病机可以有比较全面的认识。

2. 证治有道

暴痢中以湿热痢最为常见，症见发热，下痢赤白黏冻或脓血，初起或为水泻，一二日后再便下赤白，里急后重，肛门灼热或坠而不爽，舌苔黄腻，脉滑数。治宜清热导滞，行气和血，方用白头翁汤、黄连解毒汤加减。常用白头翁、黄芩、黄连、栀子、秦皮、马齿苋清肠燥湿解毒；红藤、地锦草、地榆解毒凉血止血；槟榔、木香、大黄行气消积导滞。因湿热胶结，易伤气阴，病变过程中或痢后出现气阴不足者，可选加养阴益气之品，如生地黄、石斛、乌梅、麦冬、沙参、薏苡仁、陈皮、茯苓、白术等，但须注意补虚不碍气机，不留寇；祛邪不伤正。如过用寒凉，损伤脾阳，湿热痢亦可转变为寒湿痢。

若感受湿热疫毒引起发病，以突然高热，口渴呕吐，烦躁，嗜睡，谵妄，昏迷，抽搐，甚则内闭外脱为主要特征的痢疾，即"疫毒痢"，西医学称为"中毒性菌痢"，主要见于 2～7 岁小儿，且多见于体质健壮者。全年均可发病，夏秋季高发。疫毒痢起病急，变化快，病情凶险，病死率高，且传染性强，易于流行，当属瘟疫。遵照吴又可治疫"逐邪为第一要义"，祛除疫疠，首当应用，但小儿脏腑娇嫩，攻邪当中病即止，后期仍需调理脾胃。如曾治一小儿，女，6岁。腹痛、腹泻1周。患儿1周前随母上街进食大量冰激凌后出现腹痛，继而腹痛下坠，下痢赤白，日十余次。体温39.5℃，神志迷糊，四肢发凉，腹满拒按，舌苔厚腻，脉浮数有力。诊为急性细菌性痢疾，有疫毒痢之势。立法：温中回阳，泻下冷积。用温脾汤加味：大黄5g（后下），玄明粉3g（冲服），厚朴5g，枳实5g，干姜3g，附子5g，党参5g，当归5g，甘草3g。2剂。二诊：服药后证情较缓和，腹痛好转，肢体较温，但仍下痢赤白较多，此乃阴寒已散，内滞湿热未清而致。转以葛根黄芩黄连汤加味：葛根10g，黄芩5g，黄连5g，甘草3g，白头翁5g，秦皮5g，山楂5g，木香5g，槟榔5g，黄柏5g。3剂。服药后，下痢消失，大便溏薄，纳差乏力，乃中气受戕，脾运失健，遂以香砂六君子汤善后而愈。

当然，对于发病急剧、病情严重的中毒型痢疾，必须争分夺秒，加用西药积极抢救。虽然中毒痢的发病机制尚不十分清楚，但由于痢疾杆菌内毒素所致的感染性休克和颅内压增高症状都很明显，因此抢救重点应放在这两个主要方面。高热者应用药物及物理降温；惊厥须积极控制惊厥；休克者抗休克采用解除微血管痉挛药、快速补液；过高热、反复惊厥、呼吸及循环均出现衰竭迹象者，应立即采用人工冬眠疗法及解除微血管痉挛药等，早期发现颅内压增高的症状并及时采用脱水疗法，必要时使用呼吸兴奋剂如洛贝林，给予吸痰、吸氧，保持呼吸道通畅，如呼吸停止，应立即给予气管插管使用人工呼吸器。

寒湿痢常因伤于寒湿疫邪、恣食生冷瓜果，损伤脾阳，以致寒湿内阻，凝滞津液气血，引起发病，临床与湿热痢相比相对较少。本证痢下以白为主，清稀而腥，次数较多，伴见恶寒肢冷、纳差、恶心呕吐、肛门后坠、舌苔白腻或白滑等证，无热象。治当温中散寒，化湿止痢。方用理中汤合平胃散加减。常用党参、茯苓、苍术、厚朴、槟榔、陈皮、干姜、炙甘草等温中健脾燥湿。寒湿困脾者可用藿香正气散加减。寒湿重证者可用桂附理中汤加减。

痢疾为伤耗气血之病，下痢日久，迁延不愈，气血损耗，病情也多由实转虚。气伤者，多为虚寒；血伤者，多见虚热。甚则由气血损伤，进而伤及阴阳。阴虚则阳亢；阳虚生内寒。小儿久痢有虚热痢和虚寒痢两大类。但无论是虚寒还是虚热，均常虚中夹实，且可互相转化，需精准辨治。若是下痢时作时止、日久难愈，又称休息痢，亦多虚实夹杂，寒热互见。久痢患者，或因调摄不慎，或因治疗不当（如驱邪未尽或过早补涩等），以致下痢日久，正虚邪恋，寒热错杂，胃肠传导失司而致下痢时发时止、经久不愈，饮食减少，神疲乏力，形体消瘦，舌质红、苔黄腻，或舌质淡红、苔白腻，脉细数等。发作时，治以清热化湿，兼理气血，方用香连丸、驻车丸加减，也可辨其虚、实、寒、热轻重参考湿热痢、寒湿痢、虚热痢、虚寒痢辨证论治。证情缓解时，治以健运脾胃，补益气血，同时佐以疏导，方用七味白术散或资生丸加减，常选用人参、白术、茯苓、白扁豆、陈皮、山药、甘草、莲子、薏苡仁、砂仁、桔梗、广藿香、黄连、泽泻、芡实、山楂、白豆蔻等药。注意饮食调养、生活护理和避免复感外邪。

再有小儿痢疾患者，可见呕吐不能进食或饮食全不能进的危重证候。因感受湿热疫毒所引起，常发生于疫毒痢、湿热痢之后，如《万氏秘传片玉心书·痢疾门》说："凡赤白痢呕吐不食者，此名噤口痢。"小儿泻痢日久，津液已竭，脾胃虚弱，运化无力，胃失和降，不能进食，食入则呕。常有虚、实两种证候。①热毒攻胃实证：壮热烦躁，口渴喜冷饮，腹痛，呕吐频繁，不能进食，食入则吐，大便黏液脓血，小便短赤，舌质红或绛，苔黄厚，脉滑数，指纹紫滞。治以泻火降逆，和胃调血，方用开噤散加减。②胃气衰败虚证：久痢之后，大便黏液脓血量少难下，神疲乏力，干呕呃逆，不能进食，形体消瘦，面色萎黄或苍白，舌质淡，舌苔少，脉虚弱，指纹淡。治以和胃益气，健脾助运，方用参苓白术散加减。需密切观察面色、呼吸、脉搏、血压等变化，及时发现危重症，并实施救治。

参考文献

[1] 汪受传.运用《伤寒论》方治疗重症温病 [J].南京中医学院学报，1982，（4）：56.

[2] 汪受传.固护元阳，温补见长——陈文中儿科学术思想探讨 [J].安徽中医学院学报，1984，3（3）：19-21.

[3] 祁自忠，周春祥，汪受传.大承气汤急症应用二则 [J].湖北中医杂志，1986，（1）：32.

[4] 汪受传.江育仁老师桂枝龙骨牡蛎汤古方新用经验 [J].内蒙古中医药，1987，6（3）：1.

[5] 汪受传.江育仁先生温阳安正达邪法治验 [J].山西中医，1988，4（1）：12-13.

[6] 汪受传.流行性脑脊髓膜炎辨证治疗体会 [J].辽宁中医杂志，1990，14（11）：24-25.

[7] 胡义保，王健民，范刚启，等.辨证论治脊髓灰质炎 268 例疗效观察 [J].甘肃中医，1992，5（2）：15-16.

[8] 艾军.论温病气分证治之"热"与"郁" [J].广西中医药，1998，21（3）：41-43.

[9] 艾军.小儿温病诊治特点探析 [J].福建中医药，2002，33（5）：40-41.

[10] 艾军.论河间阳气怫郁理论在温病治疗中的运用 [J].四川中医，2002，20（8）：3-4.

[11] 李志山，桂玉萍，陈光明，等.小儿病毒性脑炎治疗方法的研究 [J].中华实用中西医杂志，2002，2（15）：1429-1430.

[12] 艾军.论温病证治之热、郁、瘀 [J].上海中医药杂志，2004，38（9）：3-4.

[13] 黄世敬，危剑安，曹惠云，等.中医辨证治疗艾滋病 729 例临床观察 [J].中医杂志，2004，45（9）：680-682.

[14] 艾军.湿热致瘀证治浅探 [J].新中医，2005，37（9）：83-84.

[15] 艾军，龙佳佳，杨继峰，等.清热解郁汤治疗细菌性发热的实验研究 [J].广西中医药，2006，29（5）：47-48.

[16] 艾军.温病病机理论探讨 [J].上海中医药大学学报，2007，21（2）：20-21.

[17] 刘建辉，艾军，李吉武.温病郁热机理与治则的理论浅探 [J].江西中医药，2007，38（3）：

16-17.

[18] 白凌军，李江全，汪受传 . 金欣口服液抗呼吸道病毒实验研究 [J]. 云南中医学院学报，2008，31（1）：38-41.

[19] 廖辉，汪受传，徐建亚，等 . 金欣口服液阻断呼吸道合胞病毒入侵的实验研究 [J]. 南京中医药大学学报，2008，24（3）：168-170.

[20] 杨继峰，艾军，谢冰 . 升降散治疗内毒素发热的实验研究 [J]. 时珍国医国药，2008，19（6）：1413-1414.

[21] 艾军，杨继峰，刘建辉，等 . 对温病营分证热郁瘀相关病机病理的思考 [J]. 辽宁中医杂志，2008，35（7）：1016-1018.

[22] 艾军，戴铭 . 从伏疫学说探讨艾滋病的病因病机 [J]. 新中医，2009，41（1）：3-4.

[23] 白凌军，白凌鹰，汪受传，等 . 金欣口服液含药血清抗呼吸道合胞病毒作用研究 [J]. 上海中医药大学学报，2009，23（6）：48-50.

[24] 王文革，陈四文，汪受传 . 清肺口服液对 3I、7b 型腺病毒感染人胚肺成纤维细胞 TGF-β、PDGF-BB mRNA 基因表达的影响 [J]. 中国中医药信息杂志，2009，16（7）：33-35.

[25] 陈彩霞，胡钰，汪受传，等 . 金欣口服液对 RSV 感染人胚肺成纤维细胞细胞凋亡的研究 [J]. 辽宁中医杂志，2009，36（12）：2022-2024.

[26] 王文革，陈四文，汪受传 . 清肺口服液对 3I、7b 型腺病毒感染人胚肺成纤维细胞 TNF-α mRNA 基因表达的影响 [J]. 中华中医药杂志，2009，24（12）：1557-1559.

[27] 陈争光，汪受传 . 基于 Delphi 法的《手足口病中医诊疗指南》第一、二轮专家调查问卷结果分析 [J]. 河南中医，2010，30（10）：970-973.

[28] 陈超，汪受传 . 植物药抗呼吸道合胞病毒有效部位研究进展 [J]. 辽宁中医药大学学报，2010，12（11）：50-53.

[29] 戴铭，艾军，陈升，等 . 温病证候病机学阐析 [J]. 辽宁中医杂志，2011，38（1）：53-55.

[30] 汪受传 . 小儿急性上呼吸道病毒感染中医诊疗指南 [J]. 南京中医药大学学报，2011，27（3）：204-208.

[31] 陈争光，汪受传 . 手足口病重症辨证论治探讨 [J]. 辽宁中医药大学学报，2011，13（3）：33-34.

[32] 王文革，申广生，汪受传 . 运用 Delphi 法确立川崎病中医基本证候分类的研究 [J]. 中医药

导报，2011，17（4）：1-3.

[33] 艾军，杨晓莲，王明，等．中医药辨治麻疹合并肺炎研究进展 [J].广西中医药，2011，34（6）：1-3.

[34] 孙寒丹，徐建亚，汪受传，等．Toll 样受体与呼吸道合胞病毒感染关系最新研究进展 [J].辽宁中医药大学学报，2012，14（5）：65-67.

[35] 孙寒丹，徐建亚，汪受传，等．金欣口服液对呼吸道合胞病毒感染的肺巨噬细胞及 BALB/c 小鼠 IL-1β 表达的调控作用 [J].浙江中医药大学学报，2012，36（5）：551-553.

[36] 艾军，汪受传，戴铭．小儿艾滋病病因病机探析 [J].南京中医药大学学报，2012，28（5）：401-403.

[37] 单进军，邓云天，汪受传，等．金欣口服液不同极性部位的抗炎、祛痰和解热实验研究 [J].南京中医药大学学报，2012，28（5）：481-483.

[38] 唐千淳，易展翔，艾军，等．不同地区对艾滋病中医证候学研究的进展 [J].广西中医药，2012，35（5）：6-8.

[39] 徐建亚，彭璐璐，汪受传，等．金欣口服液对 RSV 感染细胞 TLR4 及 TNF-α 表达的影响 [J].南京中医药大学学报，2012，28（6）：544-547.

[40] 王赟华，关小英，艾军．清营解郁活瘀汤对营分证家兔模型血液流变学指标的影响 [J].河南中医，2012，32（10）：1292-1294.

[41] 汪受传，艾军，戴铭，等．小儿艾滋病中医辨证论治方法专家调查研究报告 [J].世界科学技术—中医药现代化，2013，15（1）：49-54.

[42] 艾军，汪受传，戴铭，等．小儿艾滋病疫毒潜伏、精血亏虚证辨治专家调查问卷分析 [J].中华中医药杂志，2013，28（2）：526-528.

[43] 徐建亚，徐珊，汪受传，等．白藜芦醇对呼吸道合胞病毒复制相关周期的影响 [J].中成药，2013，35（2）：229-232.

[44] 杜丽娜，单进军，汪受传，等．金欣口服液不同化学部位对呼吸道合胞病毒感染的影响 [J].南京中医药大学学报，2013，29（2）：165-168.

[45] 艾军，汪受传，戴铭，等．麻疹中医辨证论治方法专家调查研究报告 [J].辽宁中医杂志，2013，40（4）：622-624.

[46] 戴启刚，汪受传，徐建亚，等．金欣口服液对 RSV 感染 BALB/c 小鼠 TLR7 mRNA 和蛋

白表达的影响 [J]. 中成药，2013，35（6）：201-204.

[47] 孙寒丹，汪受传，徐建亚，等. 金欣口服液含药血清及其有效单体白藜芦醇对呼吸道合胞病毒感染 Hep-2 细胞白介素 -6/ 白介素 -8 表达的调控作用 [J]. 中华中医药杂志，2013，28（10）：2925-2928.

[48] 梁晓鑫，戴启刚，汪受传，等. 金欣口服液对 RSV 感染 BALB/c 小鼠 IFN-α 表达的影响 [J]. 中国实验方剂学杂志，2013，19（12）：200-203.

[49] 杨宏宝，范卫红，艾军，等. 吴鞠通温病医案清热药物配伍规律关联规则分析 [J]. 时珍国医国药，2014，25（10）：2477-2479.

[50] 陈争光，汪受传，徐建亚，等. 金欣口服液对 RSV 感染 BALB/c 小鼠 TLR 信号转导通路负调控因子 SOCS1 表达的调控作用 [J]. 中国中西医结合杂志，2014，34（12）：1499-1506

[51]Chen ZG, Luo H, Wang SC, et al. Antiviral effects of Jinxin Oral Liquid against respiratory syncytial virus infection in the BALB/c mice model[J]. Journal of Ethnopharmacology, Volume 162, 13 March 2015, 287-295

[52]Du LN, Xie T, Xu J et al. A metabolomics approach to studying the effects of Jinxin oral liquid on RSV-infected mice using UPLC/LTQ-Orbitrap mass spectrometry[J]. Journal of ethnopharmacology, 2015，174：25-36.

[53] 杜丽娜，单进军，汪受传，等. 基于液相质谱联用的黄芩水提液抗病毒效应的脂质组学研究 [J]. 中华中医药杂志，2015，30（5）：1728-1733.

[54] 黄毅凌，艾军，陈绩锐，等. 艾滋病中医证候学研究方法概述 [J]. 时珍国医国药，2015，26（10）：2543-2545.

[55] 汪受传，王雷，尚莉丽. 中医儿科临床诊疗指南·手足口病 [J]. 世界中医药,2016,11（4）：734-740.

[56] 贺丽丽，汪受传.《水痘中医诊疗指南（修订）》专家调查问卷结果分析 [J]. 中华中医药杂志，2016，31（12）：5004-5007.

[57] 王志威，黄毅凌，艾军，等. 中医对艾滋病病因病机认识进展概述 [J]. 亚太传统医药，2015，11（23）：42-44.

[58] 艾军，戴铭. 小儿温病学术渊源与创新思路 [J]. 中华中医药杂志，2016，31（4）：1326-1328.

[59] 艾军，戴铭，陈升，等.温病学辨证理论体系再认识 [J]. 北京中医药大学学报，2016，39（7）：541-544.

[60] Lin LL, Shan JJ, Xie T, et al. Application of Traditional Chinese Medical Herbs in Prevention and Treatment of Respiratory Syncytial Virus[J]. Evidence-Based Complementary and Alternative Medicine, vol. 2016, Article ID 6082729, 13 pages.

[61] 王雷，汪受传.热毒宁注射液治疗小儿手足口病疗效的 Meta 分析 [J]. 中医杂志，2016，57（21）：1838-1841.

[62] 贺丽丽，汪受传.小儿水痘中成药应用概况 [J]. 中医药导报，2016，22（21）：98-100.

[63] 艾军，戴铭，陈升，等.温病郁热辨证方法探析 [J]. 中华中医药杂志，2017，32（4）：1488-1490.

[64]Zhou W, Yin A, Shan JJ, et al. Study on the rationality for antiviral activity of Flos Lonicerae Japonicae-Fructus Forsythiae herb couple preparations improved by chito-oligosaccharide via integral pharmacokinetics[J]. Molecules, 2017, 22（4）：654.

[65] 钟妮，李钢磊，艾军，等.艾滋病中医证候病机学研究进展 [J]. 时珍国医国药，2018，29（1）：167-169.

[66] 钟妮，姜枫，艾军，等.156 例广西 HIV 感染者 /AIDS 患者发病及中医证候调查研究 [J]. 中华中医药杂志，2018，33（10）：4370-4372.

[67]Shen CS, Zhang ZG, Xie T, et al. Jinxin oral liquid inhibits human respiratory syncytial virus-induced excessive inflammation associated with blockade of the NLRP3/ASC/Caspase-1 pathway[J]. Biomed Pharmacother, 2018, 103：1376-1383.

[68] 安黎，刘玉玲，汪受传，等.清瘟解毒法论治儿童流行性感冒 [J]. 南京中医药大学学报，2019，35（1）：106-108.

[69]Lin LL, Yan H, Chen JB, et al. Application of metabolomics in viral pneumonia treatment with traditional Chinese Medicine[J] .Chinese Medicine. 2019,（14）：1-8.

[70] 姚卫峰，翟园园，汪受传，等.融合"成分－靶点－共有通路"网络和分子对接技术的清肺口服液抗新型冠状病毒肺炎的活性成分初探 [J]. 南京中医药大学学报，2020，36（2）：174-178.

[71] 何钰，许海燕，汪受传，等.基于网络药理学探讨金欣口服液治疗新型冠状病毒肺炎的潜

在作用机制 [J]. 南京中医药大学学报，2020，36（3）：295-299.

[72] 宗阳，姚卫峰，汪受传，等 . 基于网络药理学和分子对接法探寻清宣止咳颗粒治疗儿童新型冠状病毒肺炎活性化合物 [J]. 世界中医药，2020，15（4）：477-483.

[73] 韦江艳，杨宗翰，艾军，等 . 叶天士辨治小儿四时温病学术经验探讨 [J]. 四川中医，2020，38（8）：31-33.

[74] 陈莎莎，艾军，王志威，等 . 从"外毒伏髓"辨识艾滋病 [J]. 湖南中医杂志，2020，36（8）：123-124.

[75] 王志威，艾军，杨继峰，等 . 基于系统生物学组学技术的中医实热证本质研究及思考 [J]. 中华中医药杂志，2020，35（9）：4555-4557.

[76] 曾智凤，汪受传 . 汪受传教授治疗小儿肝咳验案举隅 [J]. 中医儿科杂志，2021，17（4）:4-6.

[77] 汪受传，俞景茂 . 中医儿科临床研究 [M]. 北京：人民卫生出版社，2009.

[78] 汪受传 . 中医药学高级丛书·中医儿科学 [M].2 版 . 北京：人民卫生出版社，2011.

[79] 中华中医药学会 . 中医儿科常见病诊疗指南 [S]. 北京：中国中医药出版社，2012.

[80] 汪受传，虞坚尔 . 中医儿科学 [M]. 北京：中国中医药出版社，2012.

[81] 汪受传 . 中华医学百科全书·中医儿科学 [M]. 北京：中国协和医科大学出版社，2017.

[82] 万力生 . 汪受传临证医论医案精选 [M]. 北京：人民卫生出版社，2017.

[83] 江载芳，申昆玲，沈颖 . 诸福棠实用儿科学 [M]. 第 8 版 . 北京：人民卫生出版社，2018.

[84] 汪受传 . 江育仁儿科学派 [M]. 北京：中国中医药出版社，2020.

[85] 汪受传 . 汪受传儿科求新 [M]. 北京：中国中医药出版社，2020.

[86] 汪受传 . 汪受传儿科医案 [M]. 北京：中国中医药出版社，2020.

[87] 汪受传，林丽丽 . 儿科肺病证治 [M]. 北京：中国中医药出版社，2022.

[88] 汪受传，丁樱 . 中医儿科学 [M]. 北京：中国中医药出版社，2021.